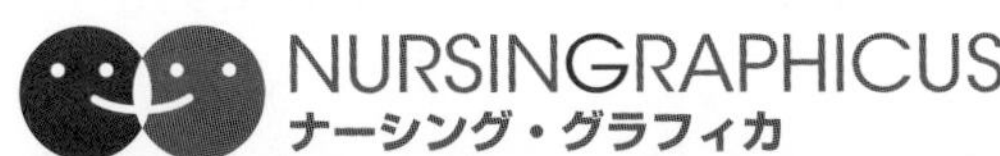

精神看護学①

情緒発達と
精神看護の基本

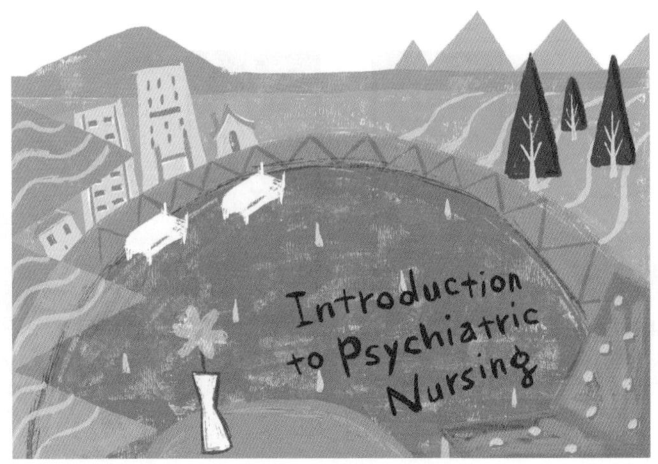

MC メディカ出版

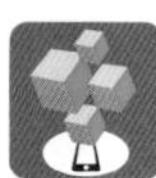

「メディカAR」の使い方

「メディカ AR」アプリを起動し，マークのある図をスマートフォンやタブレット端末で映すと，飛び出す画像や動画，アニメーションを見ることができます．

アプリのインストール方法

メディカ AR で検索

お手元のスマートフォンやタブレットで，App Store（iOS）もしくは Google Play（Android）から，「メディカ AR」を検索し，インストールしてください（アプリは無料です）．

アプリの使い方

①「メディカAR」アプリを起動する

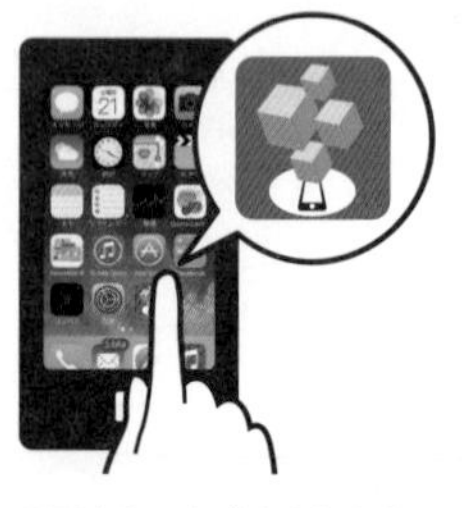

※カメラへのアクセスを求められたら，「許可」または「OK」を選択してください．

②カメラモードで，マークがついている 図 を映す

↓

コンテンツが表示される

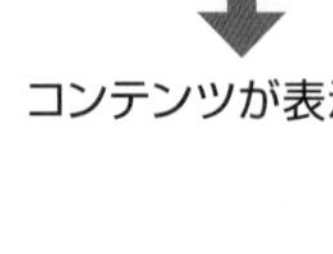

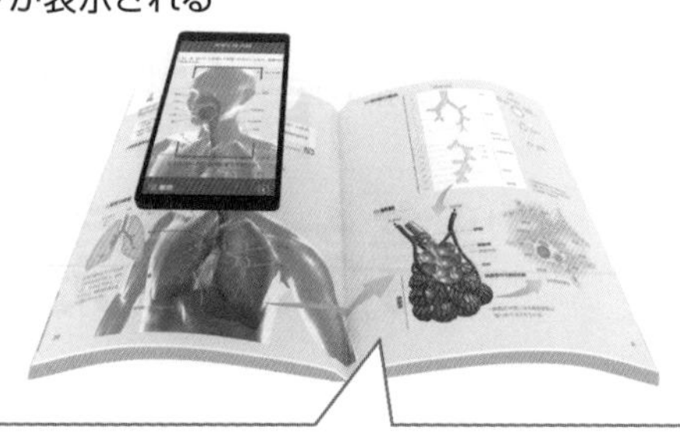

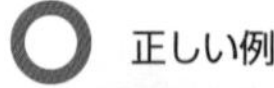

〇 正しい例　✕ 誤った例

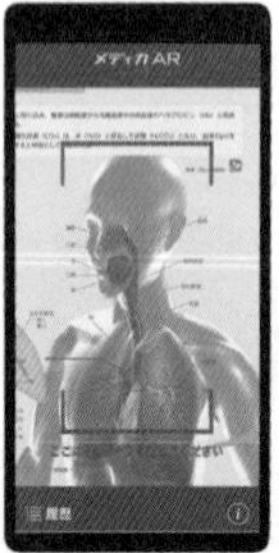

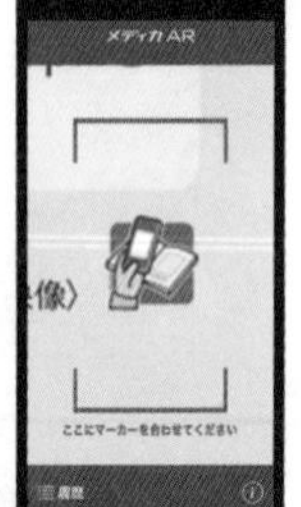

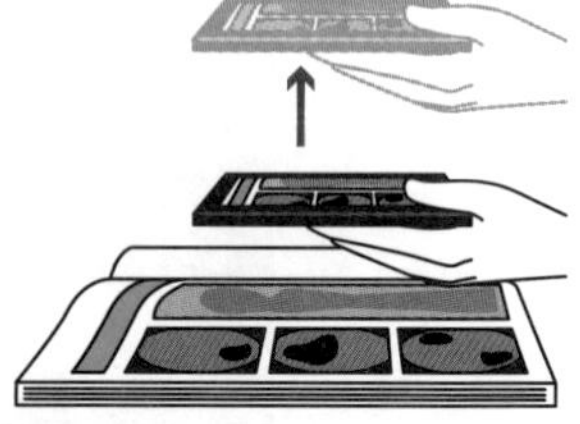

ページが平らになるように本を置き，マークのついた図とカメラが平行になるようにしてください．

マークのついた図を画面に収めてください．マークだけを映しても正しく再生されません．

読み取りにくいときは，カメラをマークのついた図に近づけてからゆっくり遠ざけてください．

正しく再生されないときは

・連続してARコンテンツを再生しようとすると，正常に読み取れないことがあります．
・不具合が生じた場合は，一旦アプリを終了してください．
・アプリを終了しても不具合が解消されない場合は，端末を再起動してください．

※アプリを使用する際は，Wi-Fi等，通信環境の整った場所でご利用ください．
※iOS，Android の機種が対象です．動作確認済みのバージョンについては，下記サイトでご確認ください．
※AR コンテンツの提供期間は，奥付にある最新の発行年月日から４年間です．

関連情報やお問い合わせ先等は，以下のサイトをご覧ください．
https://www.medica.co.jp/topcontents/ng_ar/

●AR コンテンツおよび動画の視聴は無料ですが，通信料金はご利用される方のご負担となります．パケット定額サービスに加入されていない方は，高額になる可能性がありますのでご注意ください．●アプリケーションダウンロードに際して，万一お客様に損害が生じたとしても，当社は何ら責任を負うものではありません．●当アプリケーションのコンテンツ等を予告なく変更もしくは削除することがあります．●通信状況，機種，OS のバージョンなどによっては正常に作動しない場合があります．ご了承ください．

はじめに

日本には約392万人の精神障害者が存在するといわれています．長い入院生活を送ったのち，退院して地域で生活している人も，少しずつですが増えてきました．しかし，私たちは彼らの存在にほとんど気付きません．家族やよほど親しい友人でもなければ，おそらく精神障害者がどのような人々なのかを知る機会がないまま，マスコミの精神障害者による事件報道をうのみにしてしまっているのではないでしょうか．「知らない」ということは，正しい理解を阻み，ゆがんだイメージをつくり出すことにつながります．またその知識不足や間違った認識は，社会の中に根拠のない偏見に苦しむ人々を生み出してしまうことを，私たちはハンセン病の歴史などで知ったはずです．この本は，精神障害者についての正しい理解を深める一助になればと願って編集しました．

授業ではぴんとこなくても，臨地実習を通して直接患者に関わってみれば，「どこが病気なのかわからない」とか，「接してみたら怖くなかった．ただ知らなかったから怖かっただけだと思う」といった感想を学生からよく聞きます．実際に関わってみれば，表に現れている多様な精神症状の背景には，解決できないまま抱え続けてきた葛藤や傷ついた体験があり，精神障害ゆえにスティグマ（stigma）を負って生きることを強いられた人たちの人生があるということを知ることができます．そして，精神障害者の抱える葛藤や傷つき体験は，自分自身の体験と，時には重なり合うことにも気付くのです．こうして初めて，こころを病むことの意味を真剣に考え始めるようになるのです．

このような実習での経験をより意味あるものにするために，精神保健に関わる問題をこれまでのように疾患の枠組みからのみとらえるのではなく，もっと広く，人間の生の営みという視点から，誰にでも起こり得る出来事としてとらえられるような理論的な裏付けに立って，学習内容を検討してきました．特に人間関係という視点は，病気の成り立ちを理解する上でも，傷ついたこころが癒されるためにも，重要であると考えました．そして，人間関係のありようを深く理解するための理論として，対象関係論のいくつかの考え方を紹介しました．できれば精神看護実習の前に，患者さんたちの日常生活や具体的な症状がイメージできるようにと，事例をたくさん挿入しました．

今回の改訂では，近年注目されているギャンブル障害やゲーム障害などの行動嗜癖に関する項目を追加し，現代の疾病の構造と特徴が理解できるようにしました．また，現代社会とこころの問題に関連するレジリエンス，リカバリーなどの概念もわかりやすく解説しています．

このテキストが知識と実習経験とをつなぎ，患者理解・自己理解の助けになればと願っています．また，精神科に限らず看護自体が，まさに人間関係の上に成り立っているということも理解していただけると思います．

編者を代表して　出口禎子

コンテンツが視聴できます
（p.2参照）

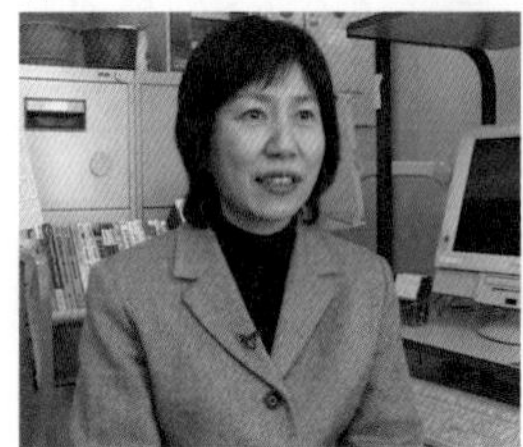

●精神科看護を学ぶにあたって〈動画〉

本書の特徴

読者の自己学習を促す構成とし，必要最低限の知識を簡潔明瞭に記述しました．全ページカラーで図表を多く配置し，視覚的に理解しやすいよう工夫しました．

学習目標

各章のはじめに学習目標を記載．ここで何を学ぶのか，何を理解すればよいのかを明示し，主体的な学習のきっかけをつくります．

用語解説 *

本文に出てくる*のついた用語について解説し，本文の理解を助けます．

plus α

知っておくとよい関連事項についてまとめています．

このマークのある図や写真に，「メディカAR」アプリ（無料）をインストールしたスマートフォンやタブレット端末をかざすと，関連する動画や画像を見ることができます．（詳しくはp. 2「メディカAR」の使い方をご覧ください）

重要用語

これだけは覚えておいてほしい用語を記載しました．学内でのテストの前や国家試験にむけて，ポイント学習のキーワードとして役立ててください．

◆ 学習参考文献

本書の内容をさらに詳しく調べたい読者のために，読んでほしい文献や関連ウェブサイトを紹介しました．

看護師国家試験出題基準対照表

看護師国家試験出題基準（令和５年版）と本書の内容の対照表を掲載しました．国家試験に即した学習に活用してください．

Contents

情緒発達と精神看護の基本

ARコンテンツ

「メディカAR」の使い方はp.2をご覧ください.

- 精神科看護を学ぶにあたって〈動画〉…… 4
- 「飲まないで生きてゆく」アルコホーリクス・アノニマス（AA）〈動画〉…… 127
- 日常生活自立支援事業〈動画〉…… 144
- 精神医療の変遷〈動画〉…… 163
- 精神看護におけるリエゾンナース〈動画〉…… 198
- 精神疾患患者へのかかわり〈動画〉…… 199

はじめに AR …… 3
本書の特徴 …… 5

1 精神障害についての基本的な考え方

1 こころの健康とは …… 14
2 障害のとらえ方 …… 15
1 精神障害者に対するこれまでの処遇 • 15
2 精神障害は悩みや葛藤の延長線上にある • 15
3 精神看護学の視点から • 16
4「精神障害者」としてとらえる • 16
5 人と集団 • 17
1 集団とは何か • 17
2 集団の体験 • 18
3 集団の治療的因子（ヤーロムの治療的因子） • 20
3 社会の変化とメンタルヘルス …… 21
1 社会の変化とこころの関連 • 21
2 社会の変化と病理との関連 • 21
4 精神障害が生じるきっかけとプロセス …… 22
1 統合失調症の発症の関連要因 • 22
2 カプランの地域精神保健活動 • 25
5 対象理解の難しさ …… 25
1 人のこころの理解 • 25
2 精神障害者を「知る」 • 26
6 精神障害と闘病体験 …… 27
1 社会の偏見・差別と長期入院 • 27

2 人間のこころと行動

1 人のこころのさまざまな理解 …… 30
1 こころを脳の構造から理解する • 30
2 こころをこころの働きから理解する • 30
3 こころをこころの構造に関する仮説から理解する • 32
1 エス・自我・超自我 • 32
2 無意識・前意識・意識 • 32
3 こころの動きを理解するための仮説の意義 • 33
4 こころをみる看護の視点 • 33
2 こころと環境 …… 34
1 欲　求 • 34
1 本能的欲求と社会的・対人的欲求 • 34
2 欲求の多様化 • 34
3 本能的欲求に反する行動 • 34
4 欲求に及ぼす疾患の影響 • 35
2 心理的成熟 • 36
1 欲求不満：フラストレーション • 36
2 同化と調節 • 36
3 自我同一性：エゴ・アイデンティティー • 36
4 発達に応じた課題 • 37
3 ストレスとコーピング • 37
1 環境が人に及ぼす影響 • 38
2 ストレスとストレッサー • 38
3 ストレスコーピング • 39
4 適応と不適応 • 40
1 ホメオスタシスとストレス • 40
2 精神疾患とストレス • 40
3 ストレスは避けることができない • 41
5 不安とその対処法（コーピング） • 41
1 不安 • 41
2 病的不安 • 42
3 不安の対処法（コーピング） • 42
6 こころの防衛機制 • 43
|1| 抑圧（repression） • 43
|2| 代償（compensation） • 43
|3| 置き換え(displacement) • 44
|4| 合理化（rationalization） • 44
|5| 知性化（intellectualization） • 44
|6| 取り入れ(introjection)と同一視(identification) • 44
|7| 投射（projection） • 44
|8| 取り消し（undoing） • 45

|9| 否認（denial） 45
|10| 解離（dissociation） 45
|11| 転換（conversion） 45
|12| 空想（fantasy） 45
|13| 退行（regression） 46
|14| 昇華（sublimation） 46
7 こころの危機と危機介入 46
1 成熟的危機 46
2 状況的危機 47
3 危機介入 48
8 リカバリーとその支援 48
1 リカバリー 48
2 レジリエンス 49
3 ストレングス〈強み・力〉とエンパワメントアプローチ 50

3 人格の発達と情緒体験

1 対象関係論の立場から …… 54
2 対象との出会い …… 54
1 情緒体験の始まり 54
1 初めての不安体験 54
2 部分対象関係と全体対象関係 55
3 絶対依存 55
4 受け取る喜び，与える喜び 56
2 初めての挫折体験 57
1 欲求不満という苦痛 57
2 スプリッティング：分裂 57
3 愛と憎しみ 58
1 全体対象関係と分離不安 58
2 罪悪感と償い：抑うつ態勢 58
3 母子関係の発展 …… 59
1 皮膚を通しての相互交流的コミュニケーション 59
2 母親を「こころの安全基地」として 60
3 一人でいる能力 60
4 感情を受け入れる母親 61

4 人生各期の発達課題：ライフサイクルとメンタルヘルス

1 ライフサイクルとストレス …… 66
2 ライフサイクル各期における特徴と危機 …… 67
1 乳幼児期（0～6歳ごろ） 67
1 新生児期・乳児期（0～1歳）の特徴 67
2 幼児期（1～6歳）の特徴 67
3 ライフサイクル上の危機 67
2 学童期（6～12歳ごろ） 68
1 学童期の特徴 68
2 ライフサイクル上の危機 68
3 思春期（12～18歳ごろ） 69
1 思春期の特徴 69
2 ライフサイクル上の危機 70
4 青年期（18～25歳ごろ） 71
1 青年期の特徴 71
2 ライフサイクル上の危機 71
5 成人期（25～40歳ごろ） 73
1 成人期の特徴 73
2 ライフサイクル上の危機 73
6 中年期（40～65歳ごろ） 75
1 中年期の特徴 75
2 ライフサイクル上の危機 75
7 老年期（65歳以上） 76
1 老年期の特徴 76
2 ライフサイクル上の危機 77

5 現代社会とこころ

1 現代社会の特徴 …… 80
1 流動化 80
1 「第一の近代」における雇用 80
2 「第二の近代」における雇用 81
2 個人化 81
1 共同体から自立した存在へ 81
2 個人化に伴うリスク 82
3 情報化 82
1 情報通信機器の普及 82
2 情報社会がもたらす問題 83
2 現代社会とこころの問題 …… 83
1 自　殺 83
1 自殺者数の推移 83
2 インターネットと自殺との関わり 84
2 自傷行為 85
3 ひきこもり 85
4 不登校 86
5 ドメスティックバイオレンス（DV） 87
6 児童虐待 87
7 職場におけるハラスメント 88

8 現代社会と「生きづらさ」 89
1 雇用の流動化の影響 89
2 個人化と自己責任論 89
3 空気を読む若年世代の息苦しさ 89
4 孤立不安とSNS依存 90
3 現代社会における家族関係 …… 90
1 前期親子関係：誰が育児を担うのか 91
1 性別役割分業と育児不安 91
2 男性の育児参加の現状と課題 91
2 中期親子関係：「大人になる」過程の変容 93
1 晩婚化・未婚化に伴うライフコースの変化 93
2 社会状況の変化に伴い複雑化する親子関係 94

6 ストレスに対する身体的反応 ー心身症

1 心身症とは …… 98
2 心身症の病態 …… 98
3 心身症を有する患者の性格傾向 …… 99
4 心身症の例 …… 99
1 過敏性腸症候群 99
1 症状 99
2 診断，治療と看護 100
2 機能性ディスペプシア 100
1 症状 100
2 診断，治療と看護 100
3 気管支喘息 101
1 症状 101
2 診断，治療と看護 101
5 心身症の患者への看護 …… 101

7 家族とその支援

1 家族とは何か …… 104
1 家族の範囲 104
2 家族の法律上の役割 104
1 家族の法的義務 105
2 法整備上の問題点 105
3 家族の変遷 106
1 世帯規模の変化 106
2 家族機能の変化 107
3 危機を転換の好機ととらえる 107
2 家族をみる視点 …… 108
1 ジェノグラム 108
2 システムとしての家族 109
3 家族療法とさまざまな家族モデル 109
1 多世代家族療法 109
2 構造派家族療法 110
3 体験的家族療法 110
4 コミュニケーションモデル 111
5 新しい考え方 111
4 家族の機能評価 111
3 家族の課題 …… 113
1 配偶者選択と配偶者間暴力 113
1 配偶者選択 113
2 配偶者間暴力 114
2 子育てと児童虐待 114
1 少子化 114
2 児童虐待 114
3 その他の問題点 115
3 高齢者の介護と関連する問題 115
1 人口の高齢化 115
2 家族の介護力の低下 116
4 精神疾患と家族 …… 116
1 精神疾患に罹患した患者とその家族の関係 116
1 精神疾患の原因が家族であるとする説 116
2 家族のありかたが精神疾患の経過に悪影響を与える場合 117
3 家族が精神疾患の犠牲者である場合 117
4 精神疾患の治療の協力者としての家族 117
2 家族によくみられる状況とその支援 118
1 孤立化 118
2 病状に対する理解困難 118
3 患者への接し方に対する戸惑い 119
4 患者との対立 119
3 家族の役割と家族のリカバリー 120
1 家族の役割 120
2 家族のリカバリー 121

8 嗜癖と依存

1 依存のとらえ方 …… 124
1 嗜癖 124
2 依存 124
2 嗜癖の病 …… 124
1 本人より先に周りの人が困る病 124
2 依存症への誤った認識 125
3 アルコール依存症（アルコール使用障害） …… 125
1 アルコール依存症とは 125

2 患者へのアプローチ AR・126
3 家族への援助・127
4 薬物依存症 …… 127
1 薬物依存症とは・127
2 患者へのアプローチ・128
5 その他の依存症 …… 130
1 ギャンブル依存症（ギャンブル障害）・130
2 ゲーム障害・130
3 クロスアディクション・131

9 看護の倫理と人権擁護

1 精神科医療におけるアドボカシーの必要性 …… 134
1 看護の倫理とアドボカシー・134
2 インフォームドコンセント・134
3 精神科医療における医療行為の特殊性・134
2 生活の場としての治療環境 …… 135
1 保護室の考え方・135
2 倫理的視点からみた閉鎖病棟・136
3 生活の場としての環境を整える・136
3 さまざまな拘束のかたちと看護師による関わり …… 137
1 身体的拘束と患者のケア・137
2 見えないかたちでの心理的な拘束・137
3 その人らしさを奪う化学的拘束・138
4 援助者・被援助者のあるべき関係 …… 138
1 保護と自己決定尊重のバランス・138
2 患者の秘密を守る義務（守秘義務）・139
3 私的な関係にならないこと・140
5 地域生活における権利擁護 …… 141
1 精神障害者の地域生活と障害者総合支援法・141
1 障害者自立支援法の施行に伴う事業・制度の変更・141
2 障害者自立支援法から障害者総合支援法へ・142
2 地域で暮らす障害者に対する権利侵害・143
3 権利擁護のための制度 AR・143

10 精神医療の歴史と看護

1 古代から中世までの精神医療 …… 148
1 精神病のとらえ方・148
1 悪魔や悪霊，憑物によるものという考え方・148
2 精神病を病気としてとらえる考え方・149
2 鎖からの解放とモラルトリートメント …… 151
1 ヨーク・リトリート創設（イギリス）・151
2 医師ピネルと看護師ピュサンの取り組み（フランス）・151
3 モラルトリートメント（モラル療法）の実践・152
3 近代の精神医療 …… 154
1 近代精神医学の確立・155
1 生物学的精神医学・155
2 心理学的精神医学・155
2 アメリカの精神医療改革運動・155
3 日本の近代化と精神医療行政・156
4 20世紀の精神医療 …… 157
1 身体主義的な考え方・157
2 身体療法の誕生・157
3 心理主義的な考え方と精神療法の発展・158
4 社会精神医学的な考え方：病院から地域へ・159
1 治療共同体・159
2 反精神医学運動・160
3 精神科看護教育の始まりと理論家の輩出・160
5 日本の20世紀の精神医療 …… 162
1 呉秀三の病院改革・162
2 作業療法の始まり AR・163
3 優生思想の広がり・163
4 戦中戦後の精神科医療・164
5 私宅監置からの解放と入院偏重・165
6 患者の人権擁護と社会復帰促進・166
7 精神障害者に対する福祉施策の展開・167

11 精神保健医療福祉をめぐる法律

1 精神保健医療に関わる法制度の変遷 …… 170
1 精神科医療の法的な始まり・170
2 呉秀三による患者調査と精神病院法制定・170
3 精神衛生法制定と精神科病院の大増設・171
1 精神衛生法の制定・171
2 精神病床の増加・171
4 ライシャワー事件と精神衛生法改正・172
1 脱施設化，地域ケアへの転換・172
2 精神衛生法の改正・172
3 患者家族団体の結成と社会復帰施設の開設・172
5 宇都宮病院事件と精神保健法の成立・174
1 宇都宮病院事件・174
2 精神保健法の成立・174
3 日本の精神科医療に対する国際的な圧力・174

6 精神保健法から精神保健福祉法への改正 • 175
1 障害者としての位置付け • 175
2 精神保健法から精神保健福祉法へ • 175
7 精神科医療と福祉との合流 • 176
1 高齢者や障害者を地域で支える • 176
2 看護師の担う役割 • 177
3 精神障害者のケアマネジメント • 177
8「障害者自立支援法」から「障害者総合支援法」へ • 178
1 障害者自立支援法成立の経緯 • 178
2 障害者自立支援法の特徴 • 178
3 サービス提供開始後の課題 • 179
4 障害者総合支援法へ：共生社会の実現に向けて • 179
2 精神保健福祉法の基本的な考え方 ……… 180
1 精神科医療の現状 • 180
2 精神保健指定医の役割 • 180
3 2013年の改正内容 • 181
3 精神保健福祉法による入院形態と入院患者の処遇 ……… 183
1 入院形態 • 183
1 任意入院 • 183
2 措置入院 • 184
3 緊急措置入院 • 185
4 医療保護入院 • 185
5 応急入院 • 185
2 入院患者の処遇：行動制限と人権擁護 • 185
1 隔離 • 185
2 身体的拘束 • 186
3 通信・面会 • 186
4 制限してはならないもの • 186

12 ストレスマネジメントと精神科における看護師の役割

1 看護師のストレスマネジメント ……… 190
1 看護師とストレス • 190
1 燃え尽き症候群（バーンアウト） • 190
2 感情労働による影響 • 191
3 共感疲労による影響 • 191
4 青年期のアイデンティティーの混乱（アイデンティティークライシス） • 192
5 リアリティーショック • 192
2 精神科で働く看護師のストレス • 193
1 長期入院患者をケアすること • 193
2 精神科急性期治療病棟で働く看護師のストレス • 193
3 巻き込まれ（involvement） • 194
3 自分のストレスに気付くこと • 194
4 ストレスマネジメントの方法 • 195
1 ストレッサーに働きかける • 196
2 ストレッサーに対する認知のしかたに働きかける • 196
3 心理的反応・身体的反応に働きかける • 196
2 精神看護にかかわる資格認定 ……… 197
1 専門看護師 • 197
1 精神看護専門看護師 • 198
2 リエゾン精神看護専門看護師 AR • 198
2 専門看護師の活動の実際 AR • 199
1 実践（直接ケア） • 199
2 相談（コンサルテーション） • 199
3 調整 • 200
4 倫理調整 • 200
5 教育 • 200
6 研究 • 200
3 認定看護師 • 202
1 認知症看護認定看護師 • 202
2 救急看護認定看護師あるいはクリティカルケア認定看護師 • 203
4 日本精神科看護協会の精神科認定看護師 • 203

資料1 精神保健及び精神障害者福祉に関する法律（抄） ……… 205
資料2 国連決議「精神疾患を有する者の保護及びメンタルヘルスケアの改善のための諸原則」（1991年） ……… 223
看護師国家試験出題基準（令和５年版）対照表 ……… 230
索引 ……… 233

精神看護学②　精神障害と看護の実践　Contents

第1部 精神疾患とその症状・検査・治療

1章 精神症状と精神疾患

1 精神疾患総論
2 神経発達症：成人期の自閉スペクトラム症（ASD），注意欠如・多動症（ADHD），限局性学習症（SLD）
3 統合失調症スペクトラム障害および他の精神病性障害群
4 抑うつ障害と双極性障害
5 不安障害
6 強迫性障害（OCD）
7 ストレス因関連障害
8 解離性障害
9 身体症状症および関連症群
10 摂食障害
11 睡眠－覚醒障害
12 物質関連障害および嗜癖性障害群
13 神経認知障害
14 パーソナリティ障害
15 身体疾患と精神症状

2章 医学的検査と心理検査

1 医学的検査
2 心理検査

3章 精神科での治療

1 精神科における治療の特徴
2 薬物療法
3 精神療法
4 社会療法
5 電気けいれん療法

第2部 精神科看護の実践

4章 精神科看護における対象の理解

1 精神科での援助におけるアセスメントの視点
2 治療の場の人間関係

5章 精神科看護におけるケアの方法

1「治療的関わり」の考え方
2 日常生活行動の援助
3 服薬治療に関わる援助

6章 入院環境と治療的アプローチ

1 治療の場としての精神科病棟
2 治療的環境を整える
3 精神科病棟での語りの場：ミーティングの事例から考える

7章「地域で暮らす」を支える

1 日本における精神障害者と精神病床の現状
2「入院医療」から「地域社会」での生活へ
3 地域生活を支える社会資源の活用
4 地域生活（移行）支援の実際
5 事例で学ぶ 長期入院患者の退院支援から地域生活支援
6 家族への支援
7 災害時の支援

8章 救急医療現場における患者支援と精神的関わり

1 自殺企図により救急搬送される患者
2 急性薬物中毒で救急搬送される患者

9章 事例に学ぶ看護の実際

1 統合失調症（急性期）患者の看護の実際
2 統合失調症（慢性期）患者の看護の実際
3 パーソナリティ障害患者の看護の実際
4 うつ病患者の看護の実際
5 パニック障害患者の看護の実際
6 摂食障害患者の看護の実際
7 被虐待児症候群，解離性障害患者の看護の実際

10章 臨地実習から学ぶ

1 精神科の看護実習とは
2 患者からのさまざまな感情表出
3 カンファレンスの意義
4 実習の記録

編集・執筆

編　集

出口　禎子　でぐち さちこ　北里大学名誉教授

鷹野　朋実　たかの ともみ　日本赤十字看護大学看護学部教授

執　筆（掲載順）

出口　禎子　でぐち さちこ　北里大学名誉教授 …… 1章，3章，9章1～3節

須田　晶子　すだ あきこ　Goodwill オランダ …… 1章

白石　弘巳　しらいし ひろみ　埼玉県済生会なでしこメンタルクリニック院長，東洋大学名誉教授 …… 2章，7章，9章4・5節

妹尾　弘子　せのお ひろこ　東京工科大学医療保健学部看護学科教授 …… 4章

鷹田　佳典　たかた よしのり　日本赤十字看護大学さいたま看護学部准教授 …… 5章

竹林　裕直　たけばやし ひろなお　正慶会 栗田病院病院長 …… 6章

榊　明彦　さかき あきひこ　元 成増厚生病院看護部長 …… 8章

鷹野　朋実　たかの ともみ　日本赤十字看護大学看護学部教授 …… 10章

佐々木理奈　ささき りな　青渓会 駒木野病院看護師 …… 10章

上原　春粋　うえはら しゅんすい　東京都立広尾病院看護師 …… 10章

末安　民生　すえやす たみお　佛教大学保健医療技術学部看護学科教授 …… 11章

三宅　美智　みやけ みち　国立精神・神経医療研究センター精神保健研究所公共精神健康医療研究部リサーチフェロー …… 11章

武用　百子　ぶよう ももこ　大阪大学大学院医学系研究科保健学専攻教授 …… 12章1・2節1・3・4項

河野　伸子　かわの のぶこ　横須賀共済病院看護部次長，精神看護専門看護師 …… 12章2節2項

1 精神障害についての基本的な考え方

学習目標

- 障害も生活を構成する因子の一つであることを理解し，人間の健康を，身体的・心理的・社会的な視点からとらえることができる.
- 精神障害は悩みや葛藤の延長線上にあり，人生のプロセスと切り離せないものであることを理解する.

1 こころの健康とは

人間の健康を考えるときに基準として用いられるものに，**世界保健機関憲章（WHO憲章）**に記されている**健康の概念**がある．またWHOは，**精神的な健康**とは健康であるために欠くことのできない要素であり，疾患の有無にかかわらず，身体的な健康と行動に密接に関連するものであるという考え方を示した上で，「すべての人が自分自身のもつ力を認めることができ，日常生活の中にある通常範囲内のストレスに対処しながら生産的に実り多く活動することができ，その人のいる地域や組織に貢献できる状態」と定義している．

1999年に開催されたWHO総会では，従来の健康の概念である「身体的」「心理的」「社会的」な健康のほかに，「スピリチュアル（Spiritual≒meaning of life＝人生の意味）」な健康を加えることが提案された．

スピリチュアルな健康とは，生活する上で身体的に健康であるということや「こころ」が安定しているというだけではなく，自分が生きている意味を見いだし，それを認識して生きているかという問いかけであるといえる．ただ生活しているということにとどまらず，「生きている」という実感をもちながら生きる生活が求められているのである．その基準は，障害があるか否かということではない．たとえ身体的に病気がない状態であっても，日常的に身体の不調を感じている人や，精神的に障害がなくても社会の中で「生きにくさ」を感じながら生きている人もいる．一応病気がないとされる人たちであっても，その健康レベルはさまざまなのである．

身体障害をもちながらも，自らの考えや価値観に基づいて，健常者以上に充実した日々を生きている人もいる．私たちは，そういった生き方をしている人たちから多くのことを教えられる．障害のあるなしにかかわらず，自分らしく生きているか，自分の生きる目的を認識して生活を送っているかということが，健康を考える上で大切な視点となる．さらに，たとえつらく苦しい体験であれ，それを自分の人生にとって意味あるものとして生かして生きているか，自分らしく生きているかということが大切であり，そういった「こころ」のありかたが健康の一つの指標となっている．

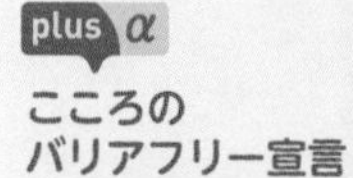

こころのバリアフリー宣言

2004（平成16）年，厚生労働省は，精神疾患および精神障害者に対する正しい理解の促進を図ることを目的として，精神疾患や精神障害者に対する ①関心，②予防，③気づき，④自己・周囲の認識，⑤肯定，⑥受容，⑦出会い，⑧参画の八つを柱とした「こころのバリアフリー宣言」を公表した．

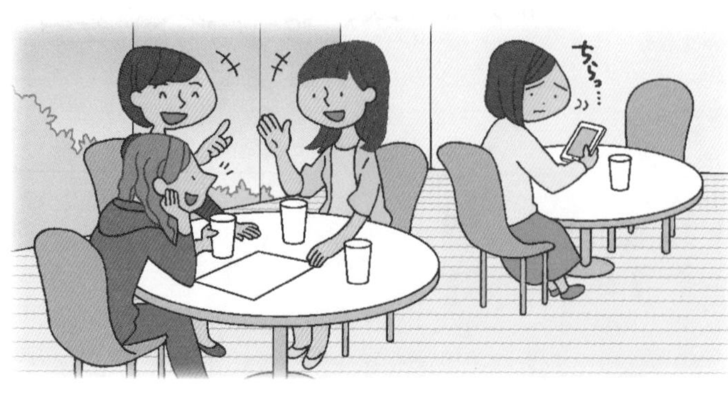

何気ない様子で生活している人たちも，こころに悩みを抱えている場合がある．

2 障害のとらえ方

1 精神障害者に対するこれまでの処遇

これまでの精神科医療を振り返ってみると，精神障害者の処遇は実に痛ましい状況であり，社会が無理解であるがゆえの偏見に，当事者やその家族がいかに苦しめられてきたかを知ることができる．

確かに，1952年に**クロルプロマジン***が発見されるまでは，奇異な症状をみせる障害者もいて，こころを病む人の精神世界は理解不可能であるかにみえた．しかし近年では，薬物療法の発達のおかげで，著しい精神症状が長く続いたり，強いひきこもり状態にある患者は少なくなったといわれている．

かつて，精神科の医師であった**呉秀三**（くれしゅうぞう）（➡p.162参照）が，日本において精神科医療の実態を調査したとき，「わが国の精神病者は，精神病者であるのみならず，日本の国に生まれたという不幸を重ねもっている」と述べたが，偏見や差別が根深かったこの国でこころの病を抱えながら生きるということは，当時はこのような重い二重の苦しみを背負うことだったのである．

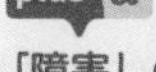

「障害」の表記

「障碍」とも表記される（「碍」は「さまたげる，さえぎる」という意味）．「害」の字が与えるイメージが好ましくないという考えや，読みやすさへの考慮から「障がい」と表記される場合もある．

用語解説 *

クロルプロマジン chlorpromazine

世界で初めての抗精神病薬．このときから精神疾患に対する薬物療法が開始され，著明な症状は激減した．統合失調症，躁病，神経症における不安・緊張などに対して用いられる．

2 精神障害は悩みや葛藤の延長線上にある

精神障害者を苦しめる妄想や幻聴などの精神症状が，非日常的にみえたとしても，彼らにとってはその症状自体が生活を脅（おびや）かす現実の苦しみとなっている．実際にこころを病んだ人々と接してみると，実に傷つきやすく繊細な人々が多く，彼らの中に自分と同じ弱さを見いだすこともある．自分を健常者と考えている私たちと彼らとの間に，どれほどの精神的な構造の違いがあるのだろうか．

この世に生きている限り，**ストレス**を感じずに生活することはできないだろう．どの人の人生にも悩みや葛藤（かっとう）はつきものである．例えば，私たちは進学や引っ越しなど，ライフイベントに伴うストレスにさらされながら，苦しいときには泣いたり，友人に心の内を打ち明けるといった方法で，幾度も危機を切り抜けてきた（図1-1）．その生活体験の中から自分なりの問題解決方法を身に付け，その経験を自分の人生の中に取り込んで成長しているのである．

そのようにして，悩みや不安の渦中にあるときには，気分転換を図りながら一定の期間を過ごし，その状況を乗り越えるとまた自分らしい生活を取り戻すことができる．

しかし，精神を病んだ人々は，一度病気に

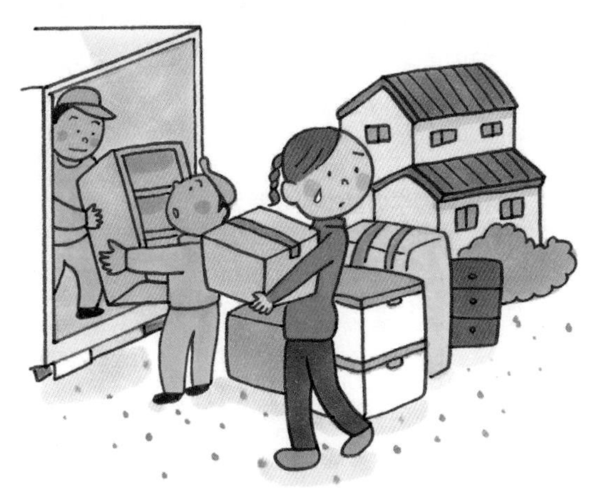

図1-1　ライフイベントに伴うストレス

なると，その状態から抜け出すことが困難になる．その結果，周囲との交流を拒否したり，自分の世界にひきこもったりしてしまうのである．このような病んだ状態に落ち着いてしまうことを，日常生活上に現れている障害ととらえる．これは，抱えているストレスがその人自身の力で解決できる閾値（いきち）を超え，他者の力を借りなければ解決できなくなっている状態といえる．つまり精神障害は，私たちが日常的に経験する多くの悩みや葛藤の延長線上にあるととらえられる．

3 精神看護学の視点から

精神障害が，その人が歩んでいる人生のプロセスとともにあるならば，表に現れた障害や症状だけに目を留めるのではなく，何がこころを病むきっかけになったのか，生活上のイベントやその人のストレスのとらえ方など，そこに至ったプロセスを理解する必要がある．表に現れた症状だけをみていては，不可解な感じを抱いたり，時には恐怖を感じたりすることになる．

そのような症状の背景には，多くの抱えきれない葛藤が存在する．精神障害者が，これまでの成長過程の中でどのような生活体験を積み重ねてきたのか，どのような生き方をしてきたのか，またその時々にどのような人々と出会ってきたのかなど，その人に関わるすべてのことを客観的に観察する必要がある．それらすべてのことが援助の対象となるからである．**表1-1**は，武井による精神看護学の基本的な考え方を示したものであるが，人生のプロセスと精神障害の関連を考える一つの基盤となるものである．

4「精神障害者」としてとらえる

精神障害者の多くは，症状そのものより，それに伴う障害のほうが問題になる．つまり精神疾患患者としてよりも，精神障害者としてとらえたほうが，より現実的であることが多い．

しかし社会の中では，精神障害を一つの経験としてとらえ，生活や人生を形づくる一つの要素であると広く受け止められるまでには至っていない．精神障害も，その人にとっては一つの生活体験であり，その後の人生に影響を与える

表1-1　精神看護学の基本的な考え方

- 人はさまざまな危機に遭遇し，乗り越えながら生きていく．危機に対しては人はさまざまな反応を示すが，精神障害は一つの反応の仕方である．したがって，精神障害は特殊なものではない．
- 人は精神障害の有無にかかわらず，自己実現を目指してその人らしく生きていく権利があり，すべての人が変化と成長の可能性をもっている．その過程を援助するのが精神看護の役割である．
- 人がその人らしく個性をもって生きるには，人と人とのつながりが不可欠である．
- 人の自己実現を妨げるのは，その人の問題だけではなく，その人をとりまく家族，友人，地域社会の問題である．したがって，精神看護の対象は，個人だけでなく，家族，集団，組織，地域社会をも含む．
- 障害や問題を抱えた人を援助する人が，かならずしも障害や問題を抱えていないわけではなく，自らの問題にも直面せざるをえないものである．

武井麻子．精神看護学ノート．第2版．医学書院，2005，p.5.

出来事の一つである．その人が歩んできた人生の中で，人と人との関わりが精神障害のきっかけになったとすれば，人と人との関わりの中で癒やされなければならないのではないだろうか．また，精神障害をもちながらも自分らしく生き，成長する機会が与えられなければならないことは言うまでもない．

5 人と集団

1 集団とは何か

集団とは人の集まりである．社会にはさまざまな大きさの集団があるが，その中で家族は最も小さな集団であり，大企業や官僚組織などは大きな集団といえるだろう．私たちはそれらのさまざまな集団の中で，互いに影響を受けながら生活している．集団の中で傷つき，葛藤やストレスを感じることもあれば，苦しいときに，集団の中の仲間に支えられてその場を切り抜けたという経験をした人もいるだろう．そのような体験は，すべて私たち人間にとって成長の糧（かて）になるものである．

私たちは人と人との間で生きる社会的な存在であり，この社会に所属する限り，社会集団から離れて一人で生きていくことはできない．ここでは，私たち自身が所属するこれらの集団の機能や特徴を理解し，私たちが普段，その集団の中で何を体験し，どのような影響を受けているのかを考えてみたい．集団について理解することは，治療チームの中で繰り広げられる患者と看護者との人間関係について考えたり，職場や学校といった，所属する集団の中における自分の役割に気付くきっかけになる．さらに，集団における看護者自身の経験と照らし合わせながら，集団に対して患者が抱く苦手意識を理解するきっかけにもなり得る．

1 さまざまな集団のイメージ

「集団」と聞いて，私たちはどんなイメージを描くだろう．遠足やクラブ活動などの楽しい思い出もあれば，転校した学校でクラスの仲間からいじめられたとか，仲間はずれにされたといったつらい体験の場合もあるだろう．マスメディアからの情報で犯罪集団の怖さを知る一方で，自然災害の被災地に駆けつける心あるボランティアの人たちの存在に勇気付けられる人もいるかもしれない．さらには，多数のユダヤ人を虐殺したナチスの集団や，アウシュヴィッツ＝ビルケナウ強制収容所において，餓死刑に処せられることになった囚人の身代わりに命を差し出したコルベ神父のように，集団に大きな影響を与えた人の存在を思い出す人もいるかもしれない．これらはすべて人間の集まりの中で起こった出来事である．

人は誰でも社会という大きな集団の中で，その影響を受けながら生きているが，自分がどの集団に属し，その中で誰と出会い，どのような人間関係を築くかはさまざまである．以上のことから，集団の中におけるその人の存在のあり方は，その人の生き方に深く影響し，また集団にも影響を与えている．集団での体験は誰にとっても，身近でかつ影響の大きい出来事なのである．

|2| グループのもつ機能

集団の中でも，なんらかの意図やつながりをもって集まる人々をグループと呼ぶことがある．武井は「グループは，単に集まった人間の足し算ではない．グループには独特の力が働いて，そこに参加するメンバーに独特の作用を及ぼす」[1)] と述べている．

人の集まるところには，必ず人間同士の相互作用が生まれる．そのようなグループの機能である相互作用を生かして行われる治療法が**集団精神療法**（group psychotherapy）である．治療という場を設定しなくても，人と人が関わり合えば，そこには，さまざまな相互的な交流が生まれ，互いに影響を及ぼし合う．特に看護者が患者と出会うケアの場は，そうした相互作用がダイナミックに生み出される場である．

集団精神療法・集団力動

人が集まって集団をつくったとき，その集団の特性は単に個人の集まりの総和とは異なる．一人でいるときとは違い，集団の中でメンバー同士の多様な相互作用が起こる．具体的にはグループの仲間同士の共感や，励まし，助言などであり，このようなさまざまな相互作用を**グループダイナミクス**（**集団力動**）という．このグループダイナミクスを活用し，治療を対象とするメンバーが集まってグループをつくり，そこにセラピストなどの専門家が関わって行う集団活動が，集団精神療法や集団援助活動である．臨床の場でよく行われる療法としては，力動的精神療法（精神分析的精神療法），認知行動療法，家族療法，対人関係療法，認知分析療法などがある．

ここでは，そのような相互作用について理解を深めるために，集団のもつ基本的な機能から考えてみることにしよう．

2 集団の体験

|1| 収納（抱え込み）の機能と排斥の機能

集団には二つの機能がある．例えば，看護学生が実習中に何か失敗をしたときや，つらい状況に置かれたとき，その日のカンファレンスで，他の学生たちが，その学生の心境を自分のことのように受け止めて慰めたり励ましたりするといった場面では，集団の**収納**（**抱え込み**）の機能が働いていると考えられる．一方，転校してきた新しいメンバーが，クラスからはじき出されて仲間に入れてもらえないといった状況には，集団の**排斥**（はいせき）の機能が働いていると考えられる．集団を維持していくためには，抱え込みと排斥という二つの機能が緊張状態にあることが必要だとされている．

|2| 集団を見直す

私たちは，成長とともにさまざまな集団を体験してきた．幼稚園で友達とプール遊びをしたり，学校のクラブでの厳しい練習を仲間同士で励まし合って共に乗り越えたりといったように，自然に集団というものを体験してきた．中には，近所の遊び仲間から仲間はずれにされたなど，つらい思い出を抱える人もいるかもしれないが，それはそれで，一人では生きていけないことを集団の中で学習してきたといえる．社会の中で生活している私たちの中にも，人といることが好きな人もいれば苦手な人もいるが，それぞれ自身にとって必要な集団には所属し，周囲の人と影響し合い，助け合いながら，自分の生活を成り立たせている．

ところが，精神障害者の中には，集団によって傷つけられた体験のほうが強く自身の中に残ってしまい，集団によって守られたり抱え込まれたりした体験が少ない人たちがいる．精神科医である鈴木は，「われわれの患者には，これまでの人生で，どんなグループでもそれにある程度所属して，仲間に数えられたという体験がこれまで比較的少なかった人が多い」[3] と述べている．つまり抱え込まれ，助けられたことよりも，人や集団から仲間はずれにされたり，拒絶されるなどの傷ついた体験を多くもっている人たちだといえる．

そこで，集団はすべてが怖いものではなく，時には自分を守ってくれることもあることを知り，抱え込んでくれる新たな集団の体験をして，痛みを伴ってきた集団の体験を癒やし，健康的な集団の体験に変えていこうとするのが，集団療法の場である．ここでは，傷ついた体験を抱えるのは自分一人ではなく，さまざまな人と話すことで，同じ体験をしている人がいることに気付くこともある．また，今までは集団の中で人の役に立つという体験をもたなかった人が，自分も人の役に立てると実感できることもある．このような体験の積み重ねによって，対人関係への苦手意識も徐々に変化し，緊張感を抱きすぎることなく人と関わることができるようになる．

| 3 | 病棟の中のさまざまなグループ

作業療法や集団療法という治療を目的とした集団以外にも，精神科病棟では集団を体験するさまざまな機会がある．多くの精神科病院では，誕生会，クリスマス会，夏祭り，カラオケ大会などの年中行事が計画され，中には患者とスタッフが一緒になって企画し，運営しているところもある．八尋は，「集団に対する不安や集団の中に存在し続ける圧迫感を和らげてくれるのがレクリエーションである」[4] と，その治療的な意義について述べている．人の集まりの中に身を置くことは苦手だが，そこにゲームや音楽といったレクリエーション的な要素が入れば，緊張感が和らぎ集団の中での新しい体験が可能となる．

このようなレクリエーションの場は，入院生活が長期にわたり，新しい出会いや出来事が少ない患者にとっても，刺激の少ない日常生活に活気を取り戻す大切な機会となっている．武井は「こうした年中行事が，刺激と変化に乏しく，ともすればマンネリに陥りがちな病棟生活の中のアクセントとなり，一時的にせよ張りと活気を与えてくれるのは確かである」[5] と述べている．

3 集団の治療的因子（ヤーロムの治療的因子）

私たちが普段，何気なく体験している集団には，治療的な機能があると**ヤーロム**が指摘している．ここではヤーロムの提唱する**集団療法の治療的因子**を紹介する．

❶**希望をもたらすこと** 仲間が自らの問題を克服しつつ，よりよく生きていくさまを見ることが，他のメンバーに再び希望をもたらしたり，勇気付けたりして新たな目標となる．同じ障害をもつ仲間が，訓練の後，社会で働く姿を見て，自らも希望をもつことができるようになるといった例が挙げられる．

❷**普遍性** 自分の問題が自分だけのものではないという認識や共感が大きな力付けとなる．自分一人だけが苦労をしているわけではないと認識することができる．

❸**情報の伝達** 仲間の体験談を聞いたり助言を受けたりすることにより，さまざまな教訓や助けとなるような情報がもたらされる．

❹**愛他主義** ほかの人に提供できるものを自分は何ももっていないと考え自信を失っている人が，仲間同士で同じ問題を分かち合い，仲間の役に立つと実感できる体験は自己評価を高めることにつながる．また，自分の悩みや問題だけにとらわれていたこころをほかに転換させることができる．

❺**社会適応技術の発達** 仲間の中で，さまざまな社会生活に必要な技術，例えば，丁寧なものの断り方や怒りの表出の方法などを身に付けていく（怒るといつも暴力を振るっていた人が言葉で怒りを表すようになるなど）．

❻**模倣行動** 「人の振り見てわが振り直す」体験や「見習い」の体験．

❼**カタルシス（浄化作用）** 「誰にもわかってもらえない」と他人に話すことができなかった体験が，グループの中で仲間により共感され，受容されることによって話す勇気が与えられ表現することができること．またそれは，その人の中に奥深くしまわれてきた感情が解き放たれるきっかけとなる．

❽**初期の家族関係の修正的繰り返し（修正感情体験）** 生育歴の中で経験したつらい体験や葛藤に似た状況がグループの中で修正された形で再現され，それを繰り返し体験する．小さいころに運動会で転び，はやしたてられてつらい思いをした人が，地域のスポーツ大会で応援され支えられてうれしい経験をすることによって，スポーツという似通った状況の中で，つらい体験を良い体験に塗り替えるといった例が挙げられる．

❾**実存的因子** メンバーと「共にあること」の安心感が，人間存在につきものの永遠の葛藤，すなわち死，孤独，空虚さ，無意味などに直面し，あるがままに受け入れる勇気を与えてくれる．

❿**凝集性** メンバー同士のつながり（仲間意識）の強いグループほど，互いに他の人を受容し，支え，意味ある関係を形成させ，自分を表現したり，葛藤を明らかにすることができる．

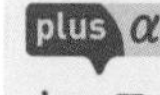

ヤーロム

Yalom, I.D.．アメリカの精神科医．集団精神療法を専門とし，『グループ・サイコセラピー：ヤーロムの集団精神療法の手引き』などの理論書がある．作家として小説やノンフィクションも発表している．

plus α

修正感情体験

フランツ・アレキサンダー（Alexander, F.）が1946年に提唱した概念．ヤーロムは「患者が救われるには，以前の体験の外傷的影響を修復するのに適当な修正感情体験を受ける必要がある」と述べている．つまり，過去のつらかった体験を，同じような状況のもとで，再び良い出来事として体験することで，傷ついた感情を修正することができ，乗り越えていくということである．修正感情体験を繰り返すことによって，自我が強くなっていくと考えられており，精神分析の重要な因子とされている．

⑪**対人学習**　グループの中で対人関係の重要性と自らの問題に気付く．またグループでの修正感情体験や対人関係の実験的試みを通して，対人関係を学習することができる．

3 社会の変化とメンタルヘルス

1 社会の変化とこころの関連

身体的な疾患と同様，精神疾患の様態もまた，社会の変化の影響を大きく受けながら変化している．かつて，日本の多くの家庭が大家族であったころ，長男として生まれ，期待をかけられた青年たちには赤面恐怖*という神経症が多くみられたが，今日ではあまりみられなくなった．また，これまでは激しく奇異な症状のみられた統合失調症やうつ病などの精神疾患も，軽症化傾向にあるといわれている．近年では，神経症と統合失調症の区別があいまいな境界性パーソナリティ障害と呼ばれる例も増えてきている．

また，社会の変化とともに，人々の疾患への受け止め方も少しずつ変わってきた．徐々にではあるが，精神疾患は理解不可能な世界ではなく，誰にでも起こり得る身近な疾患であるととらえられるようになってきている．

こうした変化には，明らかに社会状況との関連が認められる．一つは，家族形態の変化である．大家族から核家族に移り変わり，家父長制の崩壊に伴って，家族成員の世代間の境界やつながりがあいまいになると同時に，子どもたちが家庭生活を通して教わることや，ストレスの内容も大きく変化してきた．もう一つは，高度成長を目指す社会の動きの中で競争社会が生み出され，人々は学歴偏重のストレスにさらされるようになった．しかも，その影響は学校教育の場にまで及び，子ども同士のいじめや不登校という形で問題視されるようになった．さらに，地域のコミュニティーの機能も失われつつある．

用語解説*

赤面恐怖
ereuthophobia

他の人と同席するとき過剰に緊張する対人恐怖の一種．赤面することで「他の人から軽蔑されるのではないか」と恐れるあまり，対人関係をできるだけもたないようにしようとする．日本に特に多い神経症であるといわれている．

2 社会の変化と病理との関連

近年では，学校や家庭でも人と人とのつながりの希薄さが指摘されるようになってきており，互いを生かすことができるような人間関係が築きにくい傾向にある．他者との結びつきを実感することや，自分の人生に意味や価値を見いだしながら生きることが難しくなっているのである．このような社会の状況を反映してか，若年層の間で**パーソナリティ障害**や**摂食障害**，**パニック障害**，**ひきこもり**，**発達障害**（**表1-2**）などが注目されるようになってきた．精神疾患は，社会状況や人々の生活形態と深く関連しながら，病理を変化させているのである．

表1-2　若年層で注目されている精神障害

パーソナリティ障害	ある人が属する文化から期待されるものに比べて，著しく偏った生活体験や行動様式をもち，そのことによって本人が苦痛を感じたり，周囲の人々を悩ませたりする状況．パーソナリティ障害は衝動の抑制，感情の不適切さ，対人関係機能，認知のしかたなどの不適応が長期にわたって認められる．
摂食障害	従来からみられる障害だが，比較的近年，注目されるようになってきた食行動の障害．適正体重を保っていたり，やせ気味の場合でも，体重が増えることに対する強い恐怖感をもっているために，食欲が低下したり，むちゃ食いをしては吐くという行為を繰り返す．生物学的要因，心理学的要因，社会的要因が相互に影響し合って発症すると考えられている．
パニック障害	不安障害の一種．不安，恐怖，葛藤が身体的・精神的な症状として急激に現れる．強い不安感に襲われて周囲の状況に対する広い注意・関心をもてなくなり，正常な思考が麻痺し，理性的な会話ができなくなったりする．発作前には動悸，胸痛，窒息感，めまい，非現実感があるといわれる．一般に慢性の経過をたどりやすい．
ひきこもり	周囲（社会）との関係から遠ざかり，自分の世界にこもる状態を指すものとされ，精神疾患や精神症状の用語としては定義されていない．精神症状を伴うものと，精神症状を伴わないものとに大別される．原因には諸説あり，この生活状況を理解するには，まだ社会環境の変化との関連など検討の余地があるとされている．
発達障害	なんらかの要因によって生まれつき脳の発達に障害があり，幼児のころから症状が出現することが多い．障害の特性から，自閉スペクトラム症（ASD），注意欠如・多動性障害（ADHD），学習障害（LD），チック障害，吃音（症）などに分けられる．発達障害は個人差が大きいため，日常生活や対人関係への影響もさまざまである．その人に合った治療や暮らし方を工夫することが重要になる．

コラム　5大疾病

厚生労働省は医療法により各都道府県で効果的かつ効率的な医療体制を整えるための医療計画を策定している．この政策では，生活習慣病やその他の国民の健康の保持を図るために，特に幅広くかつ継続的な医療の提供が必要と認められる疾病に重点を置いている．

これまでは**がん**，**脳卒中**，**急性心筋梗塞**，**糖尿病**の４大疾患がその対象とされていたが，2013（平成25）年から**精神疾患**も追加され**5大疾病**となった．精神疾患が追加された背景には，職場でうつ病などの精神疾患に罹患する患者が増えたことや，精神疾患との関連が考えられる自殺者数の増加が挙げられており，日本における精神疾患の国民への影響の大きさを反映しているともいえる．

4 精神障害が生じるきっかけとプロセス

精神障害の種類やレベルは実にさまざまである．社会状況の変化とともに精神病理も多様化しているが，その中で**統合失調症**と**気分［感情］障害**（抑うつ障害と双極性障害）の患者数が最も多い（図1-2）．

1 統合失調症の発症の関連要因

特に日本では，統合失調症患者の入院が長期化し，専門の支援スタッフの不足など受け入れ体制が十分に整わないことから退院がなかなか進まないという現状がある（社会的入院）．WHOによると，統合失調症の患者数は全世界で2,000万人といわれているが，精神科医のゴッテスマン（Gottesman, I.I.）は，「統合失調症の起源を理解するためにその巨大な全体像を明らかにするという使命は，残念ながら実現していない」[8]と述べており，いまだこの疾患の

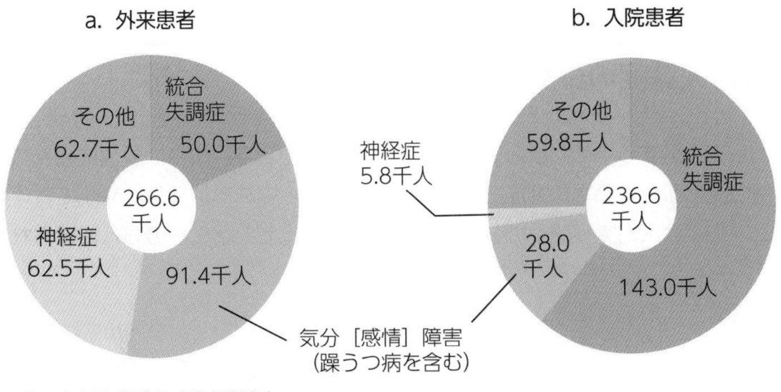

令和２年厚生労働省「患者調査」.

図1-2 外来患者と入院患者の主な内訳

全容は解明されていない.

さまざまな議論がある中で，最も妥当な説とされているのは，もともと遺伝的な素地がある上に，なんらかの環境的な要因がきっかけとなって発症するというストレス脆弱性モデル（ストレス脆弱性仮説）である．つまり，**セシュエー**が言うように，統合失調症患者には「ほとんど体質的といえる」弱さがあり，その生まれもった脆弱（ぜいじゃく）な自我に，環境要因，特に一定の心的な緊張状態が繰り返し加わることによって，精神障害が発症すると考えられている.

しかし，環境要因といっても，その内容はさまざまである．人のこころに加わるストレスは，複雑に絡み合う．家庭内の不和やコミュニケーションの偏りなど，個人的な出来事の場合もあれば，学校での友人関係や会社での過度の期待が重荷となってストレスになることもある．さらには，受験戦争や経済不安など社会的な問題にまで及ぶこともある．誰もが経験するこのような出来事を繰り返し経験していくうちに，発症を抑制する能力が低下し，精神障害が発症すると考えられている．精神障害を経験せずに生きてくることのできた多くの人は，たまたま耐えきれないほどのストレスにさらされなかったり，タイミングよく周囲のサポートが得られたり，あるいは自分なりに身に付けてきた対処方法でうまく切り抜けられてきた人々であると考えられる.

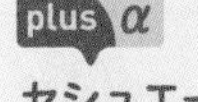

セシュエー

Sechehaye, M. A.. スイスの心理療法家．セシュエーは人間の自我および精神の発達と統合失調症の治療とを結び付けて考えようとした．彼女の考えはウィニコット（➡p.59参照）の理論の下地にもなっている．セシュエーが妄想の世界に生きる統合失調症の少女ルネに出会ったのは，ルネが18歳のときである．妄想の背後には母親の愛情への飢餓があると考えたセシュエーは，象徴という形で母親を追体験させることによって，その欲求を充足させる方法を編み出した．その実践の記録は『分裂病の精神療法』『象徴的実現』『分裂病の少女の手記』などの著書に紹介されている.

統合失調症の少女ルネとセシュエー

セシュエーは，心理療法家として活動する中で，統合失調症の少女ルネと出会う．ルネは愛情に恵まれない家庭環境で生まれ育ち，母親の愛に飢えていた．抑圧され，満たされることのない欲望は，やがて青年期以降に妄想の形となって現れた．ルネは〈幻覚妄想型の分裂病〉と診断され，セシュエーのもとに送られてくる．

セシュエーと少女ルネとの交流は，次のようにまとめられている．

> ルネの治療に専心した女史は，数々の失敗を繰り返しながら，〈闇を照らしだす一条の光明〉に近づいてゆく．〈私はルネに彼女自身の言葉で話さなくてはならない．……患者に合わせるのは治療者のほうであってその逆ではない〉．ここから，《象徴的実現》の方法が生まれた．言語獲得以前に外傷体験を受けたルネとの交流には象徴による表現しかなかったからである．そして妄想に代わる象徴的実現の方法により，ルネは口唇期以後の自我の発達を一段階ずつたどり，ついには〈生きる権利〉を獲得，現実との接触を取り戻したのである（**図 1**）．

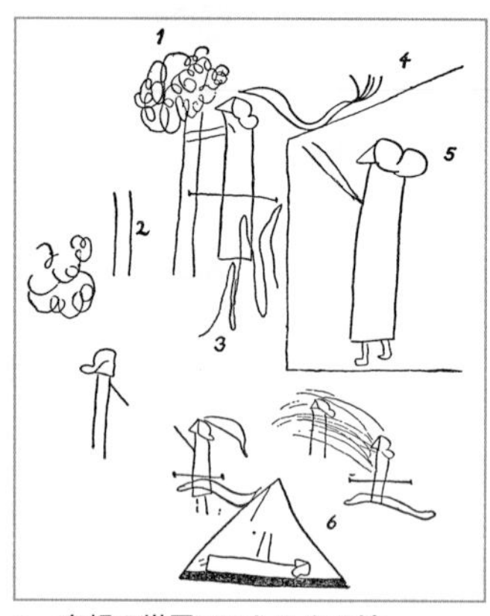

a. 妄想の世界にいたルネの絵

1. 木
2. 破壊された木
3. 木を破壊することとは，
   木＝力
   破壊する＝名誉
   人は強ければいつも何かを壊す
4. 家
5. 重くのしかかってくる（心労）何か（家）を持ち上げている人
6. 押しつぶそうとする何かを持ち上げている

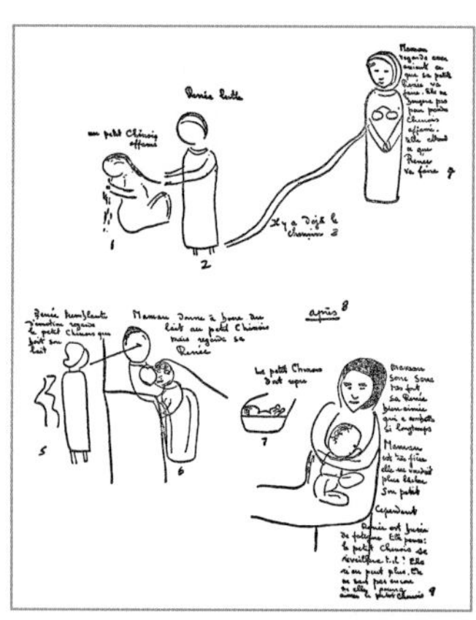

b. 回復して母とつながったルネの絵

1. 飢えた，中国人の子ども（ルネの妹は，赤ちゃんのとき中国人の子どもに似ていたらしい）．
2. ルネは戦っている．
3. すでに道はついている．
4. ママはルネがどうするか不安をもって見守っている．ママは飢えた中国人の子どもを連れに行くため動いたりしない．ルネがどうするのか待っている．
5. ルネは動揺しながら，中国人の子どもがルネのものであるお乳をのむのを見守っている．
6. ママは中国人の子どもにお乳を与えている．しかしルネのほうを見つめている．
7. 中国人の子どもは満ち足りて眠っている．
8. その後
9. ママは，こんなにも長いあいだ戦ったいとしいルネをしっかりと抱きしめる．ママは本当に誇りに思っている．もう二度とルネを放したいと思ったりしないだろう．しかし，ルネは疲れてぐったりしている．ルネは思う．中国人の子どもは起きるだろうか．彼女にはもうこれ以上何もできない．ルネには，中国人の子どもを愛せるかどうかまだわからない．

Sechehaye, M.A. 象徴的実現：分裂病少女の新しい精神療法．三好暁光ほか訳．みすず書房，1986.

図 1　ルネの絵（回復前と回復後）

2 カプランの地域精神保健活動

アメリカの精神科医である**カプラン**（Caplan, G.：1917-2008）は，**地域における精神保健活動**について三つの段階に分けて提唱した．

- 一次予防　広く市民全体を対象とし，精神疾患を予防するために，こころの健康に関する知識を普及するための教育や情報提供を行う．例えば，講演会などの広報活動を通じて，広く啓発活動を実施する．
- 二次予防　精神疾患にかかりやすくなっているハイリスク群の人々を対象とし，早期発見および早期治療を目指す．例えば，個人が抱える問題が深刻になったり重症化したりすることを予防するために，定期健診などで不調を感じた場合は，産業医などからアドバイスを受けられるよう早期介入に努める．
- 三次予防　例えば，再発予防教育や復職支援などがある．すでに疾患をもつ人々が再発を予防しながらリハビリテーションに取り組み，地域で生活し続けられるよう支援する．そのためには，リハビリテーションが続けられるような環境の整備が必要である．

5 対象理解の難しさ

1 人のこころの理解

精神障害者に関わるときの困難さの一つに，対象を理解する難しさがある．例えば肝臓病のように，発熱や吐き気，倦怠感といった特異的な身体的症状がみられ，血液検査で肝臓の機能を診断するといったことができないからである．

さらに，人のこころの中で何が起こっているのかは，周囲の人間に理解されないだけでなく，本人でさえもわからないことがある．例えば，うつ状態の人は，自分がなぜ沈み込んでいるのか，イライラしたり眠れないのか，その理由がわからないことが多い（**図1-3**）．統合失調症の人では，聞こえてくる声が現実のものとして聞こえ，「それが症状であると思えない」といったケースもある．多くの場合，周りから見て明らかに「様子がおかしい」と感じられるようになってから受診することになる．症状が目に見えずわかりにくいという特徴はあるが，そういった状況に至った理由などをよく観察したり聞いてみたりすると，患者の背景が理解できることもある．

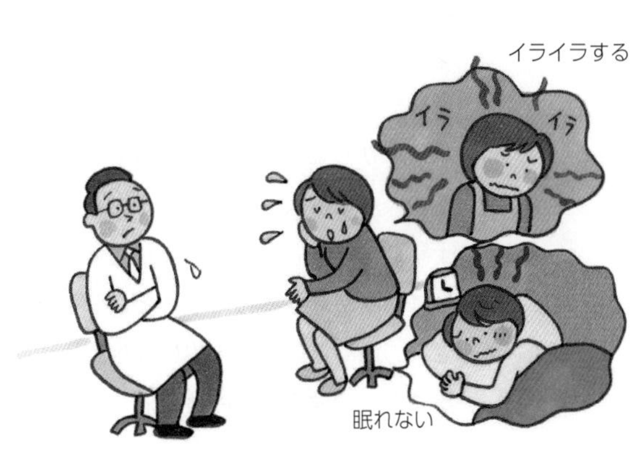

図1-3　対象を理解する難しさ

2 精神障害者を「知る」

これまでは，精神障害や精神障害者の生活について，信頼できる情報があまりにも少なく，あったとしてもその内容は乏しかった．偏見と差別の中で，社会から隠れるように生きてきた精神障害者がマスメディアに取り上げられるのは，現在でもその多くは社会的な事件に絡んだものが多い．それが，「精神障害者は不可解で恐ろしい人々」という偏見を強めてきた．報道で得る情報からは，精神障害者たちの人となりを理解することはできない．

知らないということや不十分な知識は，恐怖や偏見に容易につながってしまい，根拠のないスティグマ*に苦しむ人々を生み出してしまうことになる．初めて精神科病棟で実習を体験した学生が，「知らなかったから怖かったんだと

用語解説*

スティグマ
stigma

個人のもつある属性（ここでは精神障害）によって，いわれのない差別や偏見の対象となること．語源はギリシャ語で肉体上の徴（しるし）を意味し，ギリシャ人が差別対象となる奴隷や犯罪者の身体に烙印（stigma）を押したことによる．また，日本では差別や偏見という意味で使われている．

Kさんの短歌

精神看護実習は，大学病院，単科精神科病院，作業所など，さまざまな施設で行われるが，特に単科精神科病院では，20年，30年という長い間，入院生活を続けている患者に出会うことがある．彼らは病院で決められたルールに従って淡々と日常生活を送っているように見える．社会参加の機会は少なく，毎日変わらない日課を過ごすことが習慣になっており，自分の希望や不満などは，ほとんど表出しない．これから紹介するKさんも，そのような長期入院患者の一人であった．

Kさんは，若いころに統合失調症と診断されて入院した．それ以来，30年以上も女子閉鎖病棟で闘病生活を送ってきた．怒りっぽく気分にむらがあるため，人を寄せ付けない雰囲気をもっており，受け持ち学生もKさんと接することに苦手意識をもっていた．

学生は，ある時，院内新聞に掲載されている短歌を見つけ，読むほどに心を打たれた．誰が作ったのか知りたいと思った．その時は，まさか自分が受け持っている，無表情で怒りっぽく，他の人と接することを避けているようなKさんが作者だとは夢にも思わなかった．看護師から，この短歌の作者はKさんであると知らされ，学生は驚くとともに，まったく知らなかったKさんの一面を発見したような気持ちになり，自分が見ていたのは，Kさんの一部分でしかなかったのではないかと思った．学生は，ただ見ているだけでは，精神障害をもつ患者を本当に知ることはできないと思った．

Kさんの許諾を得て短歌を紹介する．

短歌　一時

会いたさをいくら願いても片便り常人で無い人の輪の中の我故か
ショッピングできる日数をかぞえ幸福な人ばかりのテレビを見る我
老いて尚人を恋うるさみしさを誰に話して理解して頂くか
爪にぬりし金ラメの輝きにわずか心なごめいて大事に守る
あの人もこの人も幸せ知らずの一生に話し合う涙のつぶもしとど落ちぬ
十年と生命知らされこの身体愛する人に何を捧げん
日ばかりが過ぎて行く故もどかしく幸せ願うとじ込められし日の長きを
老いて尚不運続きの人生に人生色々のメロディを歌う私
小さな幸せ愛する人の落ち着きに幸せ少ないわが生命のさびをきくか

思う．接してみたら，ちっとも怖くなかった」という感想を語ることがある．実習を通して，無知が恐怖や偏見に深く結び付いていることを実感させられる機会は多い．

6 精神障害と闘病体験

1 社会の偏見・差別と長期入院

かつて，こころの病を抱えるすべての患者は精神科病院に入院する必要があると考えられ，その結果，拘束的かつ閉鎖的な精神科医療がまかり通ってきた．欧米諸国でも，精神障害者がひどい偏見や差別にさらされていた状況があった．しかし，キリスト教など宗教的背景に基づく人道的な援助が行われたり，社会の発展や医学の進歩とともに，少しずつ精神障害者の処遇に関わる法律も整備されてきた．

一方で，日本の精神科病院は，欧米諸国から見れば，必要以上に閉鎖的で拘禁的な状況にあり，患者の社会復帰もほとんど進んでいないことなどが批判されてきた．この背景には，精神科医療を取り巻く社会の偏見や差別，無理解があり，そのような状況が長い間，精神障害者への正しい理解を阻んできた．

日本では，現在でも多くの精神科病院が長期入院患者を抱えている（図1-4）．中には10代で発症し，50年以上も精神科病院で暮らしている人もいる．臨床の場にいると，患者から「どうしてこんな病気になったのかわからない」「一生，仕事もできなければ，結婚もできない，もう終わりだよ」などといった心境が語られることがある．これはまさに，WHOによる健康の概念の中でも，スピリチュアルな健康，つまり生きる意味，生きる目的が見いだせない状態であるといえる．

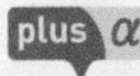

精神保健医療福祉の改革ビジョン

2004年に発表された厚生労働大臣を本部長とする精神保健福祉対策本部による報告書．「入院医療中心から地域生活中心へ」を掲げ，精神障害に対する国民の意識変革や地域生活支援などを重点施策としている．

➡ 詳しくは，ナーシング・グラフィカ『精神障害と看護の実践』7章2節2項参照．

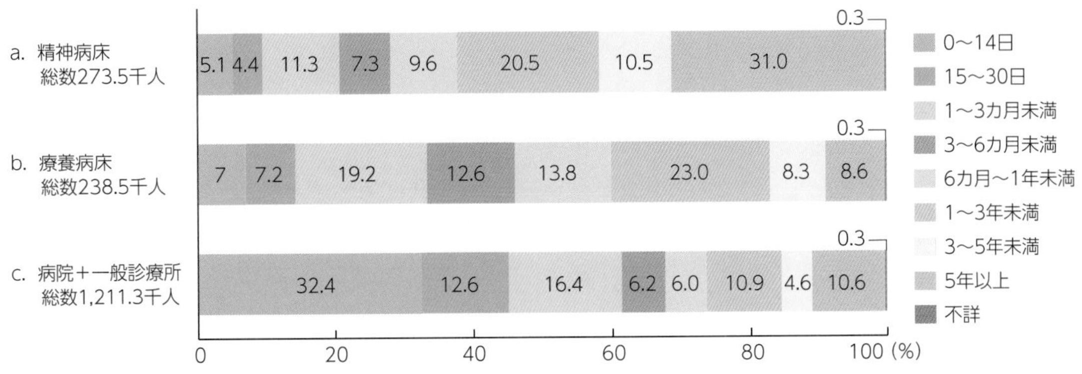

令和２年厚生労働省「患者調査」から筆者作成．数値は調査日１日のデータからの推計．

図1-4　病院における病床別の入院日数

引用・参考文献

1) 武井麻子．グループという方法．医学書院，2002，p.12-13.
2) 前田ケイ．“ソーシャル・スキルズ・トレーニング”．集団精神療法ハンドブック．近藤喬一ほか編．金剛出版，1999，p.131-142.
3) 鈴木純一．“ソーシャル・スキルズ・トレーニング”．集団精神療法ハンドブック．近藤喬一ほか編．金剛出版，1999，p.145，147.
4) 八尋緑．創作活動を利用したレクリエーション療法の試み．日本集団精神療法学会．1988，4（1），p.13.
5) 武井麻子．“ソーシャル・スキルズ・トレーニング”．集団精神療法ハンドブック．近藤喬一ほか編．金剛出版，1999，p.288.
6) I・D・ヤーロム．グループサイコセラピー．川室優訳．金剛出版，1991，p.23-32.
7) 武井麻子．精神看護学ノート．第2版．医学書院，2005.
8) Gottesman, I. I. 分裂病の起源．内沼幸雄ほか訳．日本評論社，1992.
9) Sechehaye, M. A. 分裂病の精神療法：象徴的実現への道．三好暁光訳．みすず書房，1974.
10) Sechehaye, M. A. 象徴的実現：分裂病少女の新しい精神療法．三好暁光ほか訳．みすず書房，1986.
11) 牛島定信．心の健康を求めて．慶應義塾大学出版会，1998.

重要用語

健康の概念
精神的な健康
こころのバリアフリー宣言
ストレス
集団精神療法
グループダイナミクス（集団力動）
５大疾病
ストレス脆弱性モデル（ストレス脆弱性仮説）
地域精神保健活動
対象理解
精神保健医療福祉の改革ビジョン

2 人間のこころと行動

学習目標

- 人間のこころを見る視点，その動きやストレスの影響，こころの防衛機制，その危機とリカバリーなど，こころのありようをめぐる基本的事項を学ぶ．

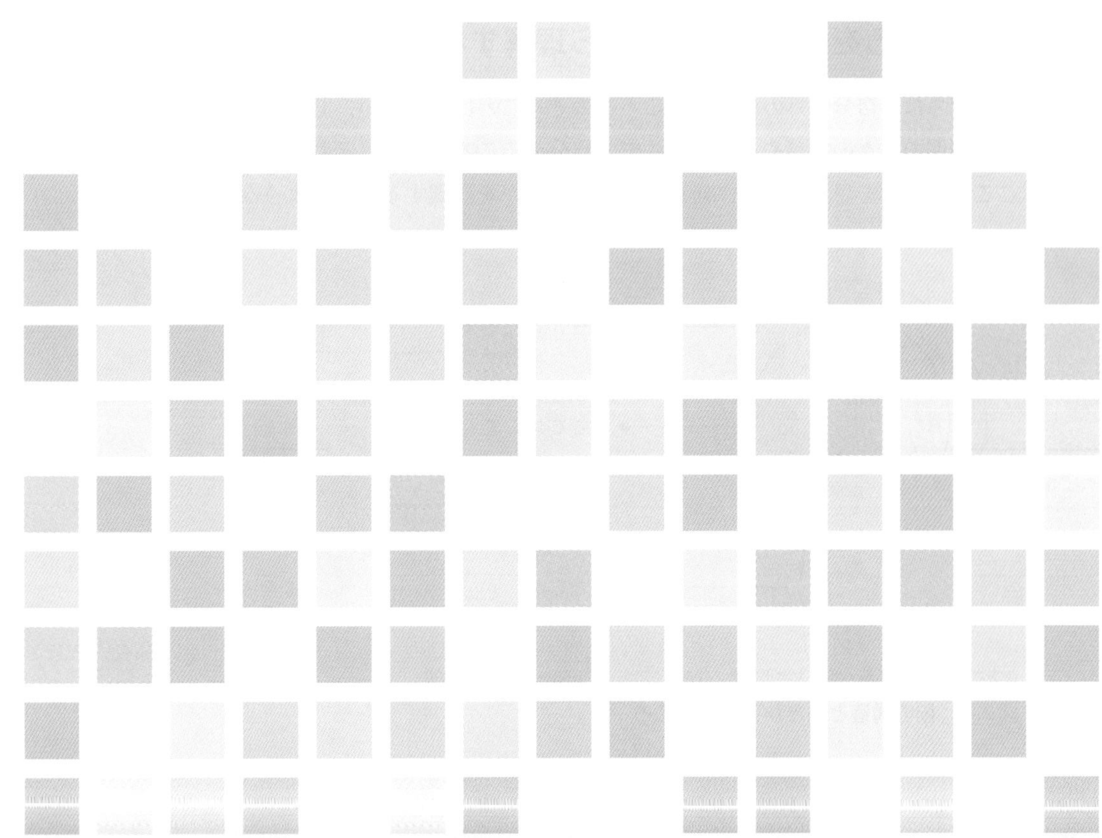

1 人のこころのさまざまな理解

私たちがこころと言っているものは，どのようなものだろうか．ここではまず，こころをみる視点を三つ紹介する．

1 こころを脳の構造から理解する

脳の研究者は，脳からどのようにしてこころの働きが生じるのかを研究してきた．大脳生理学を専門としていた時実利彦（ときざねとしひこ）（1909-1973）は，脳の構造と働きを図2-1のように示した．脳は，脳幹・脊髄，大脳辺縁系，新皮質の三つの大きな部分に分けることができる．脳幹・脊髄は個体が生きる上での基礎，大脳辺縁系は個体が生きる上での基本的欲求，新皮質は個体が生きる上での個性に関係する部分である．脳はこの順で進化してきた．

こころの働きは，外界からの情報が新皮質に伝わり，新皮質からの情報を，大脳辺縁系を介して身体全体に伝える中で生じる．脳の研究者たちは，脳の中では神経が複雑なネットワークを形成し，神経間で生じる微小な電位変化や，ホルモンの分泌が情報を伝える役割を担っていることを発見した．こうした情報伝達が総合されて，こころの働きが生まれていることは間違いない．

しかし，脳のしくみはまだ十分に解明されたとはいえない．そもそも物質の世界で生じるさまざまな変化を測定しても，それは，こころの働きを「外」から説明しているのであって，私たちが体験しているのと同じこころが再現されるわけではない．

2 こころをこころの働きから理解する

私たちは，自分以外の他人のこころをのぞくことはできない．しかし私たちは，周囲の人々の言葉や行動を通して，自分のこころの中に，それらの人々のこころの動きを思い浮かべ，何が起こっているかを認識する．このようなここ

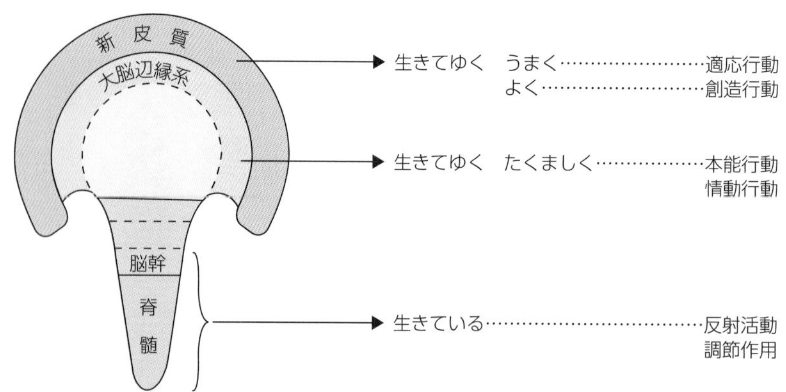

時実利彦．目でみる脳．東京大学出版会，1969，p.27およびp.58を参考に筆者作成．

図2-1　脳の構造と働きからみたこころ

ろの動きを**了解**という．人は了解により，こころの働きを分類し，名前をつける．このような作業を行うことによって，**意識**，**知覚**，**知的活動**，**感情**（情緒），**意志**（意欲）などのこころの機能を感じることができる．

❶**意識**　他の精神活動の基礎となるものである．意識障害がある人は，外部からの情報を取り入れることや，自分の意思に従って行動することが困難になる．

❷**知覚**　においをかぐ（嗅覚），見る（視覚），音を聞く（聴覚），味わう（味覚），温かさ，痛さ，圧迫感などを感じる（触覚）の五感がある．これらの機能により，外界の情報を取り入れることができる．

❸**知的活動**　ものを覚える，思い出す（記憶），話す，聞く，字の読み書き，計算などを基本的な機能とし，認識，判断，創造などの活動が含まれる．

❹**感情（情緒）**　喜び，怒り，悲しみ，楽しさなどのこころのありよう，人に対して抱く好き，嫌い，愛しい，憎いといったこころのありようなどが含まれる．

❺**意志（意欲）**　人生において，あるいは生活において「何をするか」「何をしないか」を決める働きである．

こころの働きをこのような要素に分けると，障害されている部分を理解することが容易となる．精神科医の吉川武彦（きっかわたけひこ）（1935-2015）は人のこころを，自分らしさ（自我）を底面とし，知・情・意を側面とする三角錐（すい）に見立て，こころの安定と不安定を比喩（ひゆ）的に図解している（図2-2）．

plus α
了解と説明
ドイツの精神医学者で，のちに哲学の領域で業績を残したヤスパース（Jaspers, K.：1883-1969）が若くして刊行した『精神病理学総論』においてこの概念を用いた．「了解」とは，病的な精神に生じる主観的現象をこころにありありと描き出すことで理解すること．「説明」とは，環境や身体が精神活動に及ぼす因果関係について客観的に論証することとし，この二つの概念を方法論に導入して，さまざまな病的精神現象を整然と整理し，当時の精神医学界に大きな影響を与えた．

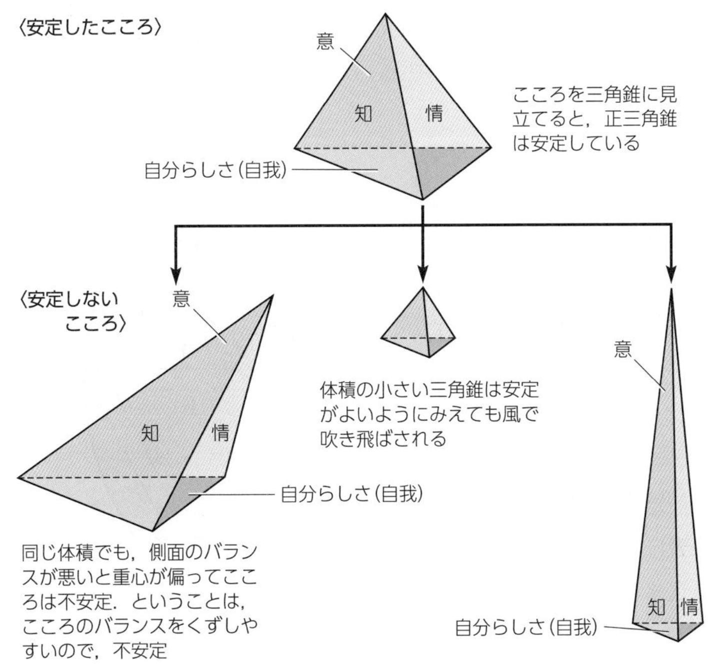

吉川武彦．地域精神保健活動入門．金剛出版，1994，p.79より改変．

図2-2　こころの機能からみたこころ

このような比喩が，こころのイメージの一端を示していることに間違いはないが，時々刻々と移り変わるこころの動きをとらえるという点では十分とはいえない．

こころを形式でとらえるだけで内容を問題にしなければ，こころの全体像や人の個性を理解することは困難である．しかし，こころの内容は個人差が大きいため，その理解を深めるためには，以下に述べるように，なんらかの推測や解釈が必要となる．

3 こころをこころの構造に関する仮説から理解する

1 エス・自我・超自我

精神分析の創始者である**フロイト**は，彼が名付けた**エス**，**自我**，**超自我**という三つの部分から人のこころが成り立つと考えた（図2-3）．

❶**エス**　人間は生得的に，生物学的に規定された本能的欲動を備えている．この本能的欲動に基づき，無意識的で，快楽だけを求めるこころの部分がエスである．エスは，生の本能と死の本能から成り立ち，互いに関連し合って現れる．生の本能は性欲など他者との接触に対する欲望，死の本能は攻撃や反発の衝動であるという．

❷**自我**　自我は，成長に伴いエスの一部から生じ，外界から情報を受け，知覚，言語，思考などの機能を用いて，こころの機能を実行する部分である．その際，現実を認識したり，本能的欲動をコントロールしたり，また，こころの防衛などを行う．

❸**超自我**　自我から分化して形成されるこころの部分で，本能的欲求に対して批判的に働くこころの部分である．その内容は倫理観（罪悪感），価値観，理想の形成の三つである．

フロイトによれば，こころは一定のエネルギーをもっており，そのエネルギーを使って日常の問題に対処している．エスのエネルギーは緊張を減少させるために用いられ，空想にふけるときなどに認められる．超自我のエネルギーが強すぎると，行動は必要以上に禁欲的となる．その間にあって，自我のエネルギーは，エスの衝動的な行為を抑制し，同時に超自我の禁欲的ないし理想主義的な行為を抑制する働きがある．

2 無意識・前意識・意識

フロイトは，意識には，無意識，前意識，意識の三つの段階があると主張した．**無意識**には，表に出してはならない欲動，不愉快な感情や記憶などがため込まれており，その状態を維持するためには，多大な心的エネルギーが必要とされる．**前意識**は無意識と意識の間にあって，目下のところ意識には上っていないが，想起することが可能な欲動，感情および記

plus α
フロイト

Freud, S.(1856-1939). ウィーンの精神医学者．精神分析を創始した．その理論は年とともに変貌を遂げた．本文で紹介した概念のほか，心的現象が無意識的な複数の動機の協働や葛藤により影響を受けるという心的力動論（精神力動），リビドーという性的エネルギーが心的活動に大きな影響を与えているとの学説，幼児期の性的外傷体験などが後々まで心的生活に影響を与えるという発達論的指摘，人には自己破壊的な「死の本能」もあるという学説など，多彩である．フロイトの学説には根強い批判もあったが，精神医学的な貢献だけでなく，思想・哲学の領域にまで多大な影響を与えた．

plus α
エスとイド

「エス」「自我」「超自我」のうち，「エス」については「イド」とする文献もある．エス（Es）はドイツ語の中性・三人称の代名詞esを名詞化したもの，イド（id）はラテン語の読み方であることによる．

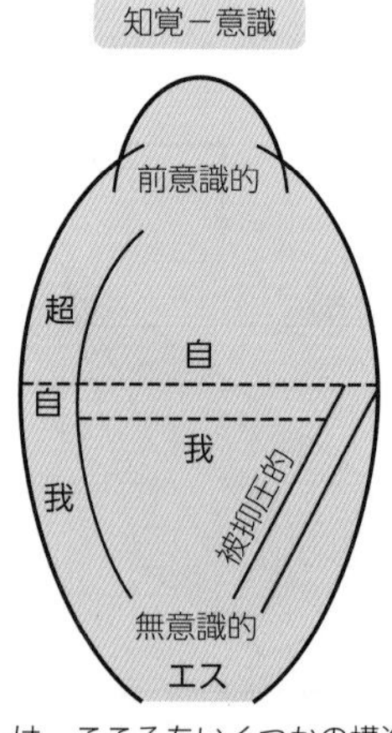

フロイトは，こころをいくつかの構造・機能の統合されたものと考えて，精神分析を理論化していった．この図はフロイト自身による，そのイメージ化の試みである．

図2-3　こころの構造からみたこころ（フロイトの構造論）

憶などから成っている．**意識**は，現状を認識し，目的に見合った行動をコントロールしている．

3 こころの動きを理解するための仮説の意義

これまで述べてきたフロイトの仮説は，複雑で膨大な彼の理論のほんの一部にすぎない．ここで注目したいことは，フロイト自身が精神療法に関わる中で，どのようにこころを理解したら，問題がよりよく解決するかを考えつつ，苦心してこうした仮説を考え出したということである．フロイトの仮説には解剖学的な裏付けはなく，発表当時は，多くの人たちに反対されたり無視されたりした．しかし今日，彼や彼の後継者が唱えた仮説が，こころの動きを理解する上で果たした古典的な意義を否定することはできない．

4 こころをみる看護の視点

以上述べてきたように，人のこころはさまざまな視点から理解することができる．脳の形態に異常が認められ，それに伴ってこころに変化が生じているときには，脳の構造をみることがこころの理解につながるが，これで説明できるのはこころの働きのごく一部であり，形態に異常が認められない場合，この視点は個人のこころを理解する上では，ほとんど役に立たない．

人のこころを自分のこころでできるだけ客観的に映し出そうとする「了解」という方法は，病気の症状がどこに現れているかを発見するためには大いに役に立つが，それでも生き生きと動いているこころをとらえるには不十分である．フロイトなどのように，こころを理解するための仮説をもつことは，一見わかったような気持ちにさせるが，独りよがりの解釈をしてしまう危険性がないともいえない．このように，これら三つの視点（脳の構造からの説明，こころの働きからの理解，こころの構造に関する仮説からの理解）はそれぞれ完全とはいえないので，その特徴と限界をよく知ることが必要である．

看護の視点からこころを理解しようとするときにも，こうした複数の視点をもつことを忘れないようにしたい．また，それがうまくできるようになるためには，解剖学的な知識や病気の症状に関する知識に加えて，会話の相手（患者や家族）のこころの動きを把握し，その意味するところを明らかにする**コミュニケーションの技術**が必要になる．その技術の核心は，相手が話しやすいように環境を整えてよく聴くこと，また，自分の理解や考えを相手に返して，相手の言葉で確認することによって，相互理解に達することにある．

一般に人は，こころについてどのくらい理解しているのであろうか．もちろん多くの人は自分なりのイメージをもち，日常生活ではそれほど困ることはないかもしれない．しかし，意識して学習しなければ，脳に関する知識を身に付けるのも，人のこころを自分のこころに映すことも容易なことではない．まして，他人のこころについて通常抱く自分なりの仮説は，誤解や偏見に基づくことも少なくないのではないだろうか．

plus α

フロイトの精神療法

フロイトは試行錯誤の後，**自由連想法**を確立した．この方法は患者を寝椅子に仰臥させ，分析者は背後の見えない位置に座り，「何でも心に浮かぶことを，そのまま話してください」と教示する．この方法を1回1時間，毎週4～5回，長期間にわたって繰り返す．今日この方法が忠実に行われることは少ないが，患者の言葉に注意を集中し，生活史の影響を念頭に置いて患者の症状の意味を探ろうとする基本的姿勢は，多くの精神療法の理論に引き継がれている．

精神看護においては，相手が自分のこころをどのように理解しているのかも含め，謙虚に丁寧に，いろいろな角度から相手のこころの状態を理解しようと努めることが大切である．そして，このような態度は，あらゆる領域の看護を実践するときにも基本となる．

2 こころと環境

1 欲　求

1 本能的欲求と社会的・対人的欲求

欲求の中には，自己の生命を維持しようとする自己保存欲求，子孫を残すことを目的とした種族保存欲求という二つの**本能的欲求**がある．本能的欲求は，基本的に，人間以外の動物にもみられるものである．また，人は社会的存在として，周囲の人々と自分との関係を望ましいものに保ちたいという**社会的・対人的欲求**をもっている（**表2-1**）．

2 欲求の多様化

社会が成熟し，その多様性が高まるにつれて，欲求も多様化する傾向がある．その結果，重視すべき要求が人によって異なり，例えば，社会的・対人的欲求として，孤立しないこと（友情や愛情），成功すること（支配），安全を確保することを重視する人がいる一方で，それぞれに相反する欲求をもつ人もいる．すなわち，一人になる欲求，成功を得ようと責任を引き受けるよりも人に従属することを選ぶ欲求，あえて危険を冒す欲求などを重視する人も出てくる．イギリスの哲学者ミル（Mill, J.S.）は，「自己を傷つけたり，周囲に害にならない限り人間は自由である」と述べたが，人に迷惑をかけなければ何をしてもよいというわけではない．薬物乱用や売春など，「被害者なき犯罪」と呼ばれる行為がその例であろう．

3 本能的欲求に反する行動

人間は，より強い別の欲求を実現させるために，本能的欲求と矛盾するような行動をとる場合もある．その一例を性や生殖についてみていきたい．

性的行動は本来，生殖活動の一環として存在するものである．しかし今日，性に対する欲求には多様化が認められ，生殖とは関係しない性的欲求や行動がみられる．社会学者のギデンズ（Giddens, A.）は，少なくとも10種類の**性的同一性***があることを紹介している．このほか，小児愛（ペドフィリア），異

用語解説*
性的同一性
同一性とは，もともと「真の自分」「自分らしさ」などを意味する言葉である．性に関する「自分らしさ」は生物学的な男女の区別に加え，どのような性的な嗜好をもつかの二つの要因で決定される．ギデンズが紹介した10種類の性的同一性とは，異性愛の女性，異性愛の男性，同性愛の女性，同性愛の男性，両性愛の女性，両性愛の男性，異性装愛の女性（男性の服装をする女性），異性装愛の男性（女性の服装をする男性），性転換した女性（女性になった男性），性転換した男性（男性になった女性）である．自分の生物学的性に違和感が強い場合，性同一性障害と診断される場合がある．

表2-1　人間の欲求

本能的欲求	自己保存欲求：食欲，攻撃欲と逃走欲，睡眠欲と活動欲 種族保存欲求：性欲，母性（子どもを慈しむ気持ち）
社会的・対人的欲求	群衆と同化／一人になる，成功／責任の回避，安全を求める／冒険

コラム 性同一性障害と性別違和

自己の性と身体的な性別が一致しないと感じる人（トランスジェンダー）に対して，これまで性同一性障害という精神医学的診断が下され，苦悩が深い場合には，日本精神神経学会のガイドラインに基づき，成人後，ホルモン治療や生殖器に対する外科的手術が考慮されてきた．

近年，こころと身体の性の不一致を病的ととらえるべきではないと考えられるようになり，DSM-5では「性別違和」という術語が用いられることになった．ICD10を改訂したICD-11では，同様の考えから「性別不合」が用いられている．性的少数者に対する戸籍変更の手続きの制度化や，学校での配慮に関する通達が出されるなど，社会的な支援が進んでいる．

物愛（フェティシズム）などの性に絡んだ欲求が知られている．

母性，すなわち子どもを慈しむこころも本能的な欲求とされるが，自分で産んだ子どもに対して愛情が感じられず，児童虐待を繰り返す母親が増えている．生殖に結び付かない性的欲求や，児童虐待増加の背後には，経済的な問題や家庭環境など多数の要因が関与しているが，仕事や趣味などの個人的生活を優先させたいという欲求が，出産や育児の欲求を抑制している可能性も否定できない．

4 欲求に及ぼす疾患の影響

疾病によって本人の自己決定能力が失われている場合に，本能的欲求が否定されることがある．例として，自らの命を絶つ行為や食事を拒否する行為を考えてみる．

日本では，1998（平成10）年以降，14年連続で自殺者の数が年間３万人を超えるという異常な事態が続いてきた（図2-4）．不況などの厳しい社会的状

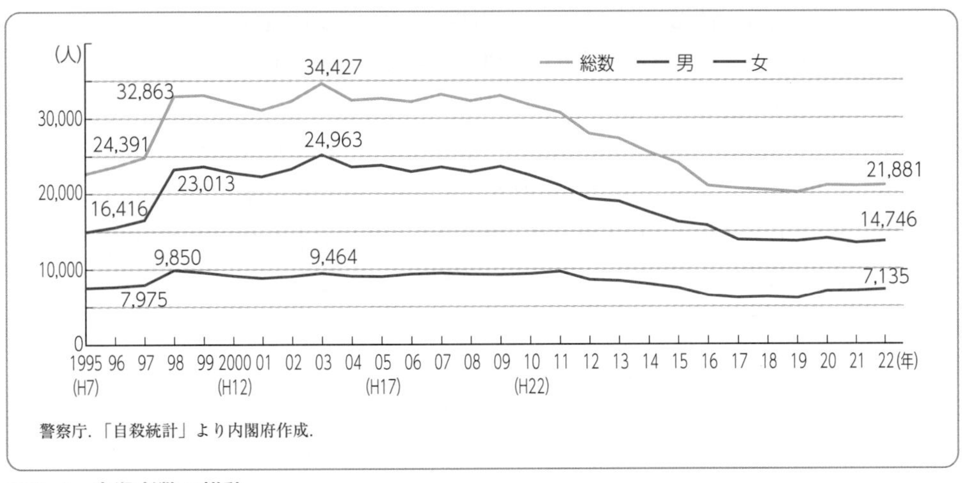

図2-4 自殺者数の推移

2 人間のこころと行動

況の影響のほかに，少なからぬ自殺者が，うつ病などの精神疾患に罹患していたという推測もある．

また，若い女性に多い神経性無食欲症では，本来は生きる上で不可欠の「食べる」という欲求が否定され，極端にやせ細り，場合によっては死亡に至ることさえある．神経性無食欲症の発病のきっかけとして，若い女性の「やせ願望」などの社会的風潮の影響が指摘される．しかし神経性無食欲症は，食欲のなさを症状とする「病気」であり，ひとたび発症すると，食べることに関する自己決定能力が極端に制約されてしまうと考えなくてはならない．

このように本人の自己決定能力が疾患によって損なわれている場合には，治療によってその能力の回復を図ることが優先される．

2 心理的成熟

1 欲求不満：フラストレーション

欲求をもつことは自由であるが，それがかなえられるとは限らない．自らの欲求が満たされないとき，人は**欲求不満（フラストレーション）**を感じる．

空腹を感じた乳児は，泣いて母親に自らの不満を知らせ，これをきっかけに母乳などが与えられ，不満が解消される．乳児にとって泣くことは，唯一の不満の表現であり，また唯一の不満の解決法であるともいえる．幼児になると，おもちゃを買ってもらえないなど自分の欲求が通らないときに，大声で泣いたり，駄々（だだ）をこねたりすることがある．それで欲求が満たされる場合もあろうし，いくら泣いても思い通りにならないことを経験する場合もあろう．

2 同化と調節

一般に生物は，生きていくために外界から取り入れた栄養を**同化**し，自らの組織を外界の状況に合わせて**調節**している．ここでいう同化とは，もともとは外界のものであった食物を口に入れ，胃腸により体内に吸収し，組織が利用できる形にして，最後は自らの細胞に取り込む過程である．調節とは，その際，食物の状況に応じて，かんだり，飲んだり，あるいは胃液や腸液の量が加減されたりするなど，生物が意識的，無意識的に自らの組織を動員して，目的を達する方向にもっていこうとする働きである．

同様のことが心理的成長についてもいえる．例えば，幼児は自分が欲求するものを同化（所有）しようとし，そのためにそれが手に入るかどうかを吟味し，場合によっては手に入れるための手段を働かせ，場合によっては欲求をあきらめるというかたちで，自己の置かれた環境との間で調節を図る．こうした同化と調節の経験の蓄積の結果，心理的な成熟が達成される．

3 自我同一性：エゴ・アイデンティティー

人は，周囲の人と出会う中で，相手の生き方，性格，ものの考え方などについて好ましい点を見つけ，自分のこころの中に取り入れ，模倣することによって意識的にそれに同化しようとする．その際，人のこころの中に元からあった

表2-2　ライフサイクルごとの課題（エリクソンによる）

時　期	達成目標（危　機）	課　題
乳児期	基本的信頼（基本的不信）	哺乳などの際，自分自身の身体器官の能力を信頼し，母親的な援助者を見定め，その連続性を当てにすることができる.
幼児初期（2～3歳）	自律性（恥と疑惑）	排泄の自立に象徴される自己の欲求に従って，身体を操作する力を獲得する.
幼児期（4～5歳）	積極性（罪悪感）	遊び，あるいは模倣というかたちで自己の行動の目的を意識し，周囲と交わることができるようになる.
学童期	勤勉性（劣等感）	学習や訓練を通じて，与えられた課題を達成する（ものを作ったり，まとめたりする）ことができる.
青年期	同一性（役割の混乱）	社会の中で自己の存在を意識し，役割の自覚を通じて自己を統合し，社会に結び付けることができる.
成人初期	親密さ（孤　独）	異性と親しく交際し，やがては結婚して自分の家庭をもつに至ることができる.
壮年期	生殖性（停　滞）	親として，子どもをもうけ，育てていくことができる．子どもだけでなく，事物，技術，思想や芸術作品なども含む.
老年期	自我の完全性（絶　望）	これまでの自分の人生や接してきた重要人物を受容することができる.

ものと，新しく取り入れられるものとの間に矛盾が生じる場合がある．取り入れたものを自分のこころの一部とするためには，こころの内部で取捨や修飾を経るなどして十分に調節される必要がある．こうして達成されたこころの「自分らしさ」を**自我同一性**，あるいは**エゴ・アイデンティティー**（ego identity）という.

この概念は，**エリクソン**により理論化されたものである．人が自我同一性を達成するのは，通常，青年期後期である．この時期は社会の期待と自己の人生の目標を統合して，首尾一貫した統一体として矛盾なく機能することを求められる時期である．エリクソンによれば，この時期に自我同一性の確立に失敗すると，**同一性拡散症候群**と呼ばれる状態となり，また同一性の解体に直面すると，**同一性危機**（identity crisis）と呼ばれる状態となるという.

4 発達に応じた課題

エリクソンは，健康なパーソナリティの発達についても研究し，人には年齢に応じた心理社会的達成課題があることを論じた．彼は人のライフサイクルを８段階に分け，それぞれに心理社会的課題とその危機を対応させた．表2-2に，エリクソンによるライフサイクルごとの課題を示す.

3 ストレスとコーピング

人は，その細胞内にそれぞれ独自の遺伝情報をもち，その遺伝情報を発現させて生きている．しかし，人の生き方に影響を与えるのは，遺伝情報だけではない．人は，自分の周りの環境の影響を受けつつ，また，これに影響を与えてもいる.

plus α

エリクソン

Erikson, E.H.（1902-1994）．精神分析，特に自我心理学の代表的理論家の一人．ウィーンでフロイトらと親交を結んだ後，1933年に渡米し各地の大学などで研究を続けた．主な著書に，パーソナリティの発達段階を8段階に整理した理論，同一性に関する理論などについて述べたものがある．「同一性拡散症候群」の理論は，境界例や青年期後期の社会心理的精神発達の解明に大きく貢献した．『自我同一性』『洞察と責任』などの書名で日本語にも訳されている.

➡ 同一性拡散症候群については，p.47参照.

1 環境が人に及ぼす影響

人はさまざまな自然環境から影響を受ける．例えば，気候，地形についていえば，寒帯に住む人と熱帯に住む人では，集団としてみた場合，活動性や人との交わり方，さらには，ものの感じ方や考え方まで異なるようになる可能性がある．

また人は，社会的環境の影響を受ける．人は社会的動物であるといわれるように，ほとんどの場合，集団の中で生き，属する集団が形作る政治や経済の体制，文化的な状況などの社会的環境の影響を受ける．国民性といわれるものは，複雑な政治・経済・文化状況の影響の集合体である．さらに，個人は日常生活において，家族をはじめとして近隣者，友人，学校や職場の関係者など，さまざまな人から影響を受けている．

2 ストレスとストレッサー

自然環境や社会的環境が人に及ぼす影響を**ストレス**という．ストレスの語源は物理学の用語で，ある物質系に外部から加わる力によって物質系内部に生じた「応力」である．外部から加わる力は**ストレッサー**（ストレス因子）と呼ばれる．図2-5に示すように，風船に外から力を加えるとき，加える力がストレッサーで，その結果生じた風船内部の圧力の変化（上昇）がストレスとなる．風船の場合，外部から加わる力が弱くなると元の形に戻る．しかし，ある程度以上の力がかかると風船は割れてしまう．また，図2-6のようにゴムを緊張させすぎると元に戻りにくくなったり，さらには切れてしまうことになる．

人のストレスも基本的には同様である．すなわち，自然環境や社会的環境の中にあるさまざまなストレッサーに遭遇すると，人はストレスを感じる．特に，生きていく上での出来事（**ライフイベント**）に遭遇することによって，さまざまなストレスが生じる．表2-3は，人生の主な出来事と，その結果生じるストレスの大きさを一覧にしたものである．一般に，その人の人生に影響を与えた（あるいは現に与えている）度合いが大きいライフイベントほど生じるス

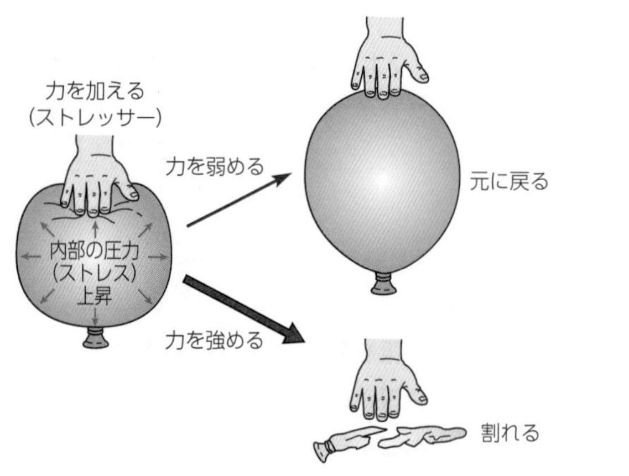

図2-5　ストレスによる影響と事象の変化①

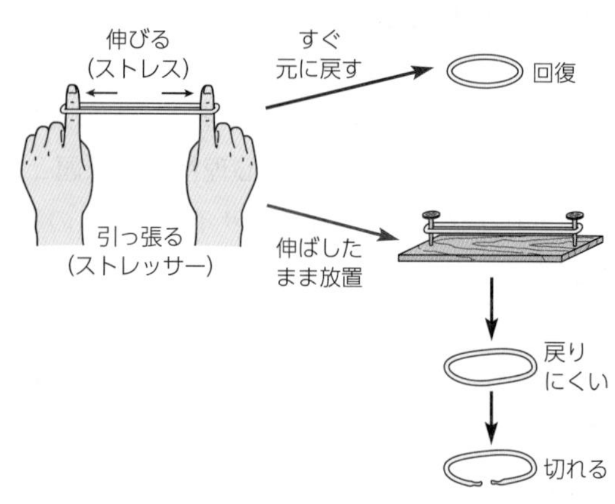

図2-6　ストレスによる影響と事象の変化②

表2-3　社会的再適応評定尺度（ライフイベントストレス尺度）

順位	ライフイベント	平均値	順位	ライフイベント	平均値
1	配偶者の死亡	100	23	子どもが家を去っていく	29
2	離婚	73	24	姻戚とのトラブル	29
3	別居	65	25	優れた個人の業績	28
4	留置所拘留	63	26	妻が仕事を始める．あるいは中止する	26
5	家族のメンバーの死亡	63	27	学校が始まる	26
6	自分の病気あるいは傷害	53	28	生活状況の変化	25
7	結婚	50	29	習慣を改める	24
8	解雇される	47	30	上司とのトラブル	23
9	夫婦の和解	45	31	仕事の状況が変わる	20
10	退職	45	32	住居が変わる	20
11	家族の一員が健康を害する	44	33	学校が変わる	20
12	妊娠	40	34	レクリエーションの変化	19
13	性的困難	39	35	宗教活動の変化	19
14	新しい家族が増える	39	36	社会活動の変化	18
15	仕事の再適応	39	37	100万円以下の抵当か借金	17
16	経済状態の変化	38	38	睡眠習慣の変化	16
17	親友の死亡	37	39	家族が団らんする回数の変化	15
18	異なった仕事への配置換え	36	40	食習慣の変化	15
19	配偶者との論争の回数の変化	35	41	休暇	13
20	100万円以上の抵当か借金	31	42	クリスマス	12
21	担保物件の受け戻し権喪失	30	43	ちょっとした違法行為	11
22	仕事上の責任変化	29			

Holmes & Rahe, 1967.

トレスは大きくなり，場合によっては心身に破綻（はたん）を来すことになる．

ストレスには，日常生活の中で何度も繰り返して生じる出来事から発生する慢性的なストレスもある．極端な例として，児童虐待が挙げられる．児童虐待には，親が子どもに身体的，性的な暴力を加えたり，成長や生存に必要な援助を与えず放置する状態（ネグレクト）のほか，一貫して非難や批判的な態度を示す心理的虐待がある．繰り返される暴力や放任，強い心理的叱責が子どものこころを傷つける慢性的なストレスとなる．

また，母親が自分の大変さを嘆き，脅すような怖い表情や不快な表情をつくりながら「何でもおまえの望み通りにしていいんだよ」と言ったりするのは，かつて社会学者のベイトソン（Bateson, G.）が，**二重拘束（ダブルバインド）**と呼んだコミュニケーションのありかたで，表情や身振りなどの行動面と言葉の内容が不一致なことから，受け手はその情報の意味を図りかね，不安やストレスを感じることになる．

感情的に巻き込まれている人々同士もストレスが高い状態にあると考えられる．育児に対して過度に敏感になっている母親（A）とその子ども（B），アルコール依存症の夫（A）の無責任さを責めつつ夫の行動の尻拭（しりぬぐ）いをしている妻（B）などがその例である．こうした家族においては，（A）のとる行動が（B）のストレッサーになり，その結果ストレスが生じた（B）のとる行動が，さらに（A）のストレッサーになるという悪循環が生じている場合がある．

3 ストレスコーピング

一般に，人はストレスに対し，その影響をさまざまな方法で意識的，無意識

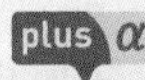

二重拘束

家族など特定の関係の中で習慣的に繰り返されるコミュニケーションのありかた．その基本的な構造は「○○しなさい（してはだめ）．さもないとあなたを罰する」という強い禁止命令を発しながら，身振り，態度，声の調子などの非言語的な手段により第二の禁止命令で「これを罰とみてはいけない」と打ち消し，さらに気まぐれに愛情を約束したりして犠牲者をその場から逃がさないようにするというもの．
ベイトソンは，二重拘束が統合失調症の発症要因であると唱えて，一時多くの支持を得たが，今日，この仮説は否定されている．

的に小さくしようと対処する．これを**ストレスコーピング**という．ストレスコーピングには，問題焦点型と情動焦点型などが区別される．**問題焦点型**は問題の解決に向けた積極的な取り組みを指し，**情動焦点型**はストレッサーによって生じた感情をコントロールすることで緩和を目指すものである．そのほか，気晴らしや休息などでストレスの発散を目指す**ストレス解消型**もある．ストレスを解消しようと，健康を害する飲酒や喫煙，ギャンブルなどの非効率で不適切なコーピングに頼った結果，生活習慣病など別の問題が発生することもあるため，ストレスに対して適切なコーピングを心掛けることが必要となる．

4 適応と不適応

1 ホメオスタシスとストレス

生物は通常，体内環境を一定の状態に保つように調節している．これを**ホメオスタシス**という．外界からストレスが加わると，ホメオスタシスを維持するような**適応**のメカニズムが作動する．生理学者の**セリエ**（Selye, H.）はこのしくみを解明し，**ストレス学説**を唱えた．今日，脳と免疫系は日常的に相互に影響を及ぼし合って内外のストレスから生体を防御していることが明らかになってきている．

こうした経緯から，ストレスが関連して発症する身体的な病気（心身症）が数多くあることも明らかになった．心身医学の研究者であったアレキサンダー（Alexander, F.）は，気管支喘息，関節リウマチ，潰瘍性大腸炎，本態性高血圧，皮膚炎，甲状腺機能亢進症，消化性潰瘍を心身症としたが，今日，より多くの疾患がストレス関連性疾患として知られている（➡p.98 表6-1参照）．

2 精神疾患とストレス

ストレスによる破綻の影響は身体面に限らない．ストレスが影響してうつ病，神経症，不眠症などの精神疾患が生じることがある．統合失調症ではストレスが再発に影響を与えることが知られている．また，ストレスは人の行動面に大きな影響を与える．例えば，ストレスが大きいため仕事に対する熱意を喪失して職場に行けなくなったり，アルコール，ギャンブル，買い物などに関する嗜癖（しへき）的行動*がエスカレートすることがある．図2-7はストレスによる破綻

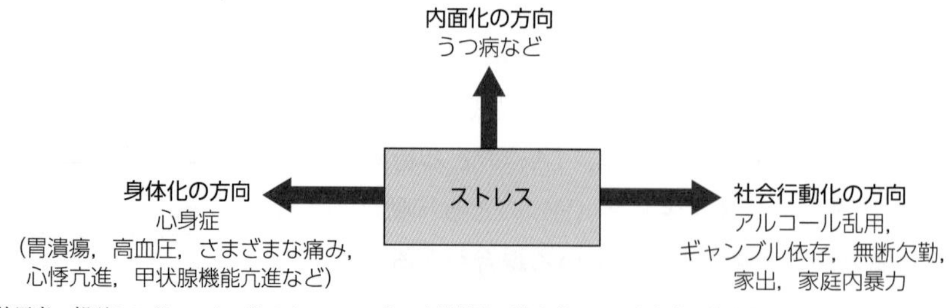

笠原嘉．朝刊シンドローム：サラリーマンのうつ病操縦法．弘文堂，1985を参考に筆者作成．

図2-7 ストレスが心身や生活に及ぼす影響

plus α

ラザルスとストレスコーピング理論

1984年，心理学者ラザルス（Lazarus, R.S.）は心理学的見地からストレス緩和を目指すストレスコーピング理論を提唱した．その内容は，ストレッサーの除去，ストレッサーに対する見方の変更，自分に生じたストレス反応の除去，という3種類のアプローチから成る．

plus α

ストレス学説と汎適応症候群

生体がさまざまな刺激（ストレッサー）にさらされたとき，副腎皮質の肥大，胸腺や脾臓の萎縮，胃・十二指腸の潰瘍や出血などが引き起こされる．セリエは，こうした現象を生体の防衛反応の結果であるとし，その際に生じる反応を，視床下部－脳下垂体－副腎系が関与する汎適応症候群と名付けた（ストレス学説）．汎適応症候群は警告反応期，抵抗期，疲憊期の3段階に分けられる．当初は，強いストレスに対抗するための目的にかなった反応であるが，限界を超えると胃潰瘍や高血圧などの病的状態を引き起こす．

用語解説 *

嗜癖的行動

嗜癖（アディクション）とは，薬物や行動に対する制御が障害された結果生じた慢性の病的状態を指す．その行為により苦痛を回避したり，快楽を得ることができるため，身体的，心理的，社会的に好ましくない状況が生じていても，その行動に固執する．

➡ 嗜癖については，8章参照．

の様相を示したものである．

このほか，過去に受けたストレス体験がトラウマ（心的外傷）となって心身に影響が出ることがある．例えば，児童虐待などの慢性的な恐怖体験者，周囲の仲間が死傷した戦闘体験者，強盗やレイプなどの犯罪行為の被害者，災害で被災した人々などの中には，長期にわたってそのとき受けたストレスの影響が続く場合がある．

3 ストレスは避けることができない

人はストレスを避けることはできない．その理由は，いつ，なんどき突発的な人生の出来事に見舞われるかどうかわからないということだけではない．先に示した表2-3のライフイベントの中には，本人にとって好ましい出来事が少なからず入っていることからもわかるように，ストレッサーはそれ自体が悪いものとは限らず，また，適度なストレスは心身の安定のために必要と考えられるからでもある．

環境からの刺激は複雑であり，同様の環境にいると思われる人が皆，まったく同じ刺激を受けるというわけではない．また，受ける側のこころの感受性も異なるので，同じ刺激を受けたからといって，同様に反応するわけではない．さらに，ある人が別の時期に再び同じ刺激を受けたとしても，以前と同じように反応するとは限らない．このように，ストレスコーピングには多かれ少なかれ選択の余地（すなわち自由）があり，生じてくる反応にも多様性が生まれる．言い換えると，失敗の余地（すなわち**不適応**など）も含まれるということである．その結果として当然のことであるが，人の社会は，さまざまな成功や失敗を経験した多様な人々によって構成されているのである．

5 不安とその対処法（コーピング）

1 不安

不安とは漠然とした未分化な恐れの感情で，内的な矛盾に由来する情緒的な混乱である．似た言葉である恐怖は，明確な外的対象に対する感情である．例えば，ナイフを持った殺人者が目の前にいるときに感じるのは恐怖であるが，一人で留守番をしていて何かよくないことが起こりそうな気持ちになるのは不安である．

軽度の不安は誰もが経験する心理現象であり，むしろ周囲の状況に対して注意水準を高めるなど，一定の意義をもつものといえる．一方，うつ病などの精神疾患に罹患したときに随伴して出現したり，それ自体が主症状として現れる病的な不安もある．

不安の原因はさまざまである．地球温暖化といった人類共通の問題を前にして不安を抱く場合もあれば，個人的なストレスが不安というかたちで自覚される場合もある．複数の原因に由来する不安が同時に生じることもあり得る．例えば，企業の経営状況の悪化に気をもんでいた経営者が家族とうまくいかなく

表2-4　不安の現れ方

身体症状として	動悸，血圧上昇，発汗，過呼吸，めまい，頭痛，食欲不振，吐き気，嘔吐，胃痛，頻尿，不眠
心理的・情緒的反応として	ひきこもり，抑うつ気分，イライラ，泣き叫び，周囲への関心喪失，非難がましさ，怒り，無力感
知的，認知的反応として	関心低下，集中困難，刺激に対する無反応，生産性の低下，忘れっぽさ，黙想
行動面として	過度の喫煙や飲酒，ギャンブルへの熱中，浪費，性的逸脱
神経症的症状として	パニック発作，ヒステリー性運動機能障害，長時間の手洗い，儀式的確認行為
精神病的症状として	現実否認，奇妙で不適切な行動，独自の言葉（言語新作），妄想世界へのひきこもり，幻覚，人格の統合機能低下

Louise Rebraca Shives. Basic concepts of psychiatric-mental health nursing. J.B.Lippincott, 1990を翻訳して作成.

なり，うつ病に罹患し，さらに生まれて初めて入院することとなり精神神経科病棟に足を踏み入れた状態を想像してみると，その複雑さと本人にとっての負担が理解できるだろう．

しかし，不安は本来，漠然とした未分化な心理状態であるから，本人が不安を体験しているという認識をもつとは限らず，またその原因を明確に指摘できるとも限らない．不安においては，落ち着かなさやいら立ち，そのほか随伴して生じる身体症状などが直接体験される．不安の際には，動悸，発汗など自律神経症状がみられるほか，表2-4に示したような，さまざまな身体的，精神的，行動上の徴候が現れる．

2 病的不安

不安は，程度が著しい，状況に不釣り合い，そのために生活に支障が生じるなどの場合には，病的不安として治療の対象となる．病的不安の例として，パニック障害の際にみられる**不安発作**がある．不安発作は，何の前触れもなく動悸その他の自律神経の興奮とともに，発作的に強い不安が出現するものである．この不安は一過性で，救急車が到着するころには治まっていることも少なくない．

不安が防衛機制によって処理されると，神経症症状が形成される．例えば，強迫性障害のある人は，ばい菌が手につくのではないかといった強い不安を常に抱いていて，これを解消するため手を洗うなどの儀式的行為を長時間行う．また，統合失調症などでは，何であれ変化に対して不安を抱きやすく，一過性に精神症状が出現することもある．病的不安の苦痛から逃れようとして，極端に回避的な行動パターンをとるようになる人も少なくない．

3 不安の対処法（コーピング）

強い不安に対しては，本人自身が**対処法**を工夫していることが少なくない．そのような対処法の例として，①不安となっていることを別の視点からみる（認知のゆがみに気付く），②抗不安薬を服用する，③専門家に（電話）連絡してアドバイスをもらう，④つらさを分かち合える人に話す，⑤身体運動や音楽視聴などにより気分転換を図る，⑥その他の自身が見いだした効果的な方法を実践する，などがある．安全で，効果的な対処法を見いだすことは，不

> plus α
> **儀式的行為**
> 儀式とは，社会的集団や家族などにおいて行われる定められた一連の行動で，行為者の団結力を強める働きがある（例として入学式，結婚式，地鎮祭など）．こうした原意から，一定のパターンをもつ病的な行動に対しても儀式的行為という表現が使われることがある．例えば，強迫性障害においては，長時間の手洗い，電気のスイッチや戸締まりの際限ない確認，就眠前の決まった一連の行動などがある．

安の新たな発生を抑制する効果をもつことも期待される．

しかし，往々にして不安から逃避したり，健康的とはいえない対処法を行うことがあり，そのような場合には，対処法自体が不安の「症状」と区別しがたくなることもある．例えば，不安から逃れるために前述した手洗いなどの儀式的行為を長時間繰り返したり，喫煙や飲酒に依存したりすることなどがこの例である．表2-4の不安の徴候の中には，こうした不適切な対処法も含まれている．不安に対して不適切な対処を行うと，さらに不安を悪化させるという悪循環を招き，別の問題が派生することも起こり得る．

6 こころの防衛機制

人が行う対処には，自覚的で，行動の形として現れる外的な適応努力のほかに，こころの内面における適応努力というべきものがある．特に後者は，ある現実の課題に合理的な問題解決が図れない場合に「こころへのしわ寄せ」を軽減する方向で作用すると考えられることから，こころの**防衛機制**といわれる．防衛機制によって人は，内面の**葛藤**に仮の結着をつけたり，当座の不安を静めたり，自尊感情を保ったりすることができる．

こうした機制は，10歳以降の人に一般的にみられ，健康な精神生活を送る上で必要なものではあるが，その過程はほとんどが無意識的で，同じ防衛機制がしばしば反復されると，結果として，現実の問題に対する根本的かつ合理的な解決を妨げる要因となることがあり得る．

防衛機制について最初に言及したのは，精神分析の創始者，フロイトであった．今日では，フロイトの精神分析理論とは別に，防衛機制は人のこころの動きを理解するために有用と考えられている．防衛機制にはさまざまなものがあるが，以下に代表的なものを列挙する．

1 抑圧（repression）

自我にとって耐えられない意識内容が，意識から排除されること．抑圧される内容として，性欲，両親などへの攻撃的傾向や憎悪の気持ち，心的外傷体験などが挙げられる．抑圧された内容は意識下にとどまり，不安などのかたちで精神生活に影響を与えるほか，以下に述べる防衛機制が発現する共通の基盤となる．

2 代償（compensation）

不満を別の対象（行為）で解消しようとすること．例えば，勉強ができない劣等感を抑圧し，スポーツに打ち込んで才能を発揮することや，同じ状況の人が勉強以外のことで教師の揚げ足をとって困らせることなどが挙げられる．代償に基づく行為が度を超している場合を**過代償**（過補償）という．その不自然な例を**反動形成**（reaction-formation）と呼ぶことがある．例えば，飲酒欲求を抑圧した人が，ほかのアルコール依存症の患者の飲酒を必要以上に非難したり，子どもに対する愛情欠如を抑圧した人が，人一倍過保護な態度を示した

plus α

症例「ねずみ男」

フロイトが1909年に「強迫神経症の一例に関する考察」として発表した歴史的症例．患者は罪人の肛門にねずみを押し込むねずみ刑の話を聞いて以来，愛する父親と恋人がこの刑を受けるという強迫観念から，お祓（はら）いをしたり，「しかし」と言ったり，手を打ち振る動作をするなどの強迫行為を生じたことで「ねずみ男」と呼ばれるようになった．フロイトは，「ねずみ男」は幼児期に父親に手淫について折檻を受けた憎しみを抑圧し，父への愛のみを意識する反動形成に至ったと解釈し，その他にも，置き換え，取り消し，欲動や思考水準の退行，両価性，一般化などのさまざまな防衛機制を見いだした．

りすることなどが挙げられる.

|3| 置き換え（displacement）

ある対象に向けられた不満，敵意，欲求などの感情を別の対象に向け，緊張の解消を図ること．日常的には，職場で叱責（しっせき）された夫が，家で妻や子どもに対し，いら立ちを爆発させることなどが挙げられる．両親に対する感情や態度が，成人してから社会で出会う重要人物との交渉の中で再現されることも，置き換えの一種である.

また，性的欲求が，対象である異性の身に着ける衣類などに置き換えられることがある（フェティシズム）．恐怖症の患者の恐怖の対象は，本来の対象が象徴的に置き換えられたと考えられる場合がある．例えば，フロイトの「少年ハンス」と呼ばれる症例では，馬恐怖が実は父親への敵意の置き換えと解釈された.

|4| 合理化（rationalization）

自己の行為などを正当化するために，もっともらしい理由付けをすること．一種の自己欺瞞（ぎまん）であり，日常生活でもよくみられる．例えば，自分が暴力を振るった理由を相手のささいな約束違反のせいにする場合などが挙げられる．強迫性障害の人が長時間手を洗う理由を，ばい菌や有害な物質のせいにすることは，病的な合理化の例である.

|5| 知性化（intellectualization）

受け入れがたい出来事や感情をいったん遮断し，知性的な働きによって論理的に理由付けることで感情の認知のありかたを修正すること．例えば，若くしてがんに罹患した人が，広大な宇宙の時間の流れの中では，発症年齢の多少の早さは意味をなさないと言い聞かせることなどが挙げられる.

|6| 取り入れ（introjection）と同一視（identification）

取り入れとは，外部の価値基準を自分の中に内在化させることである．幼児期に両親の行動を価値基準として取り入れることや，青少年がタレントなど有名人の趣味や行動を模倣することで一体感や満足感を得ようとすることなどを指す.

同一視は，外部の名声や権威を自分と関連付ける行動を指す．例えば，同郷の有名人を自慢するような行動であるが，病的な場合は誇大的内容をもつ血統妄想（自分が高貴な生まれだという妄想的確信）などとして現れることもある.

取り入れや同一視には，自我感情を高めることによって外部の脅威に対抗したいという動機があるが，本人がそれを意識しているとは限らない.

|7| 投射（projection）

投影ともいう．自己が認めたくない感情を他人の中に発見する傾向のこと．例えば，上司の言動を快く思っていない部下が，上司が自分のことを快く思っていないと感じるようなことである．正常でもみられる防衛機制であるが，妄想においてより明確に確認される場合がある．例えば，「あるタレントが自分

> **plus α**
>
> **症例「少年ハンス」**
>
> 子どもの精神分析治療として最初に記録されたフロイトの症例．5歳9カ月のハンスは，妹の誕生後，馬が自分をかむのではないかとの不安に襲われた．この事例に対して，フロイトは，ハンスの父を憎む気持ちが馬に置き換えられたものと理解した．その背景には，ハンスには母への強い気持ちから父を競争相手と見なすエディプスコンプレックスと呼ばれるこころの状態があり，抑圧できなくなった父への憎しみの気持ちを馬に置き換えることによって，無意識に葛藤の解決を図ろうとしたと解釈された.

のことを好きだとラジオで告白した」と主張する統合失調症の患者が，もともとそのタレントのファンであったというような場合である．

8 取り消し（undoing）

後悔が残る行動をとってしまった後で，その気持ちをなだめるような行動をとること．例えば，短気を起こして子どもを叱（しか）ってしまったことを後悔した母親が，子どもの好物のお菓子を与えたりするような行動である．不潔恐怖症の人が長時間手洗いをするのは，自分の罪責感などに由来する「汚れ」を象徴的に取り消そうとしているのだという解釈がなされることがある．

9 否認（denial）

自己が認めたくない事実，考え，感情，欲望などを認めようとしないこと．例えば，母親が子どもの非行を「うちの子に限ってそんなことをするはずがない」と言って認めようとしないようなことである．アルコール依存症は「否認の病」といわれ，周囲が「アルコールによりさまざまな問題が出ているので酒をやめるべきだ」と言っても，なかなかそれを認めようとしない．心気妄想のあるうつ病患者が「自分は助からない不治の病にかかっている」と言って譲らないのは，より病的な否認の例である．

一方で，人が，自分がいつかは死ぬとわかっていても通常は悩まされないでいることなど，否認があるため穏やかな日常生活が送れているという面もある．

10 解離（dissociation）

恐怖や怒りなどの強い情動を伴う葛藤を意識から切り離すこと．例えば，幼いころに性的虐待を受けていた女性に，そのときの記憶がないというような状況である．より病的には，例えば，富士の樹海で救助された自殺企図者が，自己の生活史をすべて思い出せないなどということがある（全生活史健忘）．解離によって，意識の障害や別の人格への変換（解離性同一性障害）などが生じることもある．

11 転換（conversion）

心的な葛藤が身体的な訴えに置き換えられて，緊張や不安感を緩和させることを指す．不登校の子どもが学校へ行く時間におなかが痛いと訴えること，妊娠中に夫の不倫の話を聞いた妻が歩けなくなること，両親の激しいけんかの場にいた子どもが目が見えないと訴えることなど，さまざまな例がある．転換を主な症状とする障害として，身体症状症がある．

12 空想（fantasy）

現実から遠ざかり，理想の状態や欲望の充足を夢みることをいう．例えば，自分がサッカー選手となって世界中の人から憧れの目でみられるなどという事態を思い描くことなどである．現実の欲求が充足されないような状況では，空想は多かれ少なかれ生じる．しかし，病的になると，自己が空想したことと現実の区別がつかなくなり，空想を事実であると主張する現象が生じることがある（空想虚言症）．

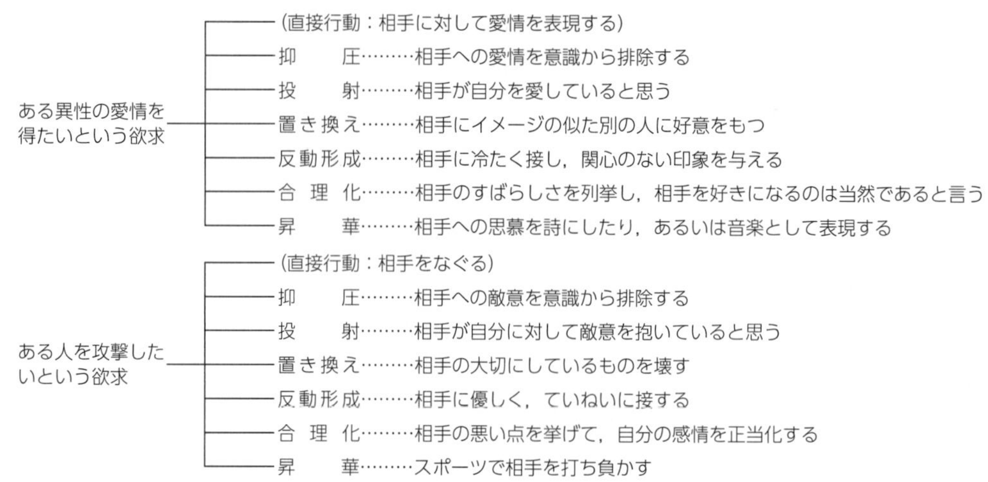

図2-8　**防衛機制の例**

|13| 退行（regression）

いったん心理的に成長した人が，それ以前，特に幼児期などにみられた言動を再びするようになることを退行という．排泄が自立していた幼児が，弟や妹が生まれて家族の関心が自分から離れると，再び失禁するようになるなどの例がある．精神疾患の経過中に出現する母親などへの依存的な行動も，退行という視点で理解されることがある．

|14| 昇華（sublimation）

ある抑圧された欲求のはけ口として，仕事，芸術，スポーツなど文化的，社会的な価値を認められる活動で成果を上げることを指す．

図2-8に，「ある異性の愛情を得たいという欲求」および「ある人を攻撃したいという欲求」について，防衛機制の例を示した．

7 こころの危機と危機介入

人は，ストレスの多い環境の中で，自らの課題や葛藤を抱えながら，また周囲の人々と交流しながら生きている．人のもつ意識的，無意識的な諸機能によって，心身の環境は一定の状態を維持しつつ成長を遂げるように調整されている．しかし，時として，この安定が破られることがある．このような状況が**危機（クライシス）**である．

カプランは危機を，「生活場面や対人関係に生じる緊張に対して習慣的な問題解決法を用いても解決に至らず，緊張が高まっていく状況」と定義し，このような状態の結果，精神疾患を含む不調が生じるとした．

こころの危機には，こころの各発達段階で生じる**成熟的危機**と，自己の心身の健康状態や生活状況などを背景として発生する**状況的危機**がある．

1 成熟的危機

人は，発達段階に応じた人生の課題に直面する．例えば，青年期は**自我同一**

plus α

危機理論

危機が生じる状況に即し，その後の経過に関する理論．代表的なものとして，死を前にした患者の心理的プロセス（キューブラー＝ロス），障害受容のプロセス（フィンク，コーン），災害など偶発的な出来事に対する反応（フレデリックとガリソン），救命救急センターに入院した患者の経過（山勢）などがある．

plus α

急性悲嘆反応

リンデマン（1944）は，親しい人との死別後，急性悲嘆反応として①身体的苦痛，②死者のイメージにこころを奪われること，③罪責感，④敵対的反応，⑤通常行動のパターンの喪失が現れるとした．

性が確立する時期である．この時期に同一性獲得につまずくと，エリクソンが同一性拡散症候群と名付けた一連の症状を呈するに至る．**同一性拡散**とは，エリクソンによれば自我同一性が形成される途上で社会的自己定義を確立することができない状態である．その臨床像である同一性拡散症候群では，①同一性意識（自意識）の過剰，②選択の回避と麻痺，③対人的距離の失調，④時間的展望の拡散，⑤勤勉さの拡散，⑥否定的同一性の選択（周囲が望ましいと考えている役割や同一性に対する嫌悪や拒否），などが認められる．

近年増えているといわれるひきこもりの人の中には，精神疾患に罹患している人もいないとはいえないが，まず成熟の危機という観点から理解に努め，本人の課題達成を支援することを目指すべきであろう．

このほか，乳幼児期から老年期に至るまで，いわゆる不適応行動がみられる場合には，エリクソンが挙げた八つの発達段階（➡p.37 表2-2参照）における成熟危機が現れている可能性を念頭に置く必要がある．

plus α

統合失調症の発症

統合失調症などの内因性と呼ばれた精神疾患の発症には，脳の機能やその疾患へのなりやすさ（脆弱性），遺伝子などの生物学的な要因が関与し，発症に先立ち危機的状況があったとしても，それが主原因とはいえないとされる．したがって，会社での対人関係に悩んでいるうちに幻覚や妄想が発症したようにみえる場合には，適切な薬物療法などが必要になる．一方，薬物療法は本来の悩みを解決するものではないため，治療と並行して，あるいは時期をみて，こころの悩みを解決する援助を行うことが大切である．

2 状況的危機

1 家族内葛藤から生じる危機

家族は互いに影響を与え合う集団であるが，家族成員間の葛藤が危機を招くことがある．例えば，仕事人間で深夜まで帰宅しない生活を続ける父親と，そのような父親の生活を批判しつつ，自分は大学を卒業しても就職せず，その父親に経済的に依存している息子の対立が深刻になる場合などが挙げられる．それぞれが自分の立場を正当化し，相手に対して批判的な態度をとり続ける場合，悪循環が生じ，互いのこころのありようや関係に深刻な影響を及ぼすことになる．こうした状況から，不用意な注意や指摘をきっかけとして，問題解決どころか，暴力沙汰が生じる場合もある．

家族成員の中に成熟の問題を抱える人や精神的な疾患を抱える人がいる場合，問題が家族関係の中でより悪化したり，複雑な様相を呈することが少なからず認められる．このような場合，発端となった問題が何であれ，家族成員間の関係のありかたも含め，危機への対応が求められる．

2 災害や予期せぬ出来事がもたらす危機

大規模な災害の被災者，犯罪被害者，虐待の被害者など，強い恐怖を伴う予期しない出来事に遭遇した人は，**急性ストレス障害**（acute stress disorder：ASD）と呼ばれる状態になる場合がある．急性ストレス障害は，強いストレスに遭遇した直後から出現し，初期の「眩暈（げんうん）状態」とこれに引き続く抑うつ，不安などの精神症状が数日から1カ月間続く意識野の狭窄や注意力の狭小化，刺激の理解不能，失見当識などが認められ，解離性昏迷，とん走，パニック不安などに至ることもある．大規模な災害地域などでは，①茫然自失期→②ハネムーン期→③幻滅期→④再建期を経て，危機を脱していくとされる．一方，経過中に**心的外傷後ストレス障害**（post-traumatic stress disorder：PTSD）の症状が現れる場合もある．

急性ストレス障害やPTSDは，「予期せぬ異常な状況に対する正常なこころの反応」であると考えられる．こころの危機は，予期せぬ大きな衝撃が起こった時点で発生していると認識し，早期から予防的対応を行う必要がある．

3 危機介入

危機を回避する，あるいは危機からの回復を図るために行われる介入を**危機介入**という．危機介入に際しては，問題の特定と評価，介入計画の策定，介入，介入結果の評価の順に行われる．

フィンク（Fink, S.L., 1967）は，危機に陥った人がたどる心理的過程を，衝撃，防御的退行，承認，適応の４段階で説明した（**危機モデル**）．また，マズローのニード理論に基づき，最初の３段階までは安全のニード，最後の適応の段階は成長のニードを充足する方法で危機介入を行うことを提唱した．

アギュララ（Aguilera, D.C., 1970）らは，危機的状況に陥ってから解決までのプロセスを，危機を招いた出来事の発生→①均衡状態の揺らぎ→②心理的な不均衡状態→③均衡回復へのニード→④バランス保持要因の存在→危機回避（または危機的状況の継続），とみる**問題解決型モデル**を提唱した．

8 リカバリーとその支援

原因が何であれ，危機に陥ったとき，その危機に由来する苦悩に加え，人は「自分だけがこのような目に遭っている」と孤立感を感じ，「どうして自分がこんな目に遭わなければならないのか」という理不尽な思いを募らせる．また，自分の将来に不安を感じ，中にはこれで自分の人生は台無しになったと絶望する人もいる．こうしたこころの状況は，危機を招いた原因と同じくらい，場合によってはそれ以上に，こころへの負担となる可能性がある．その結果，原因のいかんによらず，その後の経過に影響を与えることにもなる．こころの危機は，一生のうちに誰もが体験する可能性があるが，その後の経過は一様ではない．なぜなら，危機を体験したこころの反応には個人差があるからである．

1 リカバリー

一度，危機を体験して孤立感，怒り，絶望感などにさいなまれたこころが，再び生き生きとした活動を取り戻すことを**リカバリー**という．精神医療，保健の場ではこの概念が重視されるようになってきている．アメリカにおいて精神科リハビリテーションのありかたを研究してきたアンソニー（Anthony, W.A.）は，精神疾患からのリカバリーについて**表2-5**のような説明をしている．

病気になった人のこころが回復するのは，病気が治癒したときとは限らない．むしろ，病気がどのような経過をたどるものであっても，こころの回復（リカバリー）はあり得る．

キューブラー＝ロス（Kübler=Ross, E.）は，不治の病であることを知った人が，さまざまな苦しみの後で，現状を受容し，残された人生を精いっぱい生きる姿を見つめた．彼女の言う受容は，ここでいうリカバリーにほかならない．

表2-5　精神疾患のリカバリー

リカバリーは専門家の介入なしにも生じ得る	同じ悩みの人が集まるセルフヘルプグループ，家族，友人の支援が有効である．専門家はリカバリーを促進する役割を担うものである．
リカバリーは支援が必要な人を信じ，味方になる人の存在によって生じる	リカバリーした人々は，自分自身すらリカバリーを信じられなかったときに，その人を信じ，押しつけることなく励ましてくれた人の存在の重要性を語っている．
リカバリーの考え方は精神疾患などの原因に関するその人の考えとは別物である	精神疾患が生物学的な原因で起こると考える人も，そうでないと考える人もリカバリーできる．視覚障害の人や四肢に麻痺のある人もリカバリーできる．
リカバリーは症状が再発するときにも生じ得る	精神疾患，リウマチ，多発性硬化症など再発の可能性のある病気に罹患した人もリカバリーは可能である．
リカバリーは症状の頻度や継続期間を変える	リカバリーの過程にある人がある段階に達すると，症状が軽減する方向に変化することが期待される．
リカバリーの過程は直線的ではない	リカバリーの過程では，状態は行きつ戻りつしながら少しずつよい方向に向かっていく．
病の結果からのリカバリーは，時に病自身からリカバリーするよりも困難であることがある	発病の結果生じる機能障害，能力障害，社会的不利などは，疾病それ自体よりも困難な課題となることがある．権利侵害や差別などの問題も影響を与える．
精神疾患からリカバリーしたことは「実は精神疾患ではなかった」ことを意味しない	完全にリカバリーした人を例外視したり，本当は病気ではなかったなどと邪推する人がいるが，それは間違いであり，誰でも完全なリカバリーをモデルとすることができるのである．

Anthony, W.A. et al. Psychiatric Rehabilitation. 2nd ed.　2002，p.99-101より翻訳して作成．

また，アルコール依存症の人が，セルフヘルプグループの中で互いに支援し合いながら社会生活を送る姿も，リカバリーへのステップといえる．

さらに統合失調症をもつ人のリカバリーのイメージは，病状の軽重とは別に，以下のような状況を満たすと考えられる．

- 自分の病名を知り，治療の必要性を理解し，どのような治療法が行われているかについて知っている．
- 自分の役割（仕事以外のささいなことも含む）を自覚し，その役割を全うしている．
- 自分にできる範囲で，自分のことは自分で行っている．
- 自分でお金を管理している．
- 自分の家族と程よい関係を保っている．
- 親しくしている友人が複数いる．
- 信頼を寄せ，困ったときに相談できる人がいる．
- 自分の将来の希望や人生設計をもっている．
- 自分のことが嫌いではない．
- 病気やその結果体験した社会参加の上での不利などについて，公の場で自分の意見を主張することができる．

これは一つの例示にすぎない．ここでは，人は病気には勝てないことがあるが，負けないで前向きに生きることはできるということを強調したい．

2 レジリエンス

レジリエンスは，「抵抗力」「復元力」「耐久力」などと訳される．もともとは物理学の用語であったが，近年，精神疾患などに罹患後の「心理的社会的な逆境状態から立ち直る力」という意味で用いられるようになり，注目を集めている．最近では，**心的外傷後成長**（post-traumatic growth：**PTG**）という現象が臨床場面を通じて報告されるようになっている．人には逆境を成長に変える力もあるということである．レジリエンスを培（つちか）う方法として，グループ認知行動療法などが推奨されている．

3 ストレングス〈強み・力〉とエンパワメントアプローチ

リカバリーを促進するためには，**ストレングス**〈強み・力〉，すなわち本人がもつ能力や経験，希望や意欲を尊重し，友人との信頼関係を含む，本人に有利に働く環境因子を積極的に活用することが大切である．本人のもつストレングスを重視し，さらに培っていこうとする中で本人の希望を実現する支援モデルを**ストレングスモデル**という．当事者が自らつくり出した**元気回復行動プラン***などは，その一例といえる．

困難を抱えて社会的に生きづらい思いを抱いている人々が，本来もっていた（いるはずの）力を取り戻させる支援のことを**エンパワメントアプローチ**という．医療面では，病気があっても自分らしく生きることができるように，自己決定を行う力をつけ，その実現過程をサポートすることをいう．

用語解説 *

元気回復行動プラン WRAP（ラップ）

WRAPは，Wellness（元気），Recovery（回復），Action（行動），Plan（プラン）の頭文字をとったもの．メアリー・エレン・コープランド氏など精神障害のある人たちによってつくられた，元気で豊かな生活を送るために状態悪化に早く気付き，対処するためのセルフヘルプツール．

こころをケアする専門家は，こころに対する広い視野と深い理解をもち，援助は本人のためにあることを忘れずに，病気の改善や本人の課題解決を図る中で，こころのリカバリーを促進することに力を尽くすべきである．そのような援助を行う中で，逆に援助者のほうもリカバリーした人によってエンパワーされ，燃え尽きから守られていることに気付くはずである．

引用・参考文献

1) Giddens, A. 社会学. 第５版. 松尾精文ほか訳. 而立書房, 2009.
2) Anthony, W. et al. Psychiatric Rehabilitation. 2nd ed. Centre for Psychiatric Rehabilitation, Boston, 2002.
3) 加藤正明ほか編. 精神医学事典. 増補版. 弘文堂, 1985.
4) 時実利彦. 目で見る脳. 東京大学出版会, 1969.
5) 上里一郎ほか監修. メンタルヘルスハンドブック. 同朋舎出版, 1989.
6) 山勢博彰編著. “早わかり！ 危機理論の特徴を知ろう！”. みんなの危機理論. エマージェンシー・ケア新春増刊. メディカ出版, 2013, p.10-65.

重要用語

了解
フロイト
エス
自我
超自我
無意識
前意識
意識
本能的欲求
社会的・対人的欲求
性的同一性
欲求不満（フラストレーション）
同化
調節
自我同一性（エゴ・アイデンティティー）
同一性拡散症候群
同一性危機
ストレス
ストレッサー
二重拘束（ダブルバインド）
ストレスコーピング
ストレス学説
不安
防衛機制
葛藤
抑圧
代償
過代償（過補償）
反動形成

置き換え
合理化
知性化
取り入れ
同一視
投射（投影）
取り消し
否認
解離
転換
空想
退行
昇華
危機（クライシス）
成熟的危機
状況的危機
急性ストレス障害（ASD）
心的外傷後ストレス障害（PTSD）
危機介入
危機モデル
リカバリー
レジリエンス
ストレングス
元気回復行動プラン（WRAP）
エンパワメントアプローチ

◆ 学習参考文献

❶ **Wallenstein, G. ストレスと心の健康：新しいうつ病の科学．功刀浩訳．培風館，2005.**
ストレスからうつ病の発症に至る脳内メカニズムなどについての科学的知見を解説している.

❷ **富士通エフ・オー・エム．どうなるどうするストレスチェック：ストレスと心の健康．FOM出版，2015.**
現代社会におけるストレスについても平易に解説されている.

❸ **中山元．フロイト入門．筑摩書房，2015.**
無意識の解明に挑んだフロイトの人物像とその理論などについて解説している.

❹ **Rapp, C.A. et al. ストレングスモデル：精神障害者のためのケースマネジメント．田中英樹監訳．金剛出版，2008.**
疾患や悪いところばかりに注目するのではなく，個々の精神障害者のもつ力を引き出すことが地域生活支援の基本になるという理念のもとに書かれた好著.

3 人格の発達と情緒体験

学習目標

- 母子関係における相互交流的なコミュニケーションと情緒体験のプロセスについて理解する.
- 他者との出会いやその関係性が, 人格の形成に与える影響を学習する.

1 対象関係論の立場から

人間は自分らしく生きるためにさまざまな活動を行っているが，精神分析理論の提唱者として広く知られるフロイトは，この人間の活動の原動力となっているのは性本能であると考えた．彼は，活動の原動力である性本能に基づく行動が抑制され，その要求が抑圧されてしまうとき，さまざまな障害を起こすと考えたのである．

この考え方に対して，人間を行動に駆り立てる原動力は性本能だけではなく，他者との相互作用の中で生じてくる攻撃心や依存心なども関与しているのではないかと考えたのが，**クライン**らである．彼女らの考えは，他者との関わりの中で生じる感情が重視されており，**対象関係論**と呼ばれるようになった．

人間は最初から人格を伴って生まれてくるわけではない．未熟な状態で生まれてきて初めて母親（養育者）と出会い，母親にすべてを委ねながら，母親との関係の中でさまざまな感情を体験しつつ，人格形成の基礎を築くのである．人はその母子関係を基礎として，その後，多くの人との出会いを経験しながら人格をつくり上げていく（図3-1）.

私たちは，長い一生の間に数え切れないくらいの人と出会い，互いに影響を与え合いながら成長する．この中で，時には傷つきながら自分の人生を創造していくが，その生活体験から生まれる一つの現象に，精神疾患がある．つまり，人と人との関わりの中で病み，そして癒やされると考えるのが，対象関係論の立場である．

この章では，対象関係論の立場から人格の発達について考えることにする．

plus α

メラニー・クライン

Klein, M. (1882-1960). 児童の精神分析で有名な精神分析家．対象関係論の基礎を築いた．彼女は子どもの無意識的な幻想の豊かさや，外的世界（環境）と内的世界（自分）が交流し合い，互いに影響し合う早期の対象関係の重要性を提唱した．

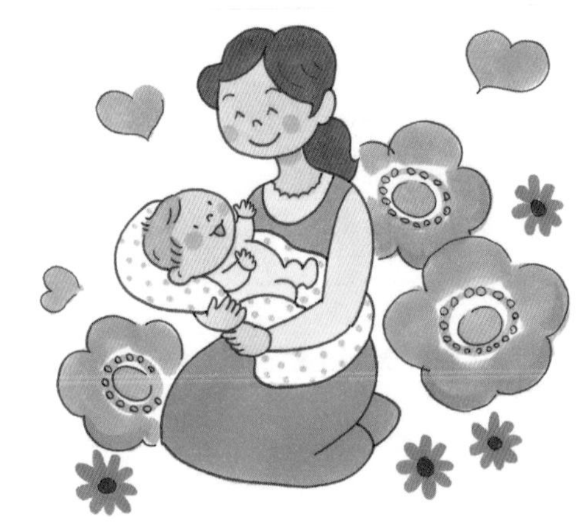

図3-1　人は母子関係の中で人格形成の基礎を築く

2 対象との出会い

1 情緒体験の始まり

1 初めての不安体験

母親の胎内で保護されていた赤ん坊は，無防備で一人，この世に生まれ出るとき，初めての不安を体験することになる．今まで自分のすべてを包み込み，守ってくれていた子宮から離れなければならない赤ん坊は，自己の存在や存続に関わる激しい不安にさらされるのである．これは**ビオン**によって，**言いようのない不安**（nameless dread）と呼ばれている．しかし赤ん坊は，このような不安を体験しながら，その一方で，母親の手厚い世話を受けながら生理的な欲求を満たし，その満足感を通して安心感や至福感などを体験しているのである．つまり赤ん坊は，耐え難い本質的な不安の存在を感じながら，同時に母親からの世話を通して，母親との絆（きずな）を築くという貴重な情緒体験を積み重ねているのである．

2 部分対象関係と全体対象関係

生まれたばかりの赤ん坊は，まだ未熟で，母親の姿の全体像を認識することはできない．赤ん坊は，自分の空腹を満たしてくれる，いま目の前にある母親の乳房だけを自分とつながりのあるものとして感じ取っているのである．このように赤ん坊と世界との関係は，まず基本的な欲求である空腹を満たしてくれる乳房との融合した関係から始まる．この段階では，赤ん坊にとっての初めての対象は，母親の乳房という部分対象であり，この赤ん坊と乳房という関係を**部分対象関係**と呼ぶ（図3-2）．

しかし，赤ん坊は母親に抱っこされ，沐浴（もくよく）やおむつの交換などの世話を受けているうちに，次第に自分を抱えてくれている母親の腕の温かさや自分を見つめる優しいまなざしを感じ，さらには自分に語りかけてくれる優しい声を認識するようになる．そうしてやっと，全体としての母親の姿が認識できるようになってくるのである．このように，全体としての母親を認識し，自分とは違う一人の存在としての母親との１対１の関係を**全体対象関係**と呼ぶ（図3-2）．

部分対象関係から全体対象関係に行き着くまでには，赤ん坊なりに，さまざまなストレスを体験しながら，情緒発達のプロセスをたどっているのである．次に，そのプロセスを眺めてみよう．

3 絶対依存

生まれたばかりの赤ん坊は一日のほとんどを眠って過ごし，空腹を感じると目覚め，泣いて母親に訴える．すると，母親はおっぱいを与えてその空腹感を満たし，赤ん坊は満腹を感じると満足して母親の乳房から離れて眠りにつくのである．これは，母親が赤ん坊の泣き声を聞き，その訴えのサインに応えて乳房を与えているからこそ，その空腹の要求を満たせているのである．

しかし，自分を世話してくれる母親の存在を認知できない赤ん坊は，その乳房は自分が空腹になるといつでも自分の目の前に現れ，満腹になると自然に消えていってくれるもののように，まるで自分の要求に応じて目の前に現れたり消えたりしてくれるもの，自分の一部であるかのように錯覚する．それは乳房が自分の意のままに現れ消えてくれるのと同じように，まるで世の中のことが自分の思い通りにな

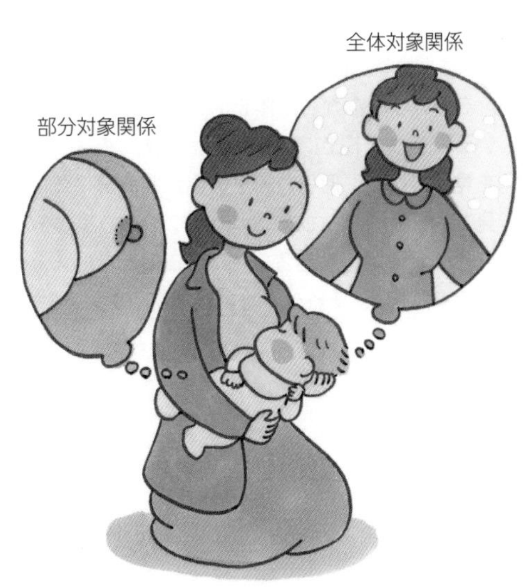

図3-2　部分対象関係と全体対象関係

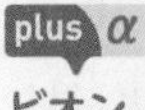

ビオン

Bion, W.R. (1897-1979). イギリスの精神科医，精神分析家．クラインから教育分析を受け，哲学，数学などから示唆を得て，独自の理論を展開した．集団療法の先駆者としても知られる．人から喚起された感情と思考，およびその内容を包み込む関係を，「内容－容器」という概念で示した．この概念は，「苦痛を抱える患者とそれを受け止める看護師」や「空腹を訴えて泣く赤ん坊とそのサインに応える母親」といった対人関係のモデルに当てはめて考えることができる．

るという勘違いである．これが，赤ん坊が抱く**万能感**による錯覚である．

しかし現実には，赤ん坊は空腹感を満たし，命をつなぐ乳房に絶対的に依存しており，一人で生きることはできない．人生初期の最も結び付きの強い時期にみられる，この母と子の**絶対依存**の関係は，**原初的な一体化**と呼ばれ，人間の情緒発達の基礎を築く大切な経験とされている．というのも，人間にとっての「満足」の起源は，ここにあると考えられるからである．

4 受け取る喜び，与える喜び

ところが母親も，赤ん坊が訴えるままに一方的に乳房を与えているだけではなく，空腹で泣いていた赤ん坊が満たされて満足している至福の表情を見て，自分もまたその赤ん坊の様子に，十分に喜びを与えられているのである．

レイン（Laing, R.D.）は，赤ん坊は受け取る喜びを，母親も与える喜びを共に感じるこのような関係を，**相互補完的な関係**であるという．このような関係性は，患者と看護師の間にもしばしば認められる．

plus α

授乳をめぐる母と子の関係

レインは授乳をめぐる母と子の関係を，次のように述べている．
「満足させ，満足させられるということは，授乳にその情緒的な起源をもっている．これは真に相互的であり得る．乳房を求める赤ん坊の欲求と赤ん坊を求める乳房の要求とは，当初から共存している．赤ん坊は母親から受け取るし，母親は赤ん坊から受け取る」

事例❶

相互補完的な関係

Aさんは，30年来，躁状態とうつ状態を繰り返している52歳の統合失調症の患者である．3カ月前からうつ状態が出現して徐々に悪化し，とうとう亜昏迷に陥り，自力では動けないベッド上の生活となった．周囲からの問いかけにもほとんど反応せず，無表情となり，発語も全くなくなった．食事も自分では摂取できなくなったため，胃チューブが挿入された．全く体を動かさないため，おむつの装着も必要となった．

しばらくの間，日常生活は全介助で行われていたが，数日してAさんが，看護師たちの問いかけに少し反応するようになってきたとき，看護師たちはAさんがとても入浴好きだったことを思い出した．そこで，ベッド上生活になって以来，行うことのできなかったシャワー浴の介助を行った．シャワー浴用の椅子への移動や脱衣も全介助で行われた．

Aさんは看護師から「温かいでしょう」「気持ちいい？」などと声を掛けられながら，体を洗ってもらい，シャワーをかけられている間，ベッド上にいるときとは違って，とても幸せそうな表情を見せていた．何日かぶりの温かいお湯に満足しているAさんを見て，看護師たちもまた，シャワー浴の援助をしてよかったという喜びと満足感を与えられた．このとき，入浴介助を受けるAさんの幸福感は，それを介助する看護師の喜びでもあったのである．

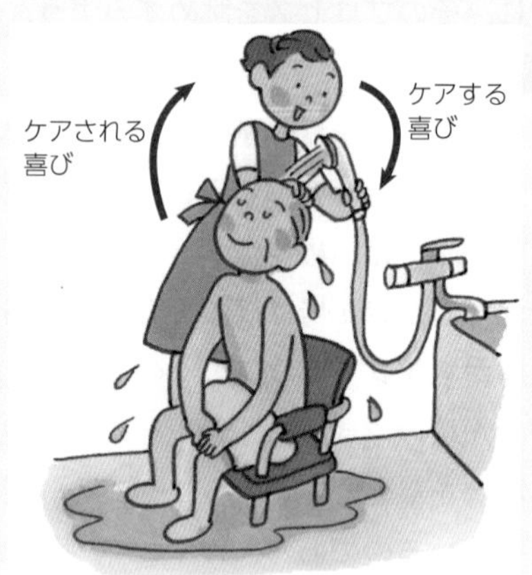

相互補完的な関係

2 初めての挫折体験

1 欲求不満という苦痛

母親は，成長に伴って大きくなる赤ん坊の要求に，いつまでも応えられるわけではない．時には母親の乳房は空っぽになってしまい，赤ん坊が望むだけの乳が出ず空腹が満たされないということもある．このような経験は，乳房は自分の思いどおりになるという万能感をもっていた赤ん坊にとっては，人生で初めての**挫折体験**となる．

自分の空腹感を満たしてくれる乳房に，赤ん坊は満足感とともに至福感を投影し，それを「**良い乳房**」として経験する．ところが，思うように自分の空腹感を満たしてくれない空っぽの乳房が現れるとき，この満足感を与えてくれない乳房に，赤ん坊は怒りや不安を投影し，「悪い乳房」としてイメージ化される．この「**悪い乳房**」は，空腹感が引き起こす苦痛や不安と結び付き，赤ん坊を脅(おびや)かし，迫害するものとして体験されるのである．しかも赤ん坊は，自分がおっぱいを求めれば求めるほど，良い乳房が空っぽになり悪い乳房に変わってしまうことを知る．そこで，赤ん坊は自分の愛が対象を破壊するという不安を抱くようになる．

2 スプリッティング：分裂

赤ん坊にとっては，一つであるはずの母親の乳房が，その時々によって，良い乳房になって現れたり悪い乳房になって自分の目の前に現れる．赤ん坊は，「良い乳房」を体験しているときには快い感情を，「悪い乳房」を体験しているときには不快な感情を抱いている．このように，同一の対象に対して異なる二つの感情が同時に存在する状態を**アンビバレンス**というが，まだ未熟な赤ん坊は，アンビバレンスが引き起こす不安に耐えることができない（**図3-3a**）．その結果，赤ん坊は本来一つであるはずの母親の乳房を，実は良い乳房と悪い乳房の二つがあるのではないかと錯覚してしまうのである．この状態を**スプリッティング**という（**図3-3b**）．

a. アンビバレンス

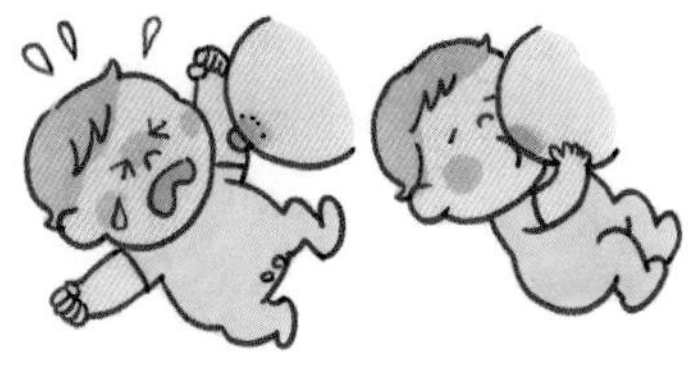

同じ対象に対して二つの相反する感情（快・不快）が同時に存在．

b. スプリッティング

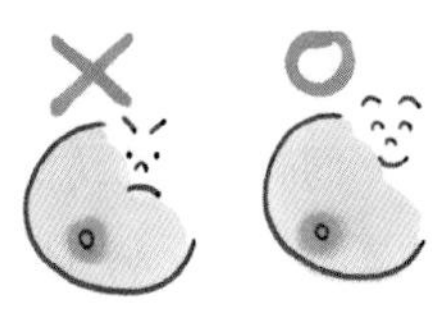

「良い乳房」と「悪い乳房」の二つがあると錯覚．

c. 妄想分裂態勢

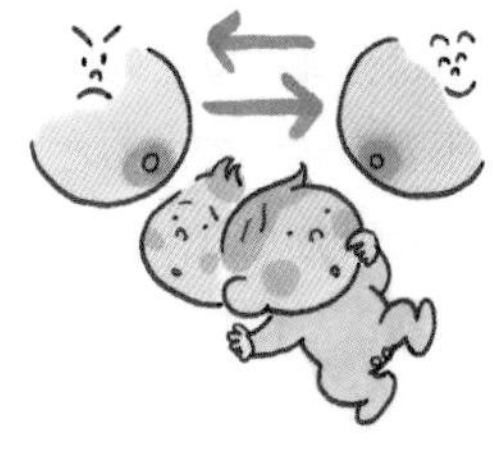

「良い乳房」によってもたらされる万能感と「悪い乳房」によって与えられる不安との間を行き来する．

図3-3　スプリッティング

この時期の赤ん坊は，良い乳房が与えてくれる万能感，悪い乳房が与える被害的な不安や無力感との間を行き来する．いずれも錯覚に基づいているため，このような状況を体験している心理状態を，クラインは**妄想分裂態勢**（**妄想分裂ポジション**）と呼んでいる（図3-3c）．

事例❷

スプリッティング（分裂）

閉鎖病棟での誕生会のことである．病棟内のホールはきれいに飾りつけられ，患者と職員とが，この月生まれの患者のために朝から一緒になって作った料理がテーブルに並べられた．しかし，まだ集団の中に入って一緒に活動できないBさんは，その様子を少し離れたところから見ていた．いよいよ誕生会が始まり，Bさんも看護師に促されて病室からホールに出てきた．その月に生まれた患者の名前が呼ばれて，一人ずつ前に出ていき，担当看護師から誕生日プレゼントをもらっている場面を見て，Bさんは隣に座っていた看護師に「看護師さんたちは健康だし，白い制服を着てきれいだよね．私たちは，きれいじゃないし，不健康…」とつぶやいた．Bさんは自分たちと看護師との間に，対等の立場ではない，あるいは何かしらのこころの距離を感じているのである．つまり，Bさんと看護師との間にスプリッティングが起こっているのである．

3 愛と憎しみ

1 全体対象関係と分離不安

最初は母親の乳房との関係から始まる部分対象関係も，やがて目覚めている時間が増えるにつれ，世話をしてくれる母親との接触を通して，全体的な母親の姿が見えるようになり，全体対象関係へと発展する．赤ん坊はすぐにおっぱいが与えられなくても，自分を抱きかかえてくれ，あやしてくれる母親の腕の温かさや柔らかさを感じ，空腹や不快な感情にしばらくの間，耐えられるようになる．そして，今まで母親と自分が一体化していたために，乳房という一部分しか見えず，「悪い乳房」と「良い乳房」とにスプリッティングしていた母親が，実は全体性をもつ一人の存在であることを認識する第一歩となる．

しかし，ここには大きな不安が伴う．今まで安心して母親との一体感を感じ，それ故にすべてを依存し，何の不安も感じていなかった状況から，一体であると思っていた母親が自分とは異なる別個の存在であると認識させられることになるわけで，赤ん坊なりの世界の中で孤立無援の自分を経験する．この孤立無援感は**分離不安**と呼ばれ，人間にとっては深い恐怖感を呼び起こす最も根源的な不安の一つであるといわれている．同時に赤ん坊は，無意識のうちに守られていた自分から，他者に依存し助けてもらいながら生きていく存在であることを知ることになる．

2 罪悪感と償い：抑うつ態勢

絶対的に母親に依存していた赤ん坊は，成長とともに，自ら母親の乳房に吸いつくようになり，その力も徐々に強くなる．赤ん坊の成長とともに膨らむ要求に追いつかない母親の乳房は，時には空っぽになったり，赤ん坊の吸いつく力に痛みを覚え傷ついたりすることもある．このことは，今まで自分を守ってくれていた最も愛する母親の乳房を，自ら吸い尽くし壊してしまったという悲しみを赤ん坊に体験させることになる．これは赤ん坊にとって生まれて初めての**罪悪感**の体験である．愛する対象を自らの攻撃心が壊してしまったという不安を体験しているのである．罪悪感は，孤立無援感，無力感，空虚感などとともに，うつの心理に通ずるものである．そのため，このような不安に特徴付けられる心理状態を，クラインは**抑うつ態勢**（**抑うつポジション**）と呼んでいる．

しかし，この罪悪感は，ただ不快な失望感やこころの痛みとして体験されるだけではなく，そのつらさを伴いながら，一方では**償い**の気持ちや人への思いやりの気持ちを育み，人間として成長する大切な契機となるのである．

3 母子関係の発展

1 皮膚を通しての相互交流的コミュニケーション

赤ん坊が，自分は母親と一体ではないと認識するために必要なのは，母親が赤ん坊の万能的要求をよく理解した上で，赤ん坊の要求に応えることに失敗することである．失敗することによって，赤ん坊は自らの要求をなんとか伝えなければならないことを知るようになる．これが**ウィニコット**のいう，満足感だけではなく，足らぬことを教える「**ほどよい母親**（good enough mother）」である．

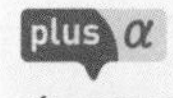

ウィニコット

Winnicott, D.W.(1896-1971)．イギリスの精神分析家．クラインの影響を強く受けながら，40年以上にわたる臨床経験を基盤に，独自の視点から対象関係論を発展させた．移行対象，抱えられる環境などの概念を提唱し，母子関係に関する著作も多い．

生まれたばかりの赤ん坊は言葉を知らず，自分の欲求を言葉で訴えることはできない．しかし，言葉が存在しなくても，赤ん坊は泣く，泣き叫ぶ，暴れるといった行為をコミュニケーションの手段として用いて，母親に訴え世話を受けることができる．それは，「ほどよい母親」が，そのサインに気付いて子どもの泣き声を聞き分け，要求の内容を察知しようとするからである．

例えば，赤ん坊が母親に抱っこされているとき，もし抱かれ心地が悪く安定感が得られなければ，赤ん坊はむずかって母親の腕の中で動いたり，暴れたりして母親に訴える．母親は，赤ん坊の動きを一つのサインとしてとらえ，赤ん坊を抱きかかえ直す．しかし，それでもまだ居心地が悪ければ，赤ん坊は納得のいくまで，母親の腕の中で動いて訴え続けるのである．ここには赤ん坊と母親が一つのユニットとなり，母親が皮膚の感触を通して，万能的な赤ん坊の要求を直接に察知するという，言葉によらない相互交流的関係が成り立っている．このとき，赤ん坊と母親との間には皮膚と皮膚の接触を通しての無意識のコミュニケーションが成り立っている．

このように，言葉を習得する前のこの段階で，赤ん坊の全身をもって，動く，暴れる，むずかるといった行為が，母親に見過ごされることなく，確かにキャッチされ，受け止められ，反応されたという経験が重要になる．

2 母親を「こころの安全基地」として

ボウルビィは，赤ん坊が母親にしがみつくのは，**愛着**（attachment；**アタッチメント**）の要求を満たすために起こる**アタッチメント行動**の一つであるという．この愛着の要求は人が生まれながらにもつものである．愛着の要求のもと他者との結び付きを求める行動は，母親にしがみつく赤ん坊の行動に基本的な形をみることができるが，その後，人は一生を通じて他者と関わりたいという絆の要求をもち続け，他者との関わりを求め続ける．

母親が自分とは別個の存在であるとわかっても，母親の腕の中で十分に抱かれ，守られたという経験をした赤ん坊は，母親にしがみついていなくても，母親との精神的な結び付きを感じられるようになる．それが土居健郎（たけお）の言う「甘え」である．その確かで安全な感覚を自分の内部に取り込み，そしてその精神的な結びつき（＝甘え）をもとに，母親の腕から離れて外の世界へ出かけ，初めて他者と出会うという経験をすることができるようになる．それは近所の子どもたちや遊び仲間との出会いのみならず，いろいろな危険や，ストレスなどとの出合いであるかもしれない．しかし，子どもが母親の庇護（ひご）のもとから離れてつらい経験をしても，自分には帰るところがあると信じられる精神的な世界をもっていれば，乗り越えることができる．そのような役割をするのが母親への信頼感であり，ボウルビィはこれを「**こころの安全基地**（secure base）」と呼んでいる．

> 子どもや青年はその安全の基地から外の世界に出て行けるし，戻ってきたときには喜んで迎えられると確信して帰還することができる．身体的にも情緒的にも糧（かて）を得ることができ，疲労困憊（こんぱい）したときには慰めが得られ，怖がっているときには安心が与えられるのである．

ボウルビィのいう人間関係の基盤となるこうした感覚を，エリクソンは「**基本的信頼**」と名付け，幼児期の発達課題とした．

3 一人でいる能力

赤ん坊は母親に抱っこされているとき，まったく不安を感じることなく安心しきって母親に身を委ねている．このような経験を通して，やがて赤ん坊は，母親に抱かれていなくても，母親がそばにいると感じられるようになる．赤ん坊は，自分を取り巻く環境が安心できる空間であると感じている．つまり母親が環境になるのである．

この安全感のある環境を，ウィニコットは「**抱えられる環境**（holding environ-ment）」と呼んでいる．この環境の中で，赤ん坊は母親から離れて

plus α
ボウルビィ

Bowlby, J.M.（1907-1990）．イギリスの児童精神医学者．母子の愛着関係と，その喪失体験が人格の形成に及ぼす影響について考察した．子どもの情緒発達には愛情深い母親との接触がいかに重要であるかを提唱し，アタッチメント（愛着）理論を確立した．

plus α
甘え

日本の精神科医，精神分析家の土居健郎は「甘え」に関する著作を多数発表しているが，「甘え」は日本人の心性を特徴付けるものであるという．「甘え」は自然な信頼の情を示すものであり，愛情表現の一つであるととらえ，人格の発達に不可欠なこころの働きであると考える．いわゆる，「甘ったれ」や「甘やかし」といったものとは区別され，肯定的にとらえられている．

も母親と共にいるという感覚をもち続け，安心して自分に没頭することができる．これがウィニコットのいう「**一人でいる能力**（to be alone)」である．

ここでいう「一人でいる能力」とは，単に一人でいることができる能力だけを意味しない．周囲に人がいたら気になって落ち着かないというのではなく，近くに人がいてもいなくても，自分自身でいられる力ということである．このことは，周りに人がいてもいなくても，他者に影響されることなく自分のペースを守り，自分の取り組むべきことに専念できるということを意味する．

ウィニコットは，この一人でいる能力について，「他の人と一緒にいながら『一人でいる』という体験を基盤にすることにより，一人でいられる能力は発展する」と述べている．これはつまり，物理的には母親と一緒にいて，十分に母親の愛情を感じつつ，精神的には一人でいるという体験をすることによって初めて，人は自分を取り巻く環境を信じて，「一人でいる能力」を培うことができるようになるというのである．孤独は，人間の成長にとって必要な一つのステップなのである．

事例❸

抱えられる環境

作業療法に参加しているCさんを受け持った看護学生は，毎日一緒にその作業に参加していた．受け持ち当初，Cさんは，作業中も何かと学生に話し掛けてくれ，作業の間に休憩が入ると，学生にもお茶を入れてくれた．この状況を，学生はCさんから受け入れられていると思い，喜びを感じていた．

ところが数日たつと，Cさんは作業中は作業に没頭し，あまり学生に構わなくなった．学生は何か気にさわるようなことを言ってしまったのだろうか，嫌われてしまったのではないかと悩んだ．しかし，作業への行き帰りはいつもどおり楽しく会話できているのだった．

Cさんにとって，最初，見知らぬ人であった看護学生が，今は，気を使って引き留めておかなくても，そこにいて自分を見ていてくれると思える存在になったのである．学生の存在が気にならなくなり，そばにいてもいなくても，自分に没頭でき，作業に集中できる関係が確立したということである．

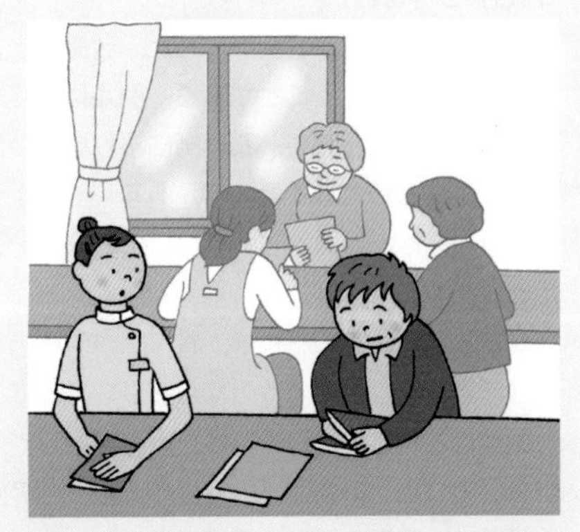

抱えられる環境

4 感情を受け入れる母親

皮膚と皮膚の接触を通しての無意識のコミュニケーションについて前述したが，ビオンはこれを，「コンテインーコンテイナー」のモデルであると説明した．これは一般的に「**内容と容器**」と訳される．

例えば，母と子の関係で見てみると，生まれて間もない赤ん坊は空腹や不安などを体験するが，この一人では耐えきれない不快な感情は，母親に投影され，母親という容器の中に投げ入れられる．つまりこの不快な感情を，「悪い乳房」のせいにすることで耐えやすくなるのである．またこのとき，母親もまた泣き叫ぶ赤ん坊によって，怒りや悲しみ，不安を感じさせられている．

この場合，赤ん坊がもっている不安や葛藤（かっとう）といった不快な感情は「内容」であり，それを受け止める母親は「容器」となっていると考えるのである．母親は赤ん坊をあやし，不安を和らげようとする．そこで，赤ん坊の感情は，わずかながら癒やされて耐えられる状況になり，母親から赤ん坊へ再び戻されるのである．赤ん坊はこのような経験を積み重ねながら，一人では解決できない耐え難い不快な感情も，母親にぶつけることで軽減でき，乗り越えられることを学習していくのである．

この「内容と容器」というモデルは，母親と赤ん坊の関係だけではなく，どの成長段階でも，さまざまな人間関係の中に認めることができる．感情を受け止めてくれる容器としての他者の存在は，母親から友人，先輩，恋人，配偶者，子どもといったように変化するかもしれない．しかし，人はいつも感情の容器である他者に助けられながら，自分の感情に対処しているのである．また臨床の場においては，このような関係性は，闘病生活を送る患者と看護師の間にも日常的にみられる．

事例❹

「内容」と「容器」

人は追い込まれた状況になると，健康なときにはみられなかったような行動をとることがある．例えば，終末期の患者は身体的なつらさに耐えられず，看護師に怒りをぶつけて怒鳴ったり，物を投げようとしたりすることがある．そのような様子を見て，家族は「普段はこんな人じゃないのに」と，その変わりように驚くことがある．

しかし，これらの怒りは，看護師が引き出したというわけではない．患者がぶつけようのない怒りを感じて，つらい状態にあるということである．このとき，患者の怒りや悲しみ，やりきれなさなどのつらい感情が「内容」であり，その感情をぶつけられる看護師は，患者の怒りの感情を受け入れる「容器」となっているのである．

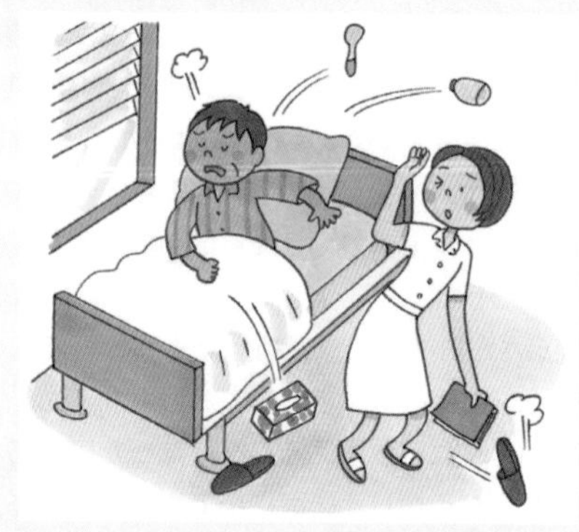

内容と容器

引用・参考文献

1）武井麻子．精神看護学ノート．第2版，医学書院，2005．
2）土居健郎．「甘え」の構造．弘文堂，1971．
3）Bowlby, J. 新版 愛着行動：母子関係の理論Ⅰ．黒田実郎ほか訳．岩崎学術出版社，1991．
4）Bowlby, J. ボウルヴィ 母と子のアタッチメント：心の安全基地．二木武監訳．医歯薬出版，1993．
5）Storr, A. 人格の成熟．山口泰司訳．岩波書店，1992．
6）Winnicott, D. W. 情緒発達の精神分析理論．牛島定信訳．岩崎学術出版社，1977．
7）Winnicott, D. W. 遊ぶことと現実．橋本雅雄訳．岩崎学術出版社，1979．

重要用語

対象関係論
言いようのない不安
部分対象関係
全体対象関係
万能感
絶対依存
原初的な一体化
相互補完的な関係
挫折体験
アンビバレンス
スプリッティング
妄想分裂態勢（妄想分裂ポジション）
分離不安
抑うつ態勢（抑うつポジション）
ほどよい母親
愛着（アタッチメント）
アタッチメント行動
こころの安全基地
基本的信頼
抱えられる環境
一人でいる能力
内容と容器

◆ 学習参考文献

❶ **土居健郎.「甘え」の構造. 増補普及版, 弘文堂, 2007.**
「甘え」は日本人独特の心理であり,「甘え」なくして日本人や日本文化は語れないと説く.

❷ **Segal, H. メラニー・クライン入門. 岩崎徹也訳. 岩崎学術出版社, 1977.**
クラインの思索と分析が, 丁寧にわかりやすく解説されている.

4

人生各期の発達課題：ライフサイクルとメンタルヘルス

学習目標

- 人間の成長発達やライフイベントに伴うストレスを理解し，それらがメンタルヘルスに及ぼす影響を考える．
- ライフサイクル各期におけるメンタルヘルスの特徴を理解する．
- 危機に対する反応とプロセスを理解する．

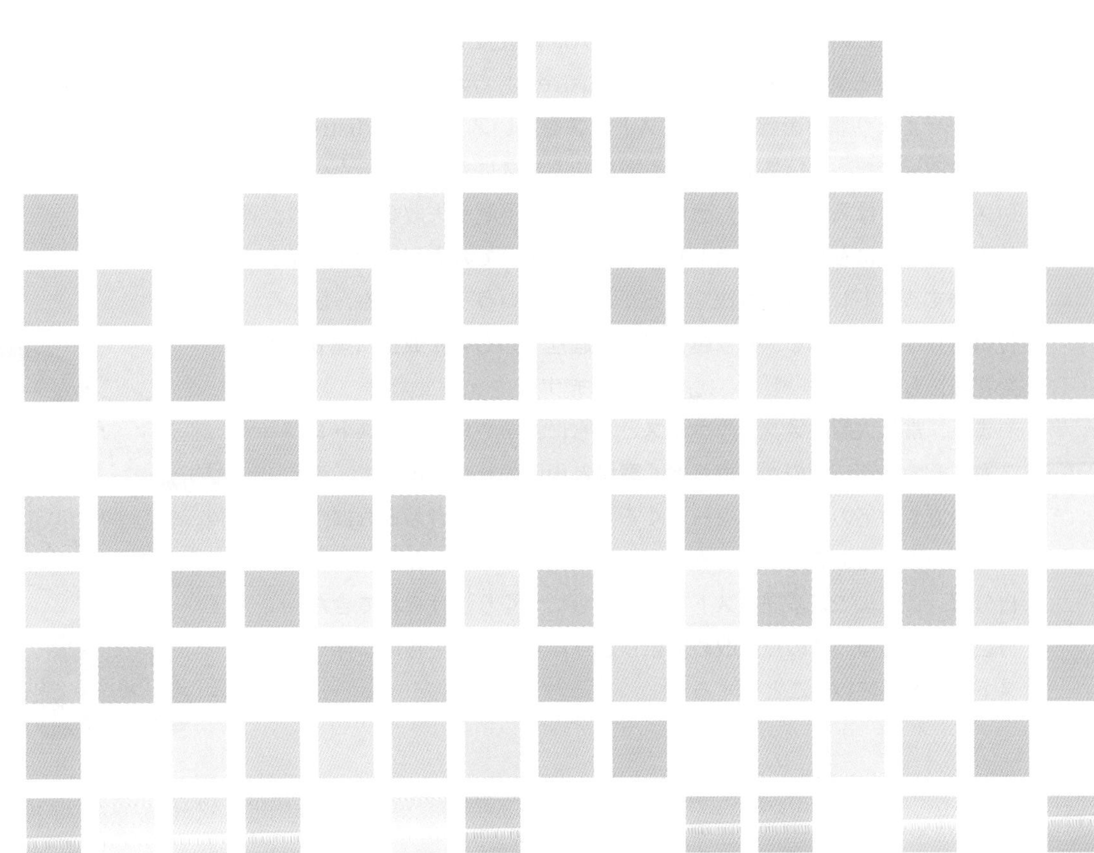

1 ライフサイクルとストレス

エリクソンは人のこころの発達は一生涯続くと考えたが，人は誕生してから乳幼児期，学童期，思春期，青年期，成人期，中年期，老年期とたどる発達過程の中で，人生各期に特有の発達課題を達成しながら成長する．ライフサイクルに伴う危機は，誰もが経験するものである．それは，人生各期に解決しなければならない課題でもあり，その課題が解決されない場合は，発達上の問題を生じることもある．こころの健康を考える上で，これまでストレスに直面したときにどのように対処してきたのかということや，なぜ今このような反応が出ているのかを考えるためには，その人の発達段階を理解することが重要な手掛かりとなる．

➡ エリクソンによるライフサイクルごとの課題については，２章２節２項 p.37 表2-2参照．

医学的には，「ストレス」と「ストレッサー」を分けて考えることが多い．「ストレス」とはストレスを感じている状態を指すが，「ストレッサー」はストレスの原因となっているもの，つまりストレスフルな状態を引き起こしている刺激そのものを指す．

ストレスの概念を医学の分野に導入した**セリエ**（Selye, H.）は，「ストレスは人生のスパイスだ」といっている．料理に使うスパイスは，料理の味を引き締めたり，香りを高め，食欲を誘う．ストレスは私たちにとって常に悪いものであるということではなく，良い刺激をもたらすこともある．

このように，ストレスにはマイナスイメージが伴いやすいが，私たちを人間として成長させ，その人生を豊かにするための，プラスのストレスもあることを知っておきたい．毎日の生活の中で，人間の成長や生活の質を向上させるような因子となる刺激を**良いストレス**（eustress），反対に人の生活や生き方に苦痛を与えたり悪い影響を及ぼすストレスを**悪いストレス**（distress）ととらえている．また，良いストレスにも悪いストレスにもなり得るものもある．良いストレスには入浴や快眠，悪いストレスには不眠や失敗などがあり，運動や仕事はどちらにもなり得るストレスである．すべての人がライフサイクルの中で経験するストレスは，解決できるかどうかということよりも，試行錯誤しながら対応し，乗り越えていく過程そのものが成長に重要な意味をもつ．

また，常に人間のメンタルヘルスとともにあるさまざまなストレスも，そのとき，その人を取り巻く環境と周囲の状況によって，受け止め方や対応の方法も異なってくる．危機となる場合もあれば，ならない場合もある．今，こうして社会の一員として存在している自分は，これまでの多様なストレスとともにつくり上げられてきた自己なのである．この点を改めて振り返りながら，人生各期に伴うストレスをみていくことにする．

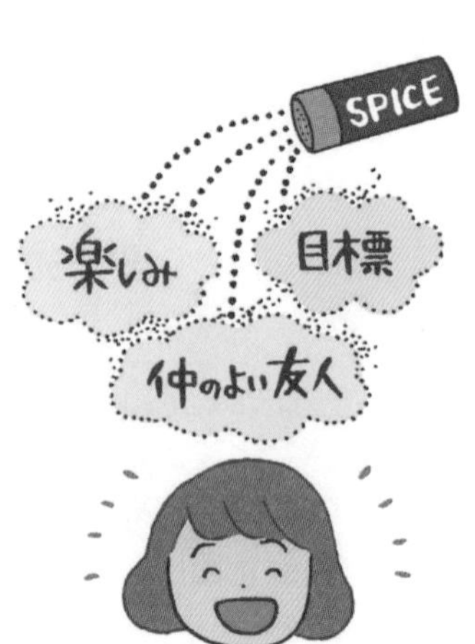

2 ライフサイクル各期における特徴と危機

1 乳幼児期（０～６歳ごろ）

1 新生児期・乳児期（０～１歳）の特徴

長い間，新生児は食欲や睡眠などの生理的な欲求を満たすために母親との関係を求める，単なる受け身的な存在であるとされてきた．しかし実際には，無力にみえる赤ん坊も，自ら周囲に働きかけようとする存在であることが明らかにされた．その行動は**インプリンティング**（**刷り込み**）によって獲得されるとローレンツは述べている．

アヒルやカモは生後間もなく，自分の目の前で動くものを追いかけようとする行動習性がある．多くの場合は母親だが，彼らは目の前で動くものの後をついて回り，一緒にいることによって仲間からはぐれず，餌を得ることができることを知るのである．これは人間の母親と赤ん坊の関係にも認められ，新生児の能動的な行動とされている．また「**アタッチメント行動**」とは，赤ん坊が生まれたときからすでにおっぱいを吸ったり，泣いたり，しがみつくなどの行動をして，対象に結び付こうとすることである．このとき母親は，赤ん坊の働きかけに対して応答することが大切であり，そうされることによって赤ん坊は母親との一体感に支えられ，生きていることを実感できるのである．

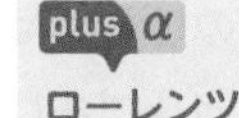

ローレンツ

Lorenz, K. (1903-1989). オーストリアの動物行動学研究者．主な著書に『ソロモンの指環』（早川書房），『人間性の解体』（思索社）などがある．

2 幼児期（１～６歳）の特徴

幼児期は，母親に見守られる中で，徐々に行動範囲を広げていく時期である．自分が安全だと感じられる範囲内で遊びを行っていた幼児が，母親を「こころの安全基地」として，母親と離れて出かけ，自ら行動範囲を広げていく．また，２～４歳ごろには自己主張を始めるようになり，**第一反抗期**と呼ばれる．幼児期後半になると，同年代の子どもたちとの遊びを通して，自己主張をし合ってぶつかったり，時には自分を抑えなければならないことも体験するようになる．

3 ライフサイクル上の危機

1 母親からの分離不安

この時期の危機は，主に母親との関係の中で体験する．母親に対する基本的な信頼感が得られている乳児は，母親と引き離されたときに泣き叫んで不安を表出する．母親との間に基本的な信頼感が得られないまま，母親との分離に不安を持ち続けていると，おねしょや夜泣き，指しゃぶり，爪噛（つめか）みなどが出現することもある．この傾向は周囲からのひきこもりや，病気にかかりやすい，表情がなくなるなどの依存的抑うつといわれる症状として進展することもある．

うつ状態の初期や軽度のうつ状態では，多動，過食，睡眠過多など，一見うつ状態とは反対にもとられる行動がみられることもあり，幼児期に特徴的なものである．

|2| 心身症

乳児期には母親の精神状態が子どもに与える影響が非常に大きい．母親の精神状態が不安定であると，子どもはそのことを鋭くキャッチし，感染しやすくなったり，心因性の発熱を引き起こすことがある．また，一部には，十数年後の思春期になってから，心身症（摂食障害が特に顕著），問題行動といったかたちで現れることもある．

2 学童期（6～12歳ごろ）

1 学童期の特徴

学童期のはじめは，乳幼児期と比較すると身体的発育は緩やかになるが，学童期の終わりごろになると，再び急速に発育する．知的面では，ものの見かけや外見に惑わされることなく，本質的な部分を考えられるようになったり，物事を系統立てて考えることができるようになる．また徐々に，論理的推論や科学的推論が可能となり，ほぼ成人の思考形態と同じになるといわれている．社会的には，人間関係の広がりをみせる段階でもある．学校の友人や教師など，これまでとは異なった集団の中での関係が構築され，そこでの自分の役割を認識したり，他者との関係を維持するために自分を抑えたり，他者と協調することを学ぶ．

2 ライフサイクル上の危機

|1| いじめ

いじめに関する報道は後を絶たず，いじめを苦にして自殺する子どもたちのことが社会的な問題として取り上げられている．文部科学省はいじめについて，「当該児童生徒が，一定の人間関係のある者から，心理的・物理的な攻撃を受けたことにより，精神的な苦痛を感じているもの」と定義し，毎年実態調査を行っている．

いじめには言葉での脅(おど)しや冷やかし，仲間外れ，暴力，無視など，さまざまなものがある（**表4-1**）．いじめの要因としては，核家族化，地域の人間関係の希薄さや，かつてのように子ども同士が思いきり遊んだり，けんかをして体をぶつけ合いながら遊ぶことが少なくなったことなどが挙げられている．遊びを通して，どんなことをしたら相手が傷つくのか，自分が同じようなことをされたらどう思うかといったことを考え，体験する場が減ってきているのである．さらに，教育において知識だけが評価される傾向が受験戦争に拍車をかけ，子どものストレスを増大させてきた．

一方，いじめられる子どもの側の特徴をみてみると，心身面に何かしらの問題を抱えていたり，集団の中にうまく溶け込めていない場合が多い．大人・子どもにかかわらず，集団には異質なものを排除しようとする傾向があるが，子どもの間では「排除」というかたちでいじめるケースが増えている．

近年のソーシャル・ネットワーキング・サービス（social networking

plus α

いじめの認知件数

文部科学省の調査（令和４年度）によれば，いじめの認知件数は，小学校で55万1,944件，中学校で11万1,404件，高等学校で１万5,568件，特別支援学校で3,032件の合計約68万2,000件となり，前年度（約61万5,000件）より増加した．

表4-1　小・中学生のいじめの態様

区　分	小学校		中学校	
	件数（件）	構成比（%）	件数（件）	構成比（%）
冷やかし・からかい	311,296	56.4	69,070	62.0
仲間外れ	67,337	12.2	10,026	9.0
軽度の暴力	141,850	25.7	15,731	14.3
激しい暴力	37,532	6.8	6,127	5.5
たかり	4,967	0.9	1,003	0.9
持ち物隠し	30,357	5.5	5,570	5.0
嫌がらせや無理強い	56,850	10.3	9,469	8.5
誹謗中傷	9,935	1.8	11,363	10.2
その他	25,389	4.6	3,899	3.5

複数回答．構成比は，各区分における認知件数に対する割合．
文部科学省．令和4年度児童生徒の問題行動・不登校等生徒指導上の諸課題に関する調査結果．

service：SNS）の利用率の高まりは，精神的健康へも大きな影響を与えており，いじめをはじめとするさまざまな社会的な問題に発展している．このような現象は，学童期に限らず，思春期もしくはそれ以降の年代でもみられる．

2　不登校

不登校*はこれまで，登校拒否などとも呼ばれてきた．不登校の原因は，「友達とうまくいかない」「勉強ができない」「いじめられる」「お母さんと離れたくない」「給食がまずい」「両親の仲が悪くて心配」などさまざまであるが，家庭や学校の状況が複雑に絡み合っていると考えられる．

しかし，不登校の子どもたちがすべて学校に行きたくないと思っているわけではなく，多くは学校に行きたい，学校に行かなければと思いながら，登校できないのである．そのストレスが精神症状や問題行動へと進展することもある．しかし，このような子どもの行動は，自分なりの発達上の課題を乗り越えようとする姿であるといえる．不登校は学童期でみられることが多いが，思春期や青年期でもみられる．

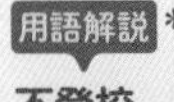
用語解説*

不登校

文部科学省の定義では，「不登校とは，なんらかの心理的，情緒的，身体的，あるいは社会的要因・背景により，児童生徒が登校しないあるいはしたくともできない状況にあるため年間30日以上欠席した者のうち，病気や経済的な理由による者を除いたもの」とされている．

plus α

スクールカウンセラー

学校において，児童・生徒の不登校や問題行動に対応するための相談業務を行う心理専門職．公認心理師や臨床心理士が行うことが多い．また災害発生時や学校で大きな事件が起こった後などに，生徒のこころのケアを行うこともある．

3　思春期（12～18歳ごろ）

1　思春期の特徴

思春期には身体的な成長とともに，性ホルモンの分泌が活発になり，性腺や性器の成熟が急速に促進され，第二次性徴を迎える．男子の場合は，身長が伸びる，声変わり，精通，体毛が濃くなる，筋肉が発達するといった現象が起こり，女子の場合は，月経が始まる，乳房が発達する，体毛の発生といった変化が起こる．同時に男らしさ，女らしさの自覚や性的な役割意識も高まる．

一方，近年では身体的な成熟に比べて，精神的成熟の遅れが指摘され，心身のバランスが取れず反社会的な行動につながることもある．また，徐々に自分なりの考え方や価値観をもち始めるこの時期は，**第二反抗期**と呼ばれる．それまで親や学校の先生などは絶対的な存在であり，尊敬の対象であったが，これまでのように依存したい気持ちと自立したい気持ちをコントロールできず，反発となって現れることもある．

2 ライフサイクル上の危機

|1| 校内暴力

校内暴力とは，子どもたちが学校の建物や備品を破壊したり，教師に暴力を振るったりする問題行動のことであり，1970年代の後半から注目され始めた．受験戦争が激しくなり，管理体制が強化される中で，彼らは常に評価されるという緊張にさらされている．

また，家の中でスマートフォンやゲームに熱中する子どもが増え，外で思いきり遊んだり友人と交流する機会は減りつつある．このため，子どもなりのストレスを発散させる場や手段も少なくなっている．

このような子どもに対して，彼らの行動を校則の強化や体罰で解決しようとする対応は，ますます彼らを窮地に追い込み，暴力というかたちでストレスを発散せざるを得ない状況を生み出すことになるのである．

|2| 家庭内暴力

家庭内暴力とは，親や兄弟などに暴力を振るったり，家の物を壊すことをいう．もともと「いい子」と呼ばれる子どもたちが，親に対する要求を暴力というかたちで表したものと考えられている．その行動の背景には親に甘えたい気持ちと，自立したい思いとの葛藤（かっとう）があったり，さらに認められたい，関心をもってほしいという要求が存在しているといわれる．自分の要求を表す子どもたちの問題行動は，現代の社会に対する意思表示ととらえることができる．

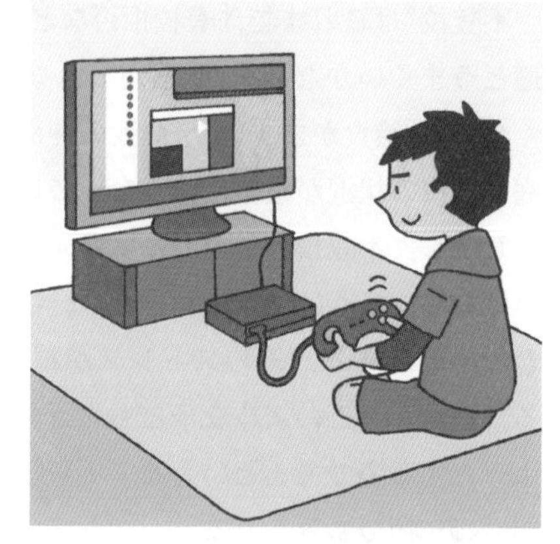

|3| 摂食障害

摂食障害は器質的な疾患ではなく，精神的な原因によって食行動の異常を来す状態で，若い女性に多いことから，**思春期やせ症**ともいわれる．「少し太った？」という何気ない友人の一言が，強いやせ願望へのきっかけになったり，ストレスを解消するためのやけ食いから始まることもある．

極端なやせを特徴とする**神経性無食欲症**（**神経性やせ症**）と，むちゃ食いを特徴とする**神経性過食症**（**神経性大食症**）とに大きく分けられる（**表4-2**）．この二つは一見異なる症状にみえるが，その原因は同じであり，成育過程における母親との関係など，家庭環境との関連が指摘されている．家庭の中の人間関係に対するストレスが，食行動の異常として現れると考えられている．

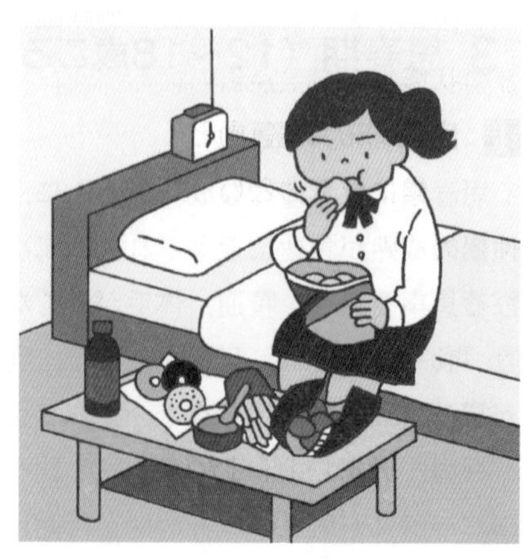

表4-2　摂食障害の主要なタイプの診断基準

類型	診断基準
神経性無食欲症 anorexia nervosa	1) 年齢と身長に対する正常体重の最低限か，それ以上を維持することを拒否する. 2) 体重が不足している場合でも，体重が増えることや肥満することに対して強い恐怖を示す. 3) 体重や体形の認知にゆがみがあったり，自己評価が体重や体形によって過剰に影響されたり，現在の低体重の深刻さを否定したりする.
神経性大食症 bulimia nervosa	1) むちゃ食いのエピソードの繰り返し．むちゃ食いのエピソードは以下の二つによって特徴づけられる. ①限られた時間（例：２時間以内）にほとんどの人が同じような時間に同じような環境で食べるよりも，明らかに多くの量の食物を食べること. ②そのエピソードの間は，食べることをコントロールできないという感覚（例：食べるのを止めることができないとか，食べるものの内容や量をコントロールできないという感じ）がある. 2) 体重の増加を防ぐために不適切な代償行動（例えば自己誘発性嘔吐，下剤・利尿剤・浣腸またはそれ以外の薬剤の乱用，絶食，過剰な運動など）を繰り返す. 3) むちゃ食いおよび不適切な代償行動はともに，平均して３カ月間にわたって，少なくとも週１回以上起こっている. 4) 自己評価が体形や体重の過剰な影響を受けている. 5) 障害は，神経性無食欲症のエピソードの期間中にのみ起こるものではない.

4 青年期（18～25歳ごろ）

1 青年期の特徴

家庭の中で親に保護されていた子どもたちは，青年期になると，精神的，経済的に自立することを求められる．この時期には社会における自分の役割や位置付けを明確にしながら，一方で「自分は何者なのか」という自らへの問いかけをする．これは同一性拡散と呼ばれ，この時期の大切な発達上の課題の一つである．

やがて試行錯誤しながら「自分は何のために生きているのか」という問いに対する答えを見つけ，危機を乗り越えることができるようになる．この状態が，**アイデンティティーの確立**（自我同一性の確立）であり，この時期には同じ目的や価値観をもつ友人と，将来にわたって支え合うことのできる永続的な対人関係を築こうとする．

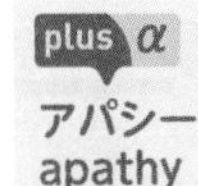

アパシー
apathy

無感動，無関心，冷淡，しらけなどと訳される．スチューデントアパシーの概念は，1961年にウォルターズ(Walters, P.A.）によって紹介された．男性にしばしばみられ，テストなどの競争場面を避ける傾向にある．

2 ライフサイクル上の危機

1 アイデンティティーの確立

a スチューデントアパシー

しばしば大学生にみられる無感動，無気力，目標の喪失，抑うつ，空虚感などの状態は，学生無気力症（スチューデントアパシー）と呼ばれる．ひきこもりに関連する問題行動として重要なものの一つである．無気力が主な症状であるが，常に無気力というわけではなく，アルバイトやサークル活動にはむしろ積極的なのが特徴である．このような状態は大学生に限らず，中学・高校・新入社員などにもみられ，総称して**アパシーシンドローム**と呼ばれることもある．

b 青い鳥症候群

童話『青い鳥』にちなんで，企業などに就職した後に「ここでは自分の才能が発揮できない」「自分はもっと正当に評価されるべきだ」などと夢を描き，理想の職場（幸せの青い鳥）を探して転職を繰り返す状態のことを「青い鳥症

plus α

『青い鳥』

メーテルリンク作の童話劇．貧しい木こりの家に育ったチルチルとミチルという兄妹の話．二人は夢の中で幸せを招く青い鳥を探していろいろな国を旅するが，結局，青い鳥を捕まえることができずに夢から覚めると，それまで見向きもしなかった家のキジバトが青い鳥になっていたという話である．

候群」と呼ぶ．彼らは「もっと自分を生かせる仕事があるはずだ」と思い込んでいるため，どのような状況においても満足できず，転職を繰り返すうちに挫折感が募ってしまう場合もある．理想ばかりを追い求めるのではなく，自分自身を冷静に振り返り，現状を見つめ直す機会をもつことが重要である．

2 出社拒否

学生生活を終え職業生活を始めると，職業人，社会人としての自覚が求められるようになり，いくつもの役割を与えられたり，上司からの納得のいかない指示に従わなくてはならないことがある．忍耐力や周囲との協調性も求められるが，組織に適応できず，社会的逃避を図る人が増えている．出社拒否は青年期から成人期，中年期にまたがる問題である．

3 ひきこもり

家庭内の問題や，学校や職場における不適応などが原因とされるが，この時期のひきこもりは統合失調症などの好発年齢であることも考慮しなければならない．ひきこもりは，問題行動や暴力と比べて経過が把握しにくく，治療的介入が遅れる場合が多い．図4-1に治療的支援の流れを示す．時間が経つにつれて社会から遠ざかってしまい，ひきこもりの状態が固定化してしまうこともある．周囲からは，何も考えていないように見えることもあるが，彼ら自身は何もしないことへの焦りや不安，罪責感などが募っていることが多いといわれている．ひきこもりは学童期からみられ，中年期においてもみられる問題である．

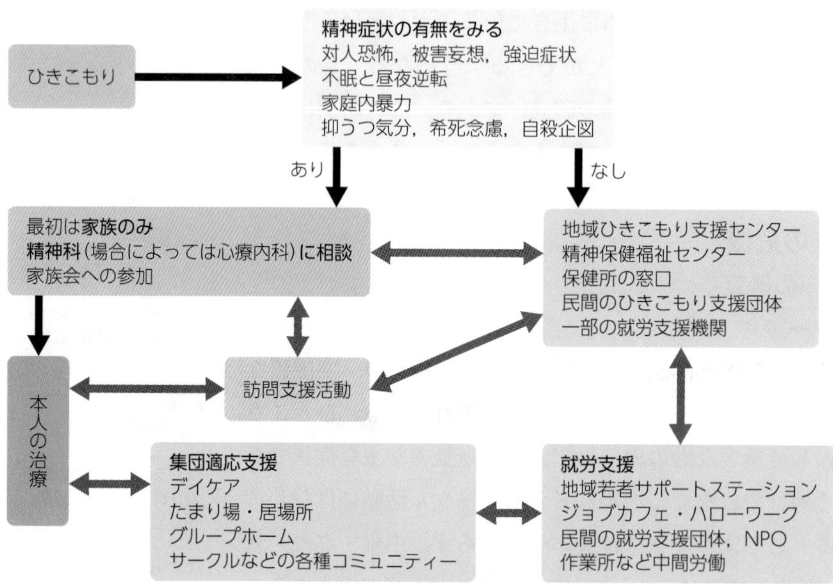

斎藤環．ひきこもりと精神医療・総論．医学のあゆみ．2014，250（4），p.246.

図4-1　ひきこもり問題への治療的支援の流れ

5 成人期（25～40歳ごろ）

1 成人期の特徴

この時期は身体的，精神的に安定し，一般的には結婚し，家庭をもち，子どもを産み育てる時期である．近年では結婚というかたちにこだわらず，多様なライフスタイルを選択する人も増えているが，未だに結婚をして一人前という考え方や，出産・育児を通して親としての役割を果たすことを求める人もみられる．

一方では，経済的に自立し，職業をもって経済活動の一端を担う時期である．これまで以上に社会的役割や責任は重くなり，ストレスも増大する．

2 ライフサイクル上の危機

1 燃え尽き症候群

燃え尽き症候群（バーンアウト）は，1970年代半ばにアメリカで話題になった言葉である．職業上のさまざまな条件のもとで，自分の仕事に対する無力感や嫌悪感，あるいは対象となる人に対する関心や思いやりを喪失し，心身ともに消耗した状態のことをいう．医師，看護師，ソーシャルワーカーなどにみられる現象としてとらえられてきたが，近年は医療・福祉関係者に限らず，教育者や警察官，消防隊員など，さまざまな対人援助職の間でみられるようになった．忍耐強く，献身的である人格が望まれて，「こうあるべき」という職業人としての姿を期待され，身体的にも精神的にもストレスを感じることが多いためと考えられている．

2 キッチンドリンカー

主に主婦が台所で一人で隠れて酒を飲むようになり，止めてくれる人もなく，そのままやめられなくなってアルコール依存症になるパターンが多いことから，このように呼ばれるようになった．女性のほうが男性に比べて，体重や女性ホルモンの影響によってアルコール依存の状態になるまでの期間が短いという特徴がある．問題飲酒の背景には，夫婦関係，子どもの問題，嫁姑関係といった家庭内問題があると考えられている．ストレスや葛藤を飲酒によって紛らそうとするのである．

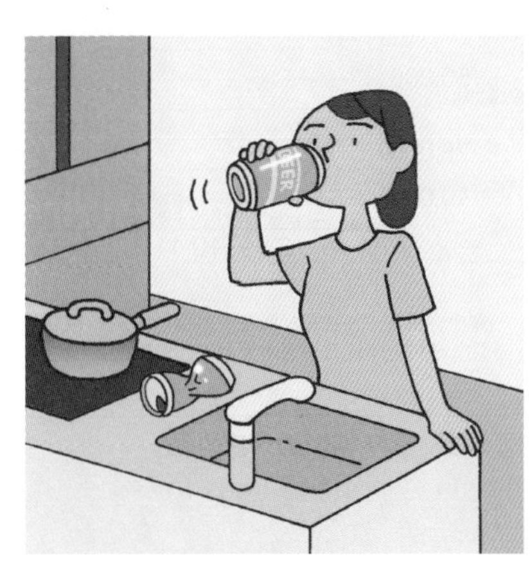

近年では，母親との間にさまざまな葛藤を抱える青年期の女性に，アルコール依存症が増えている．また，社会の一線で仕事をこなしてきた女性が，子育てのため家庭に入ることによって，社会に取り残されたように感じ，寂しさを紛らわせるために飲酒を始めることもある．一方，子育てと家事に追われていた専業主婦の場合，子どもの自立に伴う空虚感が飲酒のきっかけになることもある．ささいなきっかけから始まる習慣飲酒が，問題飲酒に進展してしまう可能性は誰にでもあるといえる．

|3| 職場不適応

学生という自由な立場から，社会人としての役割を期待される状況になると，新しい人間関係，業績や評価，転勤や配置転換など，組織の中で受けるストレスが増大し，職場での不適応状態が生じることがある．さらに近年では，リストラの対象が若い世代にも及ぶことによって不安にさらされるケースが多く，企業における精神保健のあり方が問われている．

|4| 児童虐待

毎日のように，テレビや新聞で子どもに対する虐待のニュースが報道されている．2000（平成12）年には**児童虐待の防止等に関する法律**が成立し，児童相談所に寄せられる虐待相談は年々増え続けている（図4-2，図4-3，図4-4）．

虐待をする親たちの中には，子ども時代に自ら虐待を受けた経験をもつ人が多いといわれている．つまり，子どものころ，暴力を振るう親に育てられた被害者であった人が，やがて自分の子どもを虐待する加害者になることがあると考えられている．虐待を体験した子どもは自己評価が低く，他者の批判を受け入れることが困難で，トラブルには衝動的な反応を示すといった傾向をもつといわれている．しかし，その後の人生で他者から愛される体験をすることができれば，新たな人間関係を確立することができる．

plus α

ストレスチェック制度

労働安全衛生法の改正により，2016年４月から職場でのストレスチェックが義務化された．従業員が自分のストレスの状態を知って早めに対処したり，産業医の面接を受けて助言をもらったりすることで，メンタルヘルスの不調を未然に防ぐことを目的としている．

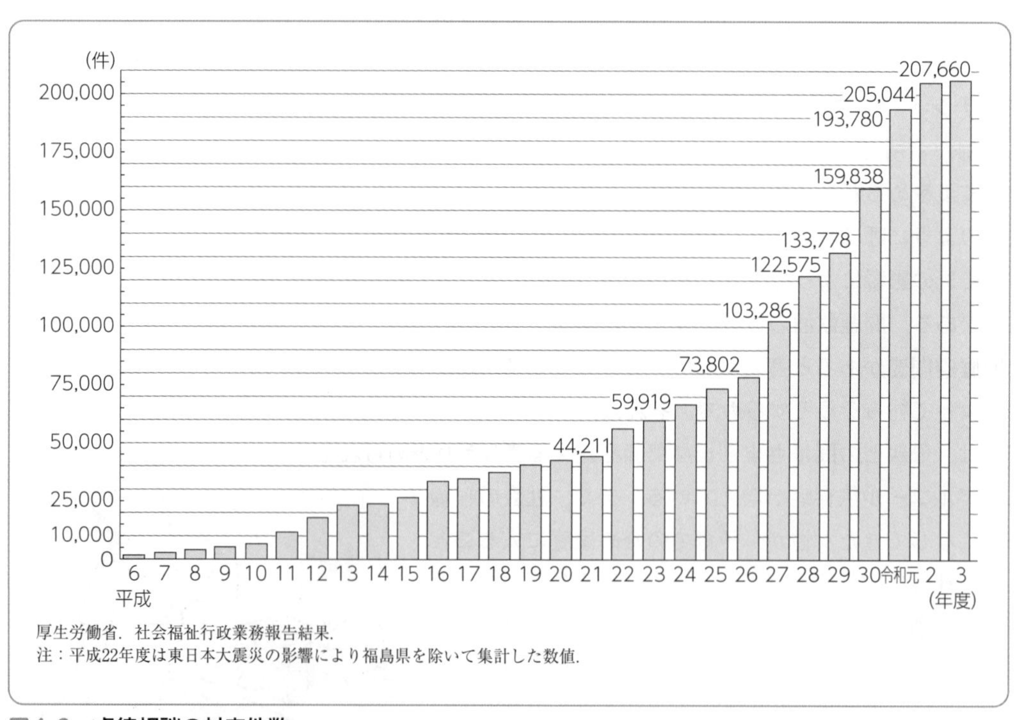

厚生労働省．社会福祉行政業務報告結果．
注：平成22年度は東日本大震災の影響により福島県を除いて集計した数値．

図4-2　虐待相談の対応件数

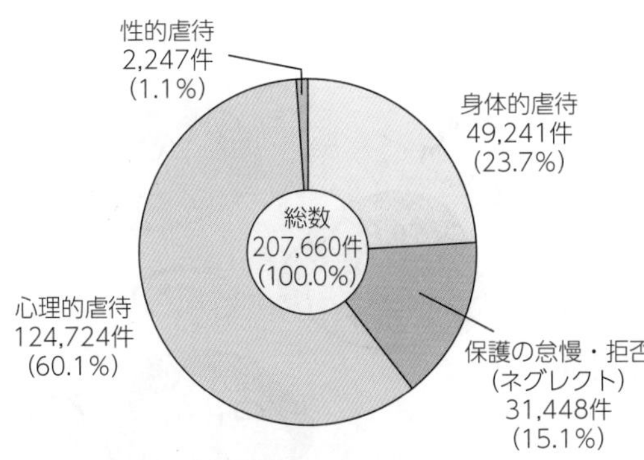

厚生労働省．令和３年度社会福祉行政業務報告結果.

図4-3　虐待の相談種別構成割合

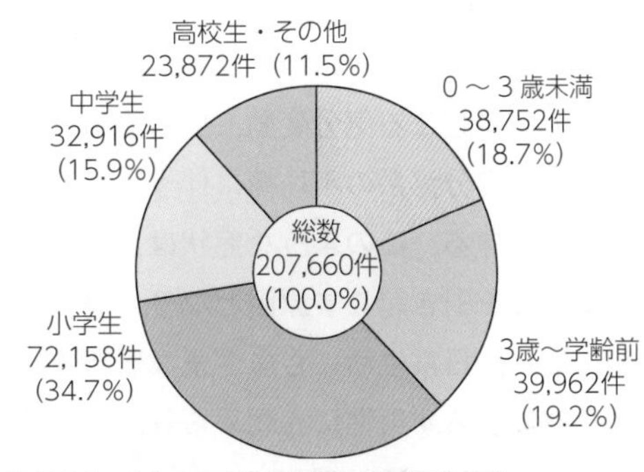

厚生労働省．令和３年度社会福祉行政業務報告結果.

図4-4　被虐待者の年齢別構成割合

6 中年期（40～65歳ごろ）

1 中年期の特徴

40歳は人生の折り返し地点とも呼ばれており，身体的，精神的に自己を見直す時期といえる．皮膚のしわが目立つ，体力が低下する，頭髪が薄くなる，性的機能が低下するなどの変化が現れ，老化を自覚せざるを得なくなる時期でもある．

しかし一方では，これまで多くの危機や困難を乗り越えてきた経験から自信につながったり，そのような経験によって自分が気付かなかった能力を新たに発見する時期でもある．この先の人生において予想される出来事にあらかじめ備えることができたり，何か問題が起こったとしてもうまくいくであろうという，精神的な余裕も生まれてくる．危機を乗り越えて今ある自分を再確認し，より個性的で成熟した人格を目指す時期ともいえる．人生の半分の期間をかけて築き上げてきた人生観や自らの価値観を振り返り，今までの経験をもとに，新たに何ができるかを考える時期といえる．

中年期になると，今まで抱いてきた夢や希望をもあきらめようとする人もいるが，地域や社会の中で多くの役割を担い，活躍してきた年代の人にしか引き受けられないことや貢献などがある．それは例えば，次世代の若者を育てることを通して自分自身の存在価値を見いだすなど，必要とされ求められることに対して満足感を得ることにもつながる．

2 ライフサイクル上の危機

1 仕事および家庭内のストレス

この時期には，社会的役割や地位の変化，転職，退職などによって，さまざまなストレスを生じ，抑うつ状態になったり，心身症や神経症性障害などがみられ，特に男性の自殺が大きな特徴となっている．一方，家庭においても子どもの進学や独立，老いた両親との同居や介護など，さまざまな葛藤が生じる可能性がある．

2 更年期障害

女性の約50％にみられるといわれている更年期障害は，閉経の前後に起こる気分変動，いら立ち，ほてり，発汗，めまいなど，内分泌系の不均衡に伴うさまざまな自律神経系の失調症状である．このような症状は，多くのストレスや情緒の不安定さを引き起こす原因となり，場合によっては抑うつ状態に陥り，日常生活にさまざまな影響を与える．更年期障害は女性に限らず男性にも認められ，うつ状態からさまざまな精神症状として現れる．

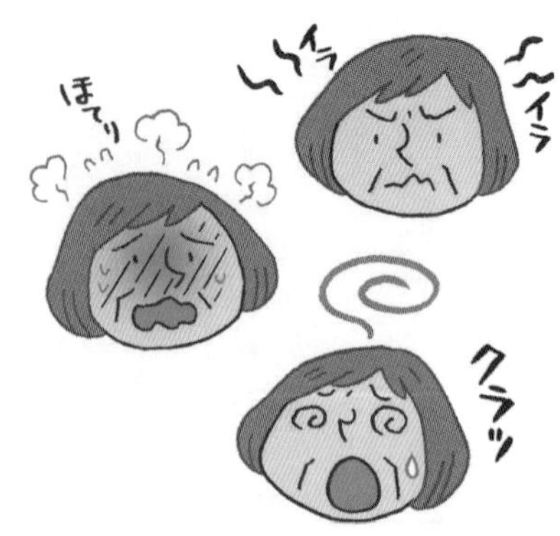

3 空の巣症候群

子どもが成長して自分の手を離れ，夫は多忙で帰りが遅く，家に一人で残されることが多くなった女性が空虚感や喪失感を抱え，抑うつ状態になることを空(から)の巣症候群といい，この時期に多くみられる．本来，子どもの自立は望ましいものであるが，子どもの世話を生きがいとしている専業主婦などの場合は，子どもの独立とともに世話をする対象をなくして，無気力や孤立感に陥ることもある．

4 うつ病，アルコール依存症

職場におけるストレスや，更年期障害，空の巣症候群などが引き金となって，うつ病やアルコール依存症に陥ることは少なくない．また，身近な人の死を体験することや，長年の習慣の積み重ねから生活習慣病*の徴候が出始めるなど，身体的な変化が健康上の不安を招く要因の一つとなり得る．

> 用語解説*
> **生活習慣病**
> 食生活・運動・睡眠・飲酒・喫煙などの生活習慣が，その発症・進行に関与する疾患群を指す．糖尿病，心筋梗塞，脳卒中，がんなどを含む．

7 老年期（65歳以上）

1 老年期の特徴

体力，視力，聴力などの衰えや，髪が白くなること，義歯になること，さらに記憶・注意力の低下，新しいものへの興味や関心が失われることなど，心身の老化は老年期の一般的な特徴である．また，老化がさまざまな疾患を発症する要因になったり，症状を助長することもある．そのほかにも，退職や地域・社会的な活動などからの引退をはじめ，子どもの成長に伴う家庭内での役割の変化，配偶者や大切な人の死など，さまざまな喪失体験をすることも，この時期の特徴である．子ども夫婦との同居に伴う家屋の建て替えなども，長年暮らした思い出深いよりどころを失うことにつながることがある．

しかし，失うものばかりではない．これまでの社会的責任やしがらみから離れて，自分自身の楽しみを手に入れたり，いつかやりたいと思っていたことにチャレンジできる時期ともいえる．ボランティア活動やさまざまな会合に参加するなど，生きがいに通じる活動を始める人もいる．

また，これまでの人生で経験したことや，さまざまな知識などを統合し，あるがままの自分を受け入れていく時期ともいえる．人や社会の役割など，つな

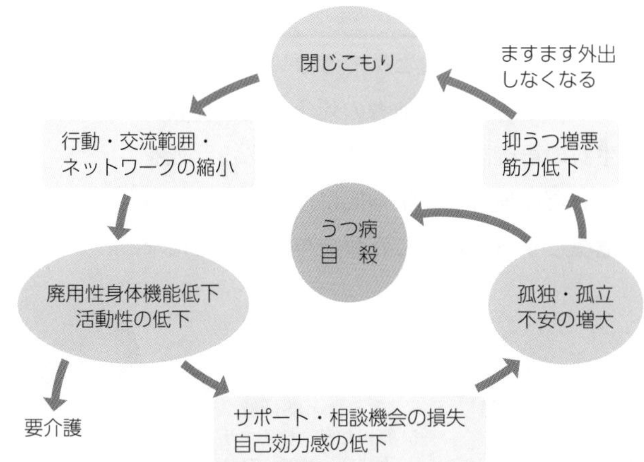

藤田幸司．高齢者の自殺および自殺予防対策．老年社会科学．2015，37（1），p.60.

図4-5　高齢者における身体的機能低下と心理的要因の悪循環

がりを喪失することが多いからこそ，本当の自己と向き合い，これまでの生き方を振り返る機会となる．それは，さらに失うものが多くなる今後に向けて，その現実にどう直面するのかを問われる時期ともいえる．落ち着いて物事をとらえ，他人の話にじっくりと耳を傾け，時には静かに耐えるなど，年齢を重ねてきたからこそみられる，さまざまな良い面が出てくる．衰えを感じながらも，日々の生活に満足感を得られる老年期を迎えたいものである．

2 ライフサイクル上の危機

|1| 喪失体験

喪失体験は老年期に限られたものではなく，ライフサイクル上の各期において誰もが経験することである．しかし，高齢者の喪失体験が危機となり得るのは，喪失体験がその先の新しい出会いにつながりにくいことや，これまで自分の支えとなっていたかけがえのないものを失うことで，大きな落胆を引き起こす可能性があるからである．

|2| 孤立

身体機能や社会的な機能が低下した高齢者には，子どもとの同居や施設への入所など，自分の意思が反映されない場所で生活することを強いられる場合がある．高齢者が新しい環境の中で，新しいつながりを築けず孤立した場合には，心身の負担がさらに増強することになる．

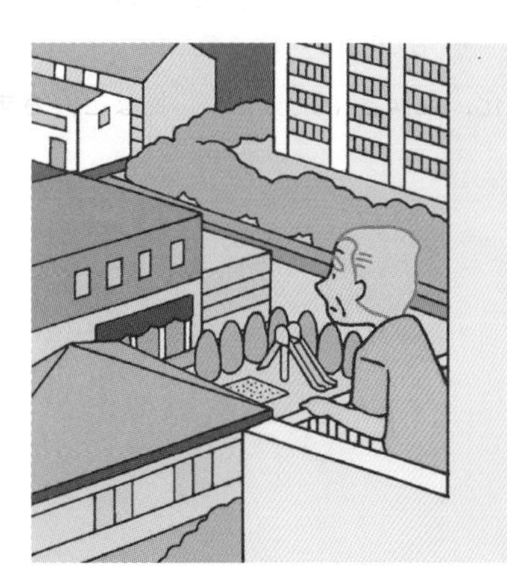

|3| うつ状態と自殺

青年期や中年期の男性の自殺者が多いことは前述したが，特に日本の女性高齢者の自殺率の高さは，世界でも有数である．配偶者や友人の死，かけがえのないものの喪失，楽しみの減少などから引き起こされるうつ状態や，身体疾患などがその要因と考えられている（**図4-5**）．

| 4 | 死を受け入れること

多くの人は死を前にして不安と恐怖をぬぐい去ることはできない．どの人にとっても，死は受け入れがたいものであろう．しかし他者の死を身近に体験することが，自分自身の死の自覚や死生観の再確認につながることもある．死を迎える高齢者の思いを周囲の人々がどれだけ理解し，精神的にサポートできるかということが，高齢者の「死」を危機とするか否かに影響を与えることになると考えられる．

引用・参考文献

1) 二木鋭雄．良いストレスと悪いストレス．日本薬理学雑誌．2007，129（2），p.76-79.
2) Lorenz，K．ソロモンの指環：動物行動学入門．改訂版．日高敏隆訳．早川書房，1987.
3) 太田保之．精神看護学：精神保健．第2版，医歯薬出版，1998.
4) 塩川宏郷ほか．小児の抑うつと不安．臨床と研究．2000，77（5），p.884-887.
5) 冨田和巳．ライフサイクルと心身症の特徴：小児期．臨床と研究．1997，74(11)，p.2676-2680.
6) 斎藤環．ひきこもりと精神医療・総論．医学のあゆみ．2014，250（4），p.243-248.
7) 藤田幸司．高齢者の自殺および自殺予防対策．老年社会科学．2015，37（1），p.57-63.

重要用語

インプリンティング（刷り込み）	摂食障害	燃え尽き症候群
アタッチメント行動	思春期やせ症	キッチンドリンカー
第一反抗期	神経性無食欲症（神経性やせ症）	職場不適応
分離不安	神経性過食症（神経性大食症）	児童虐待
心身症	アイデンティティーの確立	更年期障害
いじめ	スチューデントアパシー	空の巣症候群
不登校	アパシーシンドローム	喪失体験
第二反抗期	青い鳥症候群	孤立
校内暴力	出社拒否	自殺
家庭内暴力	ひきこもり	死

◆ 学習参考文献

❶ **服部祥子．生涯人間発達論：人間への深い理解と愛情を育むために．第3版，医学書院，2020.**
エリクソンの理論をもとに，生まれてから亡くなるまでの各期の発達過程をわかりやすく説明している．

❷ **滝川一廣．子どものための精神医学．医学書院，2017.**
子どもの側からの体験を発達課題と合わせて解説している．

5 現代社会とこころ

学習目標

- 現代社会の特徴とこころのありようについて理解し，その問題点を考える．
- 現代社会における家族のありようを理解し，親子関係のありかたについて考える．

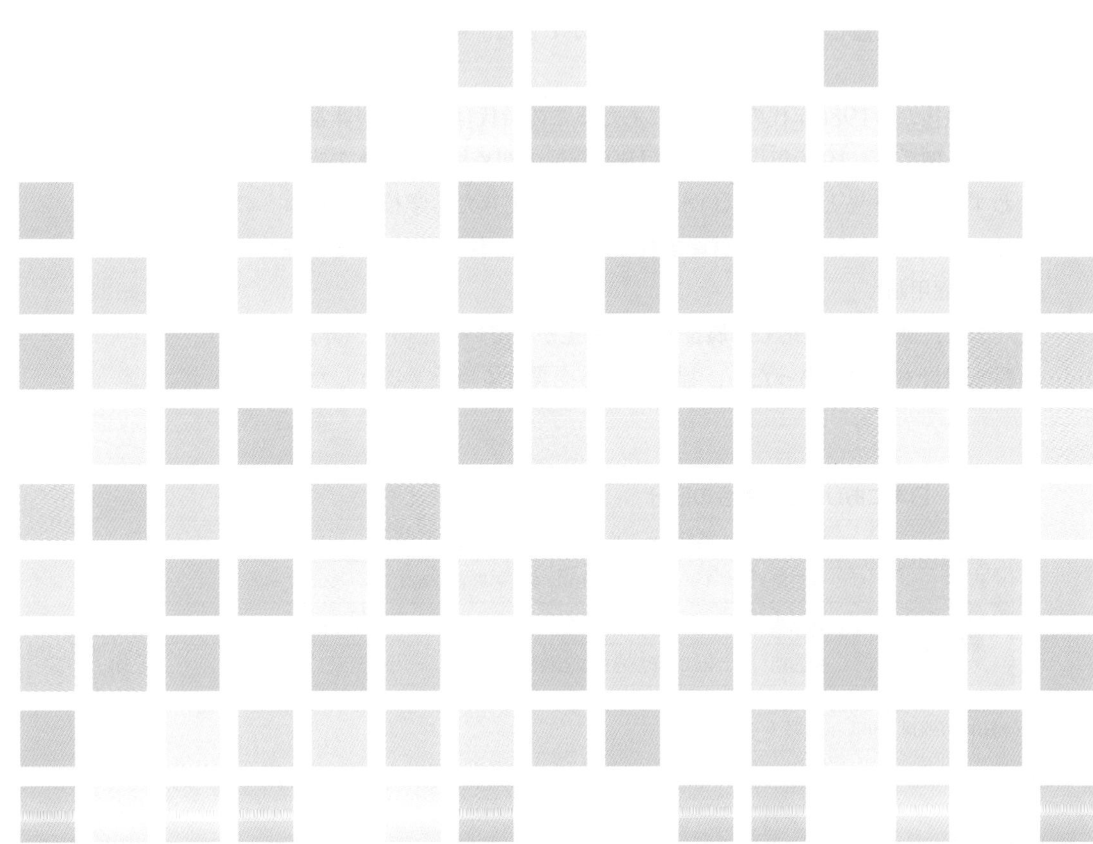

1 現代社会の特徴

現代社会とは，産業革命と民主革命を経て18世紀にヨーロッパで誕生した「近代社会の延長線上にある」[1]社会であるが，同じ近代社会といっても，200年以上前の時代と今日とでは，共通部分をもちつつも，社会のありかたは大きく異なっている．そのため現在では，近代社会を二つに区分する見方が一般的となっている．ここではドイツの社会学者であるベックにならい，**「第一の近代」**と**「第二の近代」**とする．

友枝[1]は戦後日本社会を四つの時期に区分した上で，第一期と第二期が第一の近代，第三期と第四期が第二の近代に当たると述べている（**表5-1**）．すなわち，終戦後から日本の近代化が本格化し，「豊かな社会」が実現された時期が日本における第一の近代であり，「そのような戦後社会の秩序が制度疲労を起こし，変動の中で新しい秩序が模索され始めた時期」が第二の近代である．つまり日本における第二の近代とは，1989年から始まる「平成」以降ということになる．では，第二の近代である現代社会はどのような特徴をもっているのだろうか．ここでは現代人のこころのありようと深く関連すると思われる「流動化」「個人化」「情報化」の三つを挙げる．

1 流動化

1 「第一の近代」における雇用

第一の近代は，さまざまな面で社会の基盤が安定した社会であり，人々は将来に一定の見通しをもって生活することができた．例えば仕事について考えてみよう．

終戦後から1980年代の終わりにあたるこの時代は，雇用が非常に安定していた．例えば，1960年代半ばから1990年代の初めまで，日本の完全失業率はわずか１～３％と極めて低い水準が維持されてきた．学校から仕事への移行はスムーズになされ，一度就職すれば定年まで仕事を続けることが期待できた（終身雇用制）．

また，勤続年数に応じて職位や給料も上がっていったので（年功賃金制），将来設計も容易であったし，福利厚生も充実していた．こうした雇用の安定

表5-1　日本における近代社会の区分

第一の近代	第一期	終戦から1955年までの復興期
	第二期	1955年から1989年までの高度経済成長期・安定成長期
第二の近代	第三期	1989年から2009年までの停滞のなかでの変動期
	第四期	2009年から始まる模索期

友枝敏雄．“社会学の方法：社会を科学する”．Do！ ソシオロジー：現代日本を社会学で診る．友枝敏雄ほか編．改訂版，有斐閣，2013，p.1-22を参考に作成．

が，生活の安定や気持ちの安定につながっていた部分は小さくなかったと考えられる．

2 「第二の近代」における雇用

平成に入ると，仕事をめぐる状況は**流動化**していく．1990年代初頭に起きたバブル崩壊とそれに続く長期不況によって完全失業率は上昇の一途をたどり，有効求人倍率も落ち込んでいった．ちょうどこの時期（1990年代から2000年代半ばごろ）に高校や大学を卒業した世代の中には，なかなか正規の職に就くことができず，フリーターや契約社員といった不安定な雇用形態を選ばざるを得なかった者も多い（就職氷河期）．

さらに，消費者のニーズの多様化や流行のサイクルの加速化，海外企業との競争の激化に対応するため，企業はますます柔軟な経営を求められるようになり，スリム化，合理化，効率化が徹底されていった．こうして派遣やパート，契約社員といった不安定な雇用形態で働く非正規労働者は平成の30年で増え続け，いまや労働者全体の４割に迫るまでになっている（図5-1）．こうした雇用の流動化によって，労働者の働き方は不安定なものとなり，将来も見通しにくいものになっていく．

以上のような現代社会における流動性の高まりは，仕事に限ったことではなく，家族や地域コミュニティーなど，あらゆる領域で起きている．社会学者のバウマンは，こうした状況を踏まえて，現代社会を「リキッド・モダニティ*」と呼んでいる．

用語解説*
リキッド・モダニティ
バウマンは，人々が企業やコミュニティー，家族といった中間集団に包摂され，社会生活が一定の堅牢性・安定性を備えていた時代（日本でいえば1980年代ごろまで）を「ソリッド・モダニティ」と呼ぶのに対し，そうした中間集団を含め，あらゆるものが液状化し，不確実性や不安定性を増した時代（日本では1990年代以降）を「リキッド・モダニティ」と呼んでいる．

2 個人化

1 共同体から自立した存在へ

個人化とは，人々が伝統や共同体の拘束から解放され，より自立的な存在となっていく過程であり，その意味で個人化は近代化とともに始まったといえる．近代以前の社会においては，どのような仕事に就くかや誰と結婚するかは，共

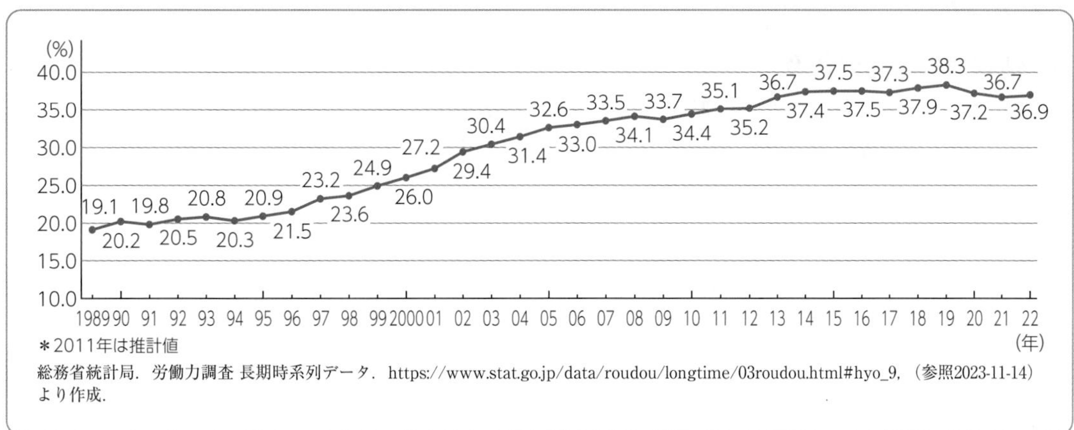

＊2011年は推計値
総務省統計局．労働力調査 長期時系列データ．https://www.stat.go.jp/data/roudou/longtime/03roudou.html#hyo_9，（参照2023-11-14）より作成．

図5-1　非正規の従業員・職員割合の推移

同体や家（イエ）の論理によって決まっていたが，近代に入ると，職業選択の自由や結婚の自由が認められ，人々は自らの選択によって人生を形作っていくことのできる，より自立した存在となっていく．このように個人化が進むことで人々の自由が増えるわけであるが，他方でそれは，選択に伴う失敗のリスクの高まりや他者とのつながりの喪失をもたらすという側面ももっていた．

2 個人化に伴うリスク

第一の近代においては，学校や家族，企業といった中間集団が機能していたため，人々は過度にこうした生活上のリスクや孤立の不安にさらされることはなかった．学校ごとに卒業後の就職先が保証されていたし，企業に入れば長期安定雇用が期待できた．一定の年齢になればほとんどの人が結婚でき，離婚する可能性も低かった．つまりこの時代は，学校を出たのに就職先がない，キャリアの途中で失業する，配偶者から離婚を突き付けられるといったリスクが相対的に低く抑えられた「**ローリスク社会**」だったのである[4]．

しかし，日本社会が第二の近代に入ると，学校や家族，企業といった中間集団は，かつてのような安定性を維持できなくなっていく．学校はもはや就職を保証する場所ではなくなり，企業も定年まで労働者を雇い続けるだけの体力を失った．勤務先の会社が倒産したり，定年前にリストラされたりすることも今では珍しくないし，先述したように，最初から就職の道を閉ざされる若者も多い．

また家族についても，後述するように，未婚化や非婚化が進行し，離婚率も高まっている．このように現代社会において人々は，文字通り「個人」として自らの人生を独力で切り開いていかなければならなくなったのである．

それは単に生活全般のリスクが高まるということだけでなく，リスクへの対応がますます個人に求められるようになるということである（リスクの個人化）．さらには，すべてが個人の選択に委ねられる以上，その結果もまた個人で引き受けなければならなくなる．そうした意味で，現代社会は徹底した「**自己責任社会**」であるともいえる．

3 情報化

1 情報通信機器の普及

農業社会，工業社会に続く社会形態として**情報社会**が注目されたのは1960年代から70年代にかけてのことであるが，1990年代に入ると，インターネットや携帯電話の普及によって，われわれの社会生活は大きく変化した．仕事ではインターネットやパソコンを使うことが一般的となり，テレワークを導入する企業も増えてきた．日常生活においても，いまやインターネットは欠かせないものになっている．

また，人間関係，とりわけ若者世代の人間関係に与えた影響も大きい．例えば，2010年以降に普及し始めたスマートフォンの所有率は2017年の時点で，6～12歳で30.3％，13～19歳で79.5％となっている（平成30年版情報通信白書）．つまり，現代では小学生で３人に１人，中学生と高校生では５人に４人がスマートフォンを所持しているということである．スマートフォンの利用目的は多岐にわたるが，10代で最も多いのが「SNSを見る・書く」である（平成30年版情報通信白書）．若者たちはこうした**SNS***を縦横無尽に活用して，友人と日夜連絡を取り合い，「つながり」を形成している．

用語解説*
SNS
social networking serviceの略で，人々がウェブ上で社会的ネットワークを構築するためのサービスの総称．LINEやX（旧 Twitter），Tik Tok, Facebook, Instagramなどがよく知られている．

2 情報社会がもたらす問題

こうしたネットを通じたやりとりは，時間や空間の制約を超えた他者との交流や，新たなコミュニティー（居場所）の創出を可能にする一方，さまざまな問題も引き起こしている．例えば，四六時中SNSをチェックしていないと不安になってしまう「**SNS依存**」はその一つである．加納[5]は，「メールが来たらすぐに返事をしなければいけないという強迫観念に駆られ，ケータイを片時も放せない状態」を「即レス症候群」と名付けているが，状況はスマートフォンが携帯電話に取って代わった現在においても変わっていない（コミュニケーションアプリの既読表示機能などにより，こうした「即レス」へのプレッシャーは高まっているようにさえみえる）．

また，インターネット利用の増大により，「携帯電話やパソコンを通じて，インターネット上のウェブサイトの掲示版などに，特定の子どもの悪口や誹謗・中傷を書き込んだり，メールを送ったりするなどの方法」で行われる「ネット上のいじめ」（文部科学省「ネット上のいじめに関する対応マニュアル・事例集」）も問題になっている．令和元年度児童生徒の問題行動・不登校等生徒指導上の諸課題に関する調査結果によると，いじめの態様のうち，「パソコンや携帯電話等で，誹謗・中傷や嫌なことをされる」ケースは，小学校5,608件（いじめ全体の構成比1.2%），中学校8,629件（同8.1%），高校3,437件（同18.7%），特別支援学校250件（同8.1%），全体では１万7,924件（2.9%）となっており，新たなタイプのいじめとして広がりつつあることがわかる．

2 現代社会とこころの問題

1 自　殺

1 自殺者数の推移

自殺は大きな社会問題である．日本での自殺者数は，統計をとり始めた1978（昭和53）年から1990年代中ごろまでは２万人台前半で推移していたが，バブル崩壊の影響が深刻化し始める1998（平成10）年に，前年の２万4,391人から8,472人増えて３万2,863人となり，その後，2011年までの13年以上にわたって，年間の自殺者数が３万人を超えるという状態が続いた（➡p.35 図2-4参照）．政府は，2007（平成19）年に**自殺対策基本法**を制定し，自殺の予防と自死遺族の支援に取り組んできた．その成果もあり，自殺者数は

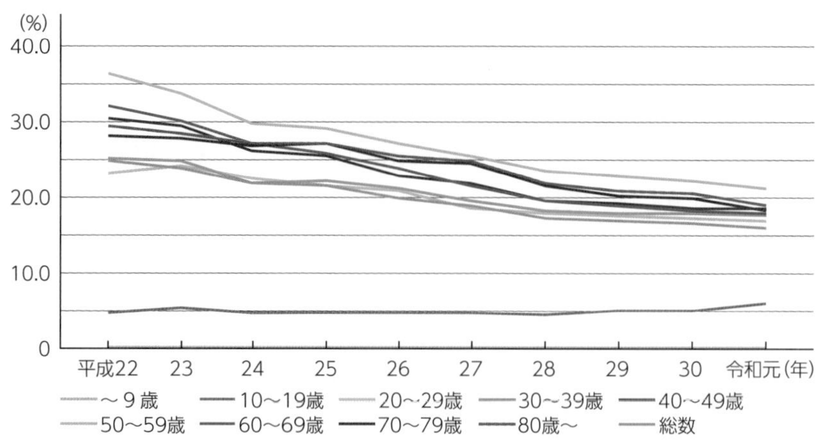

厚生労働省自殺対策推進室・警察庁生活安全局生活安全企画課．令和元年中における自殺の状況．

図5-2　年齢階級別自殺死亡率（人口10万人当たりの自殺者数）の年次推移

2010年から減少に転じ，その後10年連続で減り続け，2019年には２万169人となり，統計開始以来最少の自殺者数となったが，2020年は新型コロナウイルス感染症の影響もあってか，自殺者の数は２万1,081人と増加している．

このように，ここ10年あまりをみれば日本の自殺者数は減少傾向にあるが，それでも年間で２万人以上の人が毎年自殺で亡くなっており，依然として深刻な状態が続いている．特に留意すべきは，20代以上の自殺者数が減っているのに対し，10代の自殺者数はほぼ横ばいで推移しているということである（ここ数年に限っていえば増加傾向にある，図5-2）．平成30年度の「年齢階級別，原因・動機別自殺者数」によると，自殺の原因・動機は，10代では学校問題（188人）が一番多く，次いで健康問題（119人）や家庭問題（116人）となっている．

2 インターネットと自殺との関わり

近年の自殺に関して，もう一点留意しておかなければならないのが，インターネットの存在である．１節で述べたように，情報化の急激な進展は現代社会の特徴の一つであるが，それは自殺をめぐる状況にも少なからず影響を与えている．例えば，匿名サイトで知り合った者が集団自殺を遂げたり，ネット上で得た情報をもとに硫化水素を用いた自殺が群発したりと，「ネット自殺」と呼ばれる現象が増えている．また，2017（平成29）年に神奈川県座間市で起きた連続殺人事件が社会に与えた衝撃は大きく，インターネットと自殺の関わりが改めてクローズアップされることとなった．

他方でインターネットは，自殺防止の有効な手段としても活用されている．例えば2017年に見直しが行われた**自殺総合対策大綱**では，「社会全体の自殺リスクを低下させる」ための施策の一つとして，「ICTを活用した自殺対策の強化」が盛り込まれている．また先述した座間市の事件を受け，厚生労働省は平成30年から自殺防止を目的にSNSを活用した相談事業を行っている．2019年

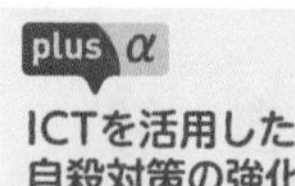

ICTを活用した自殺対策の強化

ICTは，information and communication technologyの略で，情報通信技術もしくはそれを用いたコミュニケーションを指す．近年，インターネットの普及やそれに伴う自殺とのつながりを踏まえ，SNSで自殺に関する用語を書き込んだり，検索したりしたユーザーを相談窓口に誘導するなどの取り組みが模索されている．

度の相談件数は延べ４万5,106件となっており，相談者の年齢層では，19歳以下が43.5%，20代が39.9%と，若年層が８割以上を占めている．こうしたことからも，SNSが特に若者世代にとっての重要な相談の受け皿になっていることがうかがえる．

2 自傷行為

自傷行為とは，「自殺以外の意図から自分の身体に，死には至らない程度の損傷を与えること」[6)]で，**リストカット**などがよく知られている．3,000人あまりの中高生を対象にした調査によれば，9.9%（男子7.5%，女子12.1%）に自傷行為の経験がみられたという[7)]．

自傷行為は「人の気を引くために行われる行動」と思われがちだが，松本[8)]は，それは本質を見誤っており，むしろ「孤独な対処行動」と理解すべきだとしている．また，自傷行為は一人の状況でなされ，周囲の人にも報告されないことが多いという[8)]．つまり自傷行為は，怒りや不安，絶望感を抱えている者が，それを誰にも相談できず，一人で解決しようとして行われる側面があり，「その根底には人間不信がある」といえる．

自傷行為は「自殺以外の意図」で行われるものであり，自殺企図とは明確に区別されるが，ここにも大きな問題が二つあると松本は指摘する．一つは自傷行為が「一時しのぎ」でしかなく，苦痛の原因になっている事態は根本的な解決がなされないまま複雑化・深刻化してしまうことが少なくないということである．もう一つは，自傷行為が繰り返されることで「耐性」が生じ，行為がエスカレートしやすいということである[8)]．

3 ひきこもり

ひきこもりとは，「さまざまな要因の結果として社会的参加（義務教育を含む就学，非常勤職を含む就労，家庭外での交遊など）を回避し，原則的には６カ月以上にわたっておおむね家庭にとどまり続けている状態（他者と交わらない形での外出をしていてもよい）を指す現象概念」（厚生労働省2010年ガイドライン）で，1990年代ごろから注目されるようになった．

内閣府が2015年に行った全国調査によれば，15～39歳までの年齢でひきこもり状態にある人の数は54万1,000人と推計されている．「現在の状態になったのは何歳ごろか」という質問については，「14歳以下」（12.2%），「15～19歳」（30.6%），「20～24歳」（34.7%），「25～29歳」（8.2%），「30～34歳」（4.1%），「35～39歳」（10.2%）と，若年層の幅広い年代でひきこもり状態になり得ることが示されている．また，「現在の状態になったきっかけ」としては，不登校や職場になじめなかったという理由を挙げている人のほか，就職活動の失敗，人間関係のトラブル，病気と回答している人も一定数いる．

従来，ひきこもりは若年世代の問題としてとらえられていたが，近年，ひきこもりの長期化に伴い，必ずしもひきこもりは若者に限った問題ではなくなってきていることが認識されている．こうした事態を受けて，内閣府は2018年，40～64歳までの人を対象とした実態調査を行った．その結果，この年代でひきこもり状態にある人は，全国で61万3,000人に上るとの推計値が出されている．こうしたひきこもりの高齢化・長期化に伴って浮上してきたのが，**8050問題**と呼ばれるものである．8050問題とは，80代の高齢の親のわずかな収入で，同居する50代の子どもとの生活を支えている世帯が増えている昨今の状態を指す．こうした世帯は経済基盤が脆弱（ぜいじゃく）であるが，周囲との交流が乏しいことも多く，困窮や孤立のリスクが高いとされる．

4 不登校

以前は「登校拒否」という表現が使われることが多かったが，1990年代に入ると，より価値中立的な表現である「**不登校**」が使われるようになった．文部科学省の令和２年度児童生徒の問題行動・不登校等生徒指導上の諸課題に関する調査結果によると，小学校の不登校児童数は６万3,350人，中学校の不登校生徒数は13万2,777人となっている．不登校児童生徒数は，平成前半に増加し，その後，小幅で増減しながら推移し，2007（平成19）年以降は緩やかに減少していたが，2012（平成24）年に入ると増加に転じ，ここ数年は急増している．

不登校児童生徒の在籍校数をみると，小学校が71.4％，中学校が90.7％となっており，特に中学校に関しては，ほとんどの学校に不登校の生徒が在籍している状態であり，不登校はいまや一部の児童生徒に限ったものではなく，どの学校にも存在する一般的な現象といえよう．

不登校の要因（小・中合計）としては，「無気力・不安」が46.9％で最多になっており，以下，「生活リズムの乱れ・あそび・非行」（12.0％），「いじめを除く友人関係をめぐる問題」（10.6％），「親子の関わり方」（8.9％）と続く．不登校の原因が児童生徒本人の気持ちや生活状況だけでなく，学校での友人関係や家庭内での親子関係など，多岐にわたることが示唆されている．

少子化によって子どもの数が減少しているにもかかわらず，不登校児童生徒数が増加している現状を，国は「生徒指導上の喫緊の課題」と位置付け，さまざまな支援策に取り組んでいる．そこでの基本的な考え方は，単に「学校に行くこと」を目的とするのではなく，「児童生徒が自らの進路を主体的にとらえて，社会的に自立すること」を重視し，不登校特例校や夜間中学での受け入れ，民間施設（**フリースクール**など）やNPOとの連携を図りながら，多様な学びの機会を提供するというものである．また，家庭内や学校内での問題が不登校の大きな要因になっていることから，家庭への支援や「不登校が生じないような学校づくり」も重要な課題として挙げられている．

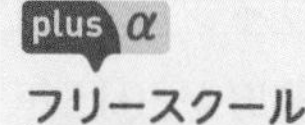

フリースクール

明確な定義はないが，主に不登校の子どもに対して居場所や学びの場を提供することを目的に運営されている民間施設を指す．1990年代からは，在籍校の校長の裁量でフリースクールなどに通った期間が出席とみなされるようになった．文部科学省が2015年に行った調査では，全国で474の団体・施設が確認されている．

5 ドメスティックバイオレンス（DV）

かつて「家庭内暴力」といえば，子どもから親への暴力がイメージされたが，現在社会問題化しているのは，親しい男女（夫婦に限定されない）間で生じる暴力で，これを「**ドメスティックバイオレンス（DV）**」と呼ぶ．2001（平成13）年に**配偶者からの暴力の防止及び被害者の保護等に関する法律（配偶者暴力防止法）**が施行されて以来，DVに対しては大きな関心が寄せられてきた．DVは身体的暴力のみならず，性行為を強要するといった性的暴力，人格を否定するような暴言を吐いたり，生活費を渡さなかったりする精神的暴力を含む．

全国にある配偶者暴力相談支援センターに寄せられた相談件数は増加傾向にあり，2002（平成14）年には３万5,943件だったものが，2022（令和４）年には12万2,010件にまで増加している（**図5-3**）．また，警視庁の「配偶者からの暴力事案の概況（令和２年）」によれば，DV相談者の性別は男性が1,800人，女性が6,827人で，女性が全体の約８割を占めていることがわかる．DVは被害を直接受けた配偶者だけでなく，その様子を面前で目撃していた子どもの精神状態にも深刻な影響を与えることから，そうした行為は次項の「児童虐待」の一つとして位置付けられる．

6 児童虐待

かつて親から子どもへの暴力は，「しつけ」の一環とされ，社会的に対処すべき問題とは考えられていなかった．だが，1989年にあらゆる形態の暴力から児童を保護することを締約国に求める**児童の権利に関する条約（子どもの権利条約）**が国連総会で採択され，また，親による暴力によって子どもが亡くなるケースが続いたことで，90年代に入ると，子どもに対する親の暴力が**児童虐待**として問題化されるようになった．そして，2000年には**児童虐待の防止**

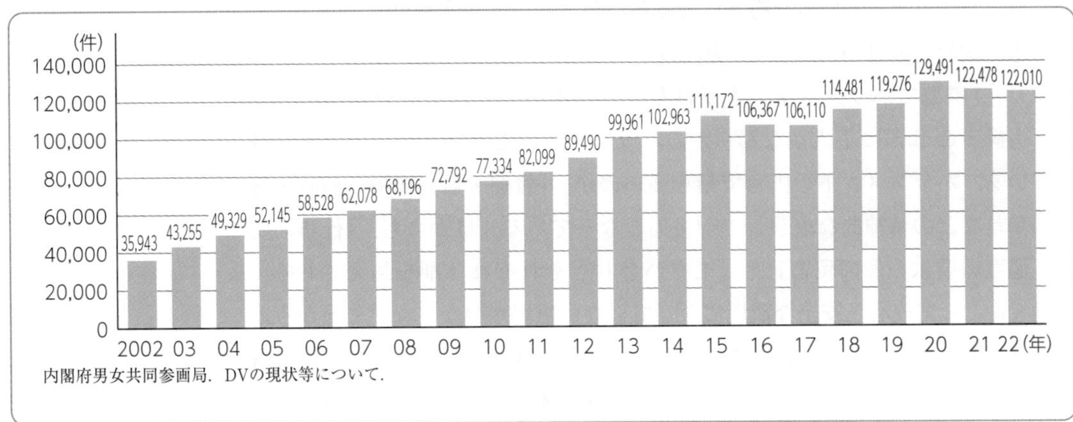

内閣府男女共同参画局．DVの現状等について．

図5-3　配偶者暴力相談支援センターにおける相談件数の推移

等に関する法律（**児童虐待防止法**）が施行され，以降，児童相談所の機能強化や通告義務の範囲拡大など，児童虐待を防止するためのさまざまな取り組みがなされてきた．

児童虐待には，①身体的虐待，②性的虐待，③ネグレクト，④心理的虐待があり，相談対応件数は年々増加している．厚生労働省によると，2021（令和３）年度に児童相談所が児童虐待相談として対応した件数は20万7,660件で，前年度より1.2％増加し，過去最高を記録した．内容別でみると，身体的虐待（23.7％），ネグレクト（15.1％），性的虐待（1.1％），心理的虐待（60.1％）となっている．心理的虐待の増加理由としては，児童のいる家庭での配偶者間の暴力（面前DV）について，警察からの通告が増加したからだとしている．

近年，児童虐待とは別に，**チャイルドマルトリートメント**（child maltreatment）という表現も用いられる．世界保健機関（WHO）ではこれを，18歳未満の子どもになされる，あらゆるタイプを含んだ虐待とネグレクトとしている．児童虐待と同義で用いられることも多いが，子どもの健康や生存，発達，尊厳に害をもたらす「不適切な養育」はすべてチャイルドマルトリートメントとされる．

7 職場におけるハラスメント

労働者にとって職場は多くの時間を過ごす場であり，そこでの人間関係（社内の人間との関係，クライアントや顧客との関係など）はメンタルヘルスの維持において重要な意味をもつ．

厚生労働省が企業の安全衛生管理の実態を明らかにするために，約１万4,000事業所と，そこで雇用されている労働者約１万8,000人を対象に行った調査によれば，仕事や職業生活に強いストレスを感じている労働者は58％で，その内容は，「仕事の質・量」（58.4％），「仕事の失敗，責任の発生等」（34.0％），「対人関係（セクハラ・パワハラを含む）」（31.3％）となっている．ここで特に注目したいのが，三つ目の「対人関係」である．ここには「セクハラ」や「パワハラ」といった**職場におけるハラスメント**が含まれている．

日本労働組合連合が1,000人の労働者を対象に行ったインターネット調査によれば，「職場でハラスメントを受けたことがある」と回答した者は37.5％で，労働者の３人に１人がなんらかのハラスメントを受けている実態が示されている．ハラスメントの内容で最も多いのが，「脅迫・名誉棄損・侮辱・ひどい暴言などの精神的な攻撃」で41.1％となっている．ほかにも，「仕事の妨害・過度の要求や個の侵害」や「セクハラ」もそれぞれ２割を超えており，労働者にとって安心・安全な環境になっていない職場が少なくないことがうかがえる．加えて，ハラスメントを受けたという回答者（375人）の44％が「誰にも相談しなかった」と回答しており，相談支援体制も十分に整備されていないのが現状のようである．このような状況を踏まえ，2019年にパワハラ防止を義務付ける**改正労働施策総合推進法**が成立し，2020（令和２）年から施行されている．

8 現代社会と「生きづらさ」

これまでに取り上げた事象は「こころの問題」とされることも多いが，そこには現代社会の構造や特性が深く関わっている．ここでは，１節で挙げた現代社会の三つの特徴（流動化，個人化，情報化）に絞ってみていく．

1 雇用の流動化の影響

1990年代以降に急激に進んだ雇用の流動化は，人々が安心して生きていくための経済的な基盤を切り崩していった．**ワーキングプア**や**ネットカフェ難民**などが問題化するのもこのころからである．労働は人が存在証明を得るための重要な手段であり，雇用の不安定化は，経済的苦境のみならず，「人間としての承認の欠如につながるような問題」[9] である．こうした雇用の流動化は正社員の労働環境をもむしばんでいる．長時間労働やサービス残業，本節でみた職場でのハラスメントによって，心身に支障を来して働けなくなる人も多く，中には過労自殺に追いやられるケースさえある．労働者に過酷な働き方を強いる「ブラック企業」が大きな社会的関心を集めたのも，やはり2000年代に入ってからである．

2 個人化と自己責任論

個人化の進展によって現代社会に広がった**自己責任論**の考えは，本節で取り上げた問題に苦しむ人たちに対し，「それはあなた自身の（能力や資質，やる気の）問題がもたらしたものだから，自分で対処するべきだ」というように，その苦しみや「生きづらさ」の責任を本人に押しつけることになっている．中西によると，「リストカットをする，いじめに遭い自死する状況に追い込まれながら，他人が悪いのではない，自分が弱く『汚い心』をもっているからそうなると自認を迫られる」[10] のである．

こうした現代社会の風潮が，苦しんでいる人をさらに精神的に追い詰め，「助けて」と言えない状況をもたらし，支援から遠ざけてしまうことは容易に想像できる．また，インターネットという匿名空間がこうした被害者バッシングに拍車をかけているという側面もあるだろう．

3 空気を読む若年世代の息苦しさ

現代社会の特徴が人間関係に与えた影響についても触れておこう．ここでは特に，若年世代の人間関係への影響に着目する．第一の近代における若者の人間関係はクラスや部活といった制度の中で，ある程度固定化されており，流動性は低かった．学校という閉鎖空間におけるこのような固定的な人間関係は，いじめを生む原因でもあった．

だが，第二の近代に入り，あらゆるものが流動化していくにつれ，若者の人間関係も既存の制度的枠組みから少しずつ解放され，自由度が高まっていく．

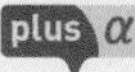

改正労働施策総合推進法

対象になるのは正規雇用者だけでなく，同じ職場で働く派遣労働者や契約社員など，全労働者に及ぶ．罰則規定は設けられていないが，違反した場合は助言・指導および勧告の対象になるため，企業はパワハラ防止を含め，これまで以上に労働者の安全衛生に配慮することが求められる．

plus α

ワーキングプア

確立した定義はないが，就労しているにもかかわらず貧困状態から抜け出せない「働く貧困層」を指す言葉で，2000年代に入ったころから使われるようになった．かつて貧困は失業とセットで考えられていたが，非正規雇用者や低賃金で働く正規雇用者の増大により，働いていてもぎりぎりの生活を維持するのがやっとという人たちの苦境が問題視されている．

plus α

ネットカフェ難民

住む場所がなく，日雇い労働などをしながら，24時間営業のネットカフェや漫画喫茶で寝泊まりする者を指す言葉で，不況が長期化し始めた2000年代ごろから使われるようになった．東京都が2016年から2017年にかけて行った調査によれば，都内のネットカフェ難民（行政用語では「住居喪失不安定就労者」）は約3,000人と推計されている（東京都福祉保健局「住居喪失不安定就労者等の実態に関する調査報告書」）．

それは一方で，友人関係に対する若者の満足度を高めたが（合わない相手と無理に付き合う必要はない），関係性を支える基盤が弱体化した結果，若者たちは仲の良い友達との関係がささいなことで壊れてしまうのではないかという不安を抱くようにもなった．社会学者の土井が指摘するように，「一面では軽やかで楽しい人間関係も，他面では流動的で壊れやすい関係という顔」[11)]をもつようになった結果，若者たちは友人との関係を維持するために，相手を傷つけないよう常に気を配り，「空気を読んで」慎重に振る舞わなければならない状況に置かれている．そうした緊張感が，若者たちの間に息苦しさをもたらしている側面は小さくないだろう．

4 孤立不安とSNS依存

人間関係における孤立化の問題も現代社会の特徴である．個人化の進展により，われわれは「『自分の好み』に応じて関係を形成・維持する自由を手に入れた」わけであるが，それは「**孤立不安**」と不可分である[12)]．というのも，関係を選ぶ自由は，相手から選ばれないかもしれない（孤立するかもしれない）という不安と表裏一体だからである．こうした孤立不安は人間関係への希求を高めることになる．その結果，とりわけ若者世代においては，人間関係が占める比重は高まっている．かつて以上に学校での人間関係の比重が高まり，教室にしか居場所がないと感じられるようになった結果，気持ちが追い詰められ，不登校に至ってしまうケースなどに，その影響がみてとれる．

人間関係の価値が高まったことで，若者たちはますます「つながり力」を求められるようになり，一人でいること（「ぼっち」）やそのように周囲から見られることは徹底して避けられるべきことになっている．こうしてつながりへとあおられた現代の若者たちは，人間関係を維持するために多大な労力を費やすようになっている．こうしたつながりへの不安を背景に，コミュニケーションツールとして活用されているのがスマートフォンなどのデジタル機器である．こうしたデバイスの普及によって友人との「常時接続」が可能になった結果，若者たちの中には，常に友人と連絡を取り合っていないと不安に感じ，片時もスマートフォンを離せない「SNS依存」に苦しんでいる者も少なくない．

3 現代社会における家族関係

現代社会とこころの問題を考える上で，家族の存在は重要である．家族は社会の基礎的な集団であり，人は生まれてから死ぬまでの大半の時間を家族と共に過ごす．他の家族成員との関係は，人間関係の中でも相対的に大きなウエートを占めており，個人の人格や成長発達にも大きな影響を与える．ここでは子どもが誕生してから自立するまでの親子関係を中心に，現代社会における家族のありかたとこころのありようについてみていく．

1 前期親子関係：誰が育児を担うのか

子どもが生まれてから高校を卒業するころまでの親子関係においては，子どもの養育・教育が中心課題となる．その過程で子どもは親との間に愛着関係を築き，社会で生きていくためのルールを身に付ける（**子どもの社会化**）．この時期の子どもの心身の成長発達は著しく，思春期独特のこころの揺れ動きもある．親もまた，仕事に関する変化（異動や転勤，昇進，復職など）が起こりやすい時期でもあり，家庭での役割との葛藤を経験することも少なくない．その後の親子関係に大きな影響を与えるという意味でも，この時期は重要だといえる．

1 性別役割分業と育児不安

まずは現代社会において，誰が育児役割を担っているのかを確認する．平成27年度版男女共同参画白書の「６歳未満の子どもをもつ夫の家事・育児関連行動者率」によれば，平成23年の育児の行動者率（該当する種類の行動をした人の割合）は，共働き世帯32.8％，専業主婦世帯で29.6％となっている．この数字はいずれも平成18年の結果よりも増えてはいるが，依然として育児負担が母親に偏っていることがわかる．このように，現代社会において育児は主に女性（母親）によって担われているが，現在のように「育児は家族の仕事」「子育ては女性の役割」と考えられ，実際に育児の大半が母親によって担われるようになったのは，実は近代社会に入ってからのことである．

近代以前の社会は，ほとんどの人が農業に従事しており，女性も重要な労働の担い手であった．家族は親族や地域コミュニティーと緊密なネットワークで結ばれており，子育ては家族以外の人の手を借りながら共同で行われるのが一般的であった．しかし，近代社会に入ると家族のかたちは徐々に変わっていく．日本でそうした変化が本格化するのが，戦後から高度経済成長期にかけてである（➡p.80 **表5-1**の「第二期」）．

この時期，第二次産業を中心に産業構造が大きく変化し，地方から都市への大規模な人口移動が起きる．サラリーマンの夫と専業主婦の妻，そして未婚の子どもから成る核家族世帯が増え，男性は仕事をして家族を経済的に養い，家事育児は女性が一手に担うという**性別役割分業体制**が一般化する．

また，以前のような親族や近隣住民との交流は減り，家族は外部から閉ざされた私的空間としての性格を強めていく．さらに，子どもを中心とした成員間の情緒的つながりが強調され，子育てのハードルとコストが上昇していく．そうした中で，1980年代を過ぎたあたりから社会問題化するのが**育児不安**や**育児ストレス**である．

2 男性の育児参加の現状と課題

育児をめぐる不安や負担については，1980年ごろから盛んに研究が行われ，その影響因子も明らかにされてきた．その一つが夫の育児への関わりであ

plus α
子どもの社会化

社会化（socialization）とは，個人が自らの所属する集団・社会の文化や価値，習慣を身に付け，その集団・社会の一員になっていく過程を指す．こうした社会化は複数の主体によって担われるが，その中でも家族は言語や基本的行動様式を習得させる（第一次的社会化）という重要な役割を担っているのが現代社会の特徴である．

る．例えば，育児不安に関する研究では，「夫と育児をしているという気持ちがもてない」ことが母親の育児不安の要因になっていることが明らかにされている[13)]．1989年には合計特殊出生率が1.57を記録し（**1.57ショック**），少子化への不安感が高まったこともあり，1990年代に入ると父親の育児参加を促す声が次第に強まっていく．

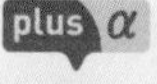

1.57ショック

1989年の合計特殊出生率が，丙午（ひのえうま）の年にあたって1.58まで極端に落ち込んだ1966年を下回ったことでこのように呼ばれる．これを契機に少子化問題が真剣に考えられるようになり，さまざまな対策がなされたが，その後も下がり続けた．2005年に1.26を記録して以降，緩やかに持ち直してはいるものの，依然として低いままである．

だが，さまざまな取り組みにもかかわらず，今日においても男性の育児参加は思ったほど進んでいないのが現状である．例えば，「６歳未満の子どもをもつ夫婦の家事・育児関連時間」に関するデータを見てみると，2016年は妻が454分（育児は225分）であるのに対し，夫は83分（育児は49分）に過ぎない．この数字は，1996年の38分（育児は18分）から比べれば増加しているとはいえ，それでも妻が育児に費やしている時間の４分の１以下にとどまっている．

また，1992年に制度ができた育児休業の取得率をみても，増加傾向にあるとはいえ，男性は10％台前半にとどまっており（**図5-4**），現代社会において育児負担が妻に偏っている状況に大きな変化がないことがわかる．

ただ，内閣府が2015年度に行った平成27年度少子化社会に関する国際意識調査報告書によれば，子どものいる男性の３割が「直近の配偶者・パートナーの出産時に１カ月以上の育児休業を取りたかった」と回答していることを考えれば，男性の育児参加がなかなか進まない要因を，男性側の意識の低さだけに求めることはできない．男性で育児休業を取得しなかった理由では，「職場が育児休業制度を取得しづらい雰囲気だったから」が26.6％と最も多い（平成29年度版少子化社会対策白書）．実際，日本労働組合総連合会の調査によれば，子どもをもつ男性労働者の約１割が職場で出産や育児についてハラスメ

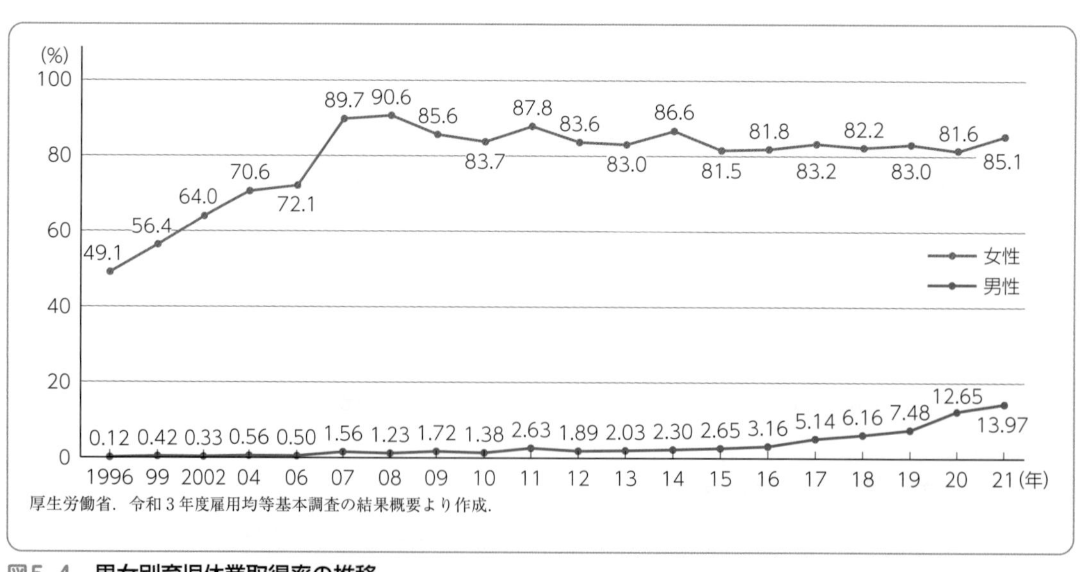

厚生労働省．令和３年度雇用均等基本調査の結果概要より作成．

図5-4　男女別育児休業取得率の推移

ント（パタハラ）を受けた経験をもつ．

男性がより育児に関わることは，妻の育児不安や育児負担の軽減だけでなく，子どもとの関係構築や父親自身の成長にもつながる．長時間労働を改め，男性がより育児に関わりやすい職場環境をつくっていくことが，子どもの成長発達にとっても，親の育児への満足感を高めるという点でも重要になってくる．

本項ではここまで，近代以降，性別役割分業体制が広がる中で，母親に育児負担が集中し，それが育児不安などの問題をもたらしてきたこと，また，男性の育児参加がいまだ十分には実現されていない現状をみてきた．こうした前期親子関係を取り巻く状況は，２節で取り上げた児童虐待やマルトリートメントといった問題と無関係ではないだろう．子どもが多様な他者と触れ合いながら社会性や自尊感情を育んでいくためにも，今以上に子育てを社会に開いていくこと（育児の社会化）が求められる．

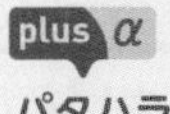

パタハラ

「パタニティーハラスメント」の略で，妊娠・出産・育児をめぐって女性社員に行われる嫌がらせである「マタニティーハラスメント（マタハラ）」に対し，育児のために育休や時短勤務などの制度を利用しようとする男性社員に対して行われる嫌がらせをこのように呼ぶ．

2 中期親子関係：「大人になる」過程の変容

子どもが高校を卒業してから中年期に至るまでの親子関係を発達論的にみれば，この時期というのは，子どもがさまざまな面で親からの自立を成し遂げる期間となる．それまで親の庇護（ひご）のもとで暮らしていた子どもは仕事を得て家を離れ，結婚して自らの家族を形成する．経済的にも精神的にも社会的にも，一個の自立した存在（＝大人）として歩み出していくのがこの時期とされてきた．

1 晩婚化・未婚化に伴うライフコースの変化

1990年代以前は，家族研究の中で中期親子関係への関心は希薄であった．というのも，第一の近代である1980年代までは，「青年期から成人期への移行期間は短く，学卒後一定期間の後に，結婚し，親になるというライフコースが標準的パターンとして確立していた」[14] からである．だが，社会状況の変化とともに，この時期の親子関係に対する注目が高まっていく．一つには高学歴化が進んだことであるが，より重要な契機は**晩婚化・未婚化**が進んだことである．例えば，1970（昭和45）年の男女の平均初婚年齢はそれぞれ男性26.9歳と女性24.2歳であったが，その後上昇し続け，平成が始まる1989年には28.5歳と25.8歳，平成が終わる2018年には31.1歳と29.4歳にまで上昇している．

未婚化についてもデータを確認しておこう．高度経済成長期が終わるころまでの日本社会は，大半の人が結婚する（できる）皆婚社会であった．例えば1970年の生涯未婚率は，男性が1.7％，女性が3.3％であり，結婚するのが「当たり前」の社会であった．しかし，男性は1970年代以降，女性では90年代以降，未婚率が上昇し始める．2015年時点で男性23.4％，女性14.1％であり，男性の４人に１人，女性の７人に１人が未婚となっている．

こうして1990年前後から晩婚化・未婚化が進んだことで，それまで「標準」とされたライフコースに大きな変化が生じる．すなわち，高校や大学を出た後も親と同居し続ける未婚の子どもが増加したのである．こうした若者の存在は，家族社会学者の山田が1990年代の終わりに「パラサイト・シングル」と呼んで取り上げたことで，大きな社会的関心を集めた．こうした若者は当時，生活費の大半を親に依存しつつ，自らが稼いだお金は自由に使う「大人と子どものいいとこ取りの存在」[16]とみなされていた．実際，1990年代当時に50代から60代だった親たちは，子どもを「パラサイト（寄生）」させることができるだけの経済的余力を有していた．

2 社会状況の変化に伴い複雑化する親子関係

2000年前後から状況は変化する．長引く不況により，1990年代後半から新卒者の就職状況は厳しさを増し，非正規の雇用形態で働く若年層が増加した．彼／彼女らにとって親元を離れて一人で自活していくことは（生活費が高い都市部では特に）容易ではなく，親との同居を選択せざるを得ない側面もあった．総務省が整理した労働力調査のデータによれば，親と同居する若年未婚者（20～34歳）の数は，1980年には817万人（20～34歳人口の29.5％）であったが，2009年には1,097万人（同47.6％）に増加している[17]．その中にはもちろん一方的に親にパラサイトしている若者だけでなく，家に生活費を入れ，支え合って暮らしている親子も一定数含まれていると考えられるが，第二の近代に入り，親と同居する未婚者が増加してきたことは間違いない．

このように現代社会においては，かつて「青年期」と呼ばれた時期が引き延ばされ，「大人になる」過程が複雑化・曖昧(あいまい)化している．それは「親離れ／子離れ」が難しくなってきているということでもある．先にみたようなひきこもりの長期化により，8050問題も深刻化しつつある．いつまでも親元を離れない子どもの自立心の欠如や，子どもを甘やかし続ける親の未成熟のみを非難するのではなく，こうした状況を生み出している現代社会の変化に留意しながら，若者が多様な社会的自立を果たせるよう，社会全体で支援するしくみをつくっていくことが求められている．

本節では，現代社会における親子関係について，前期親子関係と中期親子関係に分けてその特徴を確認してきた．親が定年退職を迎えて以降の「後期親子関係」については触れていないが，親子の関係はそれを取り巻く社会状況の変化と不可分であり，そしてそれは子どもや親のこころのありようにも大きな影響を与える．こころの問題は個々人のパーソナリティーや家庭環境から説明されがちであるが，本章でみてきたような社会全体の変化（流動化，個人化，情報化）との関連でとらえる視点が必要となる．

引用・参考文献

1) 友枝敏雄．“社会学の方法：社会を科学する”．Do！ ソシオロジー：現代日本を社会学で診る．友枝敏雄ほか編．改訂版，有斐閣，2013，p.1-22.
2) ウルリヒ・ベック．危険社会：新しい近代への道．東廉ほか訳．法政大学出版会，1998.
3) ジークムント・バウマン．リキッド・モダニティ：液状化する社会．森田典正訳．大月書店，2001.
4) 山田昌弘．“リスク社会の克服：リスクとつきあって生きていく時代に”．前掲書1），p.223-240.
5) 加納寛子．即レス症候群の子どもたち：ケータイ・ネット指導の進め方．日本標準，2009.
6) 松本俊彦．自傷行為の理解と援助：「故意に自分の健康を害する」若者たち．日本評論社，2009.
7) Matsumoto, T. et al. Self-injury in Japanese junior and senior high-school students：Prevalence and association with substance use. Psychiatry Clin Neurosci. 2008, 62（1）, p.123-125.
8) 松本俊彦．自傷行為の理解と援助．精神神經學雜誌．2012，114（8），p.983-989.
9) 大澤真幸編．アキハバラ発：〈00年代〉への問い．岩波書店，2008.
10) 中西新太郎．〈生きにくさ〉の根はどこにあるのか：格差社会と若者のいま．NPO前夜，2007.
11) 土井隆義．つながりを煽られる子どもたち：ネット依存といじめ問題を考える．岩波書店，2014.
12) 石田光規．孤立不安社会：つながりの格差，承認の追求，ぼっちの恐怖．勁草書房，2018.
13) 牧野カツコ．乳幼児をもつ母親の生活と〈育児不安〉．家庭教育研究所紀要．1982，3，p.34-56.
14) 宮本みち子．“少子・未婚社会の親子：現代における「大人になること」の意味と形の変化”．親と子：交錯するライフコース．藤崎宏子編．ミネルヴァ書房，2000，p.183-210.
15) 山田昌弘．パラサイト・シングルの時代．筑摩書房，1999.
16) 山田昌弘．“若者と家族”．家族革命．清水浩昭ほか編．弘文堂，2004，p.152-157.
17) 西文彦．親と同居の若年未婚者の最近の状況 その8．2010，https://warp.da.ndl.go.jp/info:ndljp/pid/11673929/www.stat.go.jp/training/2kenkyu/pdf/zuhyou/parasit8.pdf，（参照2023-11-06）.
18) 岩上真珠編著．〈若者と親〉の社会学：未婚期の自立を考える．青弓社，2010.

重要用語

第一の近代
第二の近代
流動化
個人化
ローリスク社会
自己責任社会
情報化
情報社会
SNS
SNS依存
自殺
自殺対策基本法
自殺総合対策大綱
自傷行為
リストカット
ひきこもり
8050問題
不登校
フリースクール
ドメスティックバイオレンス（DV）
配偶者からの暴力の防止及び被害者の保護等に関する法律（配偶者暴力防止法）
児童虐待
児童の権利に関する条約（子どもの権利条約）
児童虐待の防止等に関する法律（児童虐待防止法）
チャイルドマルトリートメント
職場におけるハラスメント
改正労働施策総合推進法
ワーキングプア
ネットカフェ難民
自己責任論
孤立不安
子どもの社会化
育児不安
育児ストレス
晩婚化・未婚化

◆ 学習参考文献

❶ **貴戸理恵．「コミュ障」の社会学．青土社，2018.**
不登校やひきこもりなどをテーマに，現代の生きづらさとコミュニケーションのありかたを丁寧に論じている．

❷ **柏木惠子編著．よくわかる家族心理学．ミネルヴァ書房，2010.**
親子関係も含め，家族心理に関わる多様なトピックが取り上げられ，わかりやすく解説されている．

6 ストレスに対する身体的反応－心身症

学習目標

- こころと身体のつながり（心身相関）について理解する.
- 人間の性格傾向と生活様態，行動パターンの関連を理解する.
- 代表的な心身症の症状と看護について理解する.

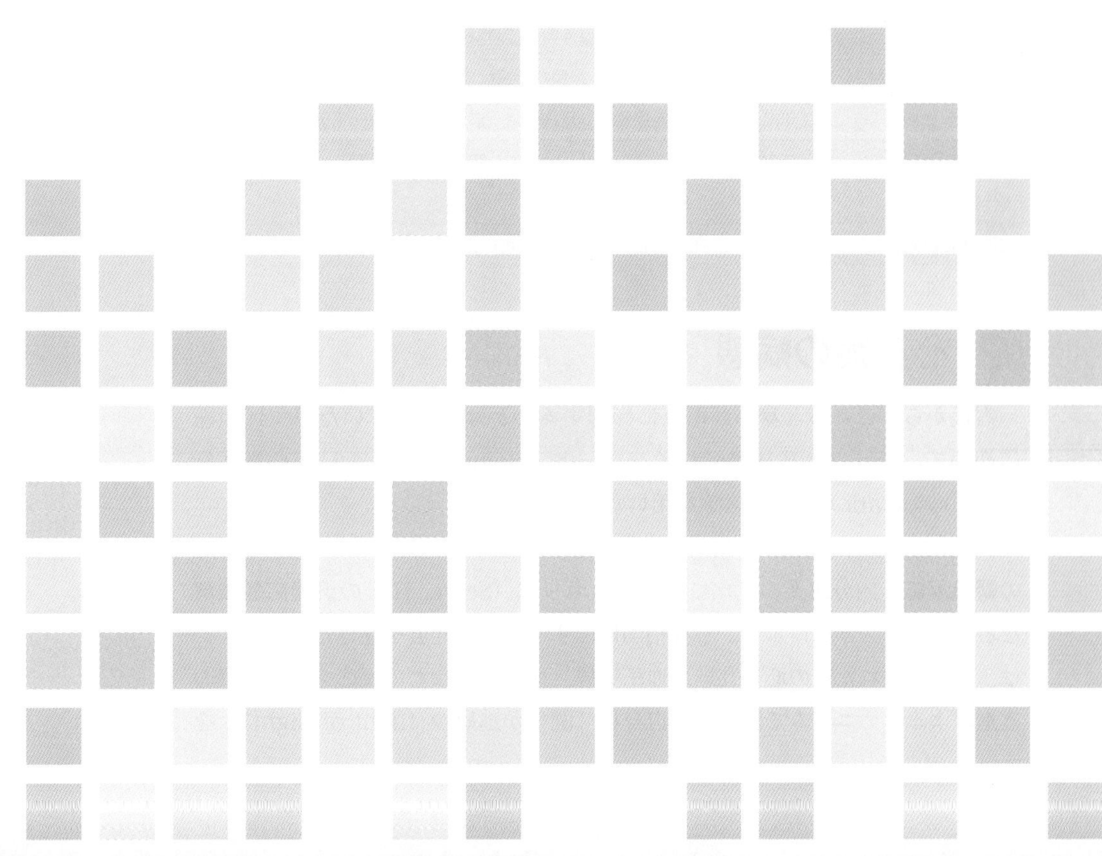

1 心身症とは

心身症は，「身体疾患の中で，その発症や経過に心理社会的な因子が密接に関与し，器質的ないし機能的障害が認められる病態をいう．ただし，神経症やうつ病など，他の精神障害に伴う身体症状は除外する」（日本心身医学会，1991）と定義されている．つまり，心身症とは独立した疾患ではなく，こころと身体のつながり（**心身相関**）を認める身体疾患の総称である．

心身症の病態を考慮すべき代表的な疾患を表6-1に示す．同じ疾患であっても，心身症としての病態が強く関わる場合と，そうでない場合がある．実際の臨床場面では，精神障害に伴う身体症状と区別がつかないことも多い．また，心理社会的なストレスが身体症状を引き起こすこともあれば，身体症状が心理社会的なストレスを引き起こすこともある．

表6-1　心身症の病態を考慮すべき代表的な疾患

呼吸器系	気管支喘息，過換気症候群，神経性咳嗽
循環器系	本態性高血圧，冠動脈疾患，発作性上室性頻脈
消化器系	過敏性腸症候群，機能性ディスペプシア，慢性胃炎，胃・十二指腸潰瘍，呑気症（空気嚥下症），心因性嘔吐
内分泌・代謝系	糖尿病，肥満，神経性大食症，神経性無食欲症
神経・筋肉系	緊張性頭痛，片頭痛，慢性疼痛性障害，自律神経症状，しびれ
皮膚科領域	アトピー性皮膚炎，慢性蕁麻疹，円形脱毛症，皮膚瘙痒症
外科領域	腹部手術後愁訴（腸管癒着症，ダンピング症候群）
整形外科領域	関節リウマチ，腰痛症，外傷性頸部症候群（むち打ち症を含む）
泌尿器科領域	過活動膀胱（神経性頻尿），夜尿症，遺尿症，ED（勃起不全）
産婦人科領域	更年期障害，月経前症候群，月経異常（無月経を含む），不妊症
耳鼻咽喉科領域	メニエール症候群，アレルギー性鼻炎，突発性難聴，耳鳴
眼科領域	眼瞼けいれん，眼瞼下垂
歯科・口腔外科領域	顎関節症，突発性舌痛症，口腔・咽頭過敏症

2 心身症の病態

古代から，こころと身体が相互に影響することは知られていたが，19世紀に初めて，ドイツ人精神科医ハインロート（Heinroth, J.C.A.）が**心身医学**（psychosomatic）という言葉を用いた．

20世紀に入ると，自律神経系の変化に着目した**キャノン**（Cannon, W.B.）の**緊急反応**，内分泌系の変化に着目した**セリエ**（Selye, H.）の**汎（はん）適応症候群**などのストレス学説により，心身相関に関する研究が発展を遂げた．キャノンは，犬に襲われた猫の心拍亢進，血圧上昇，血糖増加などの反応を交感神経の亢進によるメカニズムで説明し，自身に「闘争か逃避か（fight or flight）」を迫るものと考えた．セリエは，生体がストレス刺激を受けると，副腎皮質の肥大，胸腺の萎縮，出血性胃潰瘍の三徴候がみられ，警告反応期，抵抗期，疲憊期の３段階をたどる共通の変化がみられることを指摘した．重要なのは，これらの身体的な反応が，物理的，化学的，生物学的なストレッサーと同じように，心理的なストレッサーによって引き起こされることを指摘した点である．

3 心身症を有する患者の性格傾向

心身症を有する患者は，自分の感情に気付きにくく，感情を言語化することに乏しい傾向がある．この傾向を**アレキシサイミア**（alexithymia；**失感情症**）といい，1972年にシフネオス（Sifneos, P.E.）が，さまざまな疾患のリスク要因となり得ることを指摘した．客観的につらいと思われる状況で，表情の変化が乏しく，「つらいとは感じない」と述べるなど，感じるはずの感情を感じていなかったり，その表現が乏しかったりする．アレキシサイミアの傾向をもつ人は，ストレスを感じにくいために対処をせずに過ごし，自分で気付かないうちにストレスをため込んでしまうことがある．表現を変えると，自分の感情に気付き，感情を言語化することは，ストレスを軽減し，ストレスによる身体症状を防ぐと考えられている．

また，自分自身の身体の状態に対する気付きの障害を**アレキソミア**（alexisomia；**失体感症**）という．アレキソミアはアレキシサイミアにつながる．身体の不調を危険信号としてとらえることができないため，休息や受診などの適切な対処を取ることがなく，心身症の発症や増悪につながると考えられている．

循環器系の疾患をもつ患者には，**タイプA性格行動パターン**と呼ばれる特徴的な性格が多い．タイプAとは，攻撃的，挑戦的，常に時間に追われているといったものである．タイプA性格行動パターンは，交感神経機能の亢進，副交感神経機能の低下が積み重なることで，血圧の上昇，心拍数の増加，脂質代謝異常，血液凝固能の上昇，血管攣縮などのリスクが高まり，虚血性心疾患の発症につながると考えられている．

タイプA性格行動パターン

1950年代後半，アメリカの医師フリードマンが，心臓病外来の待合室の椅子の前の部分が異常に早くすり切れるのを見つけ，患者の多くがわずかな時間を待つことにもイライラし，すぐに立ち上がれるように浅く腰掛けていることに気が付いた．このことをきっかけに，心臓病患者に共通するタイプA性格行動パターンを見いだした．

4 心身症の例

1 過敏性腸症候群

1 症状

仕事や学校に行こうとすると急におなかが痛くなるという症状は，**過敏性腸症候群**の一例である．腹痛，下痢，便秘，腹部不快感が主な症状である．転職や進学といった出来事や人間関係などのストレス要因が関係し，ストレスが少ない状況で症状は治まることが多い．症状は朝や食後にみられることが多く，食後にゆっくりしたり，排便したりする時間の余裕がなく満員電車に長時間詰め込まれ，自由に排便や放屁ができない状況は，発症や増悪の一因となる．

2 診断，治療と看護

がん，潰瘍，大腸炎などとの鑑別を行うため，熱がないか，便に血が混じっていないか，体重が減ってきていないかなどの確認が必須である．そして，便，尿，血液，大腸X線，大腸内視鏡検査，場合に応じて腹部X線，腹部超音波，上部消化管内視鏡検査などを行い，これらの検査で異常がないことを確認する．

過敏性腸症候群は，脳と腸の情報のやりとりが過敏で，ストレスで脳が刺激されると内臓感覚や腸の運動が異常を来し，腹痛や下痢，もしくは便秘が起こると考えられている．

治療は，生活指導，食事療法，薬物療法が行われる．①規則正しい生活を送ること，②ストレスをためないこと，③アルコールやカフェイン，香辛料などの刺激物の摂取を避けることが重要である．必要に応じて，腸内細菌と腸管の運動を調整する薬が用いられる．それらが無効な場合は，内臓感覚や脳の過敏性を調整するために，抗うつ薬や抗不安薬が用いられる．また，緊張を和らげるために自律訓練法や心理療法を行うことがある．

この病気は，患者自身が病気の成り立ちを理解し，医療スタッフと協力して治療を進めることが大切である．「誰かがなんとかしてくれる」ということではうまくいかない．自分自身で生活や体調をコントロールする方法を考え，身に付けていく必要がある．

2 機能性ディスペプシア

1 症状

機能性ディスペプシア（機能性胃腸症）の主な症状は，胃痛，吐き気，食欲不振，胃部不快である．目に見える器質性疾患ではなく，胃，食道などの消化管の働きが乱れることで生じる機能性疾患と考えられている．症状が続くことで，不安，緊張，肩こり，頭痛，不眠，抑うつ気分などが出現することがある．

2 診断，治療と看護

胃部X線（バリウム）検査や胃内視鏡検査などでは，特に異常を認めないのが，この病気の特徴である．

薬物療法には，胃の動きを整える薬，胃けいれんを抑える薬，胃酸の量を調節する薬などが中心に用いられる．六君子湯（りっくんしとう）などの漢方薬が用いられることもある．不安や抑うつ気分の出現とともに，抗不安薬や抗うつ薬が併用される．身体の疲れや心配事などのストレスで増悪し，症状に過敏となり，治療が長期化することがある．

他の病気の治療と同じように，無理をしないこと，休養をとることなど，生活習慣の改善が大切である．機能性ディスペプシアは命に関わるような病気ではないこと，時間がかかることもあるが，必ず良くなることを説明する必要がある．

3 気管支喘息

1 症状

気管支喘息は，アレルギー物質が気道の粘膜に付着することでアレルギー反応が引き起こされ，慢性的な炎症により気道が狭くなることで，発作性の呼吸困難，喘鳴（ぜんめい），咳などの症状が出現する．その発症や増悪には，気道感染，気候変化，自律神経系などの関与が指摘されている．

2 診断，治療と看護

喘息は，発症前にストレスとなる出来事や生活の乱れを経験していることが多い．過労，環境変化，急激な運動，過食，不規則な生活は，発症や増悪につながることがある．また，喘息発作に対する過度の不安や将来に対する悲観は，経過に影響する．

治療は，薬物療法による喘息発作のコントロールが第一である．薬物療法によって発作をコントロールできるという希望や自信をもつことは，予期不安を軽減し，喘息発作を起こりにくくする．同時に，ストレスを軽減し，適度な運動を行い，規則正しい生活を送ることで，症状のコントロールを図る．

小児の場合は，こころと身体を分けて考えることが難しく，心身の発達を考慮しながら対応する．喘息は乳幼児期に始まり，治療に長い経過を要することもある．激しい発作が起こると死んでしまうのではないかと不安が襲い，夜間や早朝に発作が起きることで生活リズムが乱れ，本人だけでなく家族にも影響を与える．家庭や学校で問題を抱えている児童は，治療が長期化する場合がある．成人の喘息と同じように，喘息発作に対する過度の不安や将来に対する悲観，家庭や学校における心理的ストレスは，発症や増悪につながることがある．

5 心身症の患者への看護

心身症の患者に対するアプローチで重要なのは，常にこころと身体のつながり（心身相関）を念頭に置いて接することである．そして，こころと身体を分けて対応するのではなく，そのつながりを意識し，患者全体を評価しながら治療を考えていく必要がある（**ホリスティックケア***）．

まず大切なのは，患者自身の心身相関への気付きである．アレキシサイミアやアレキソミアの傾向をもつ人は，心身相関への気付きがなく，治療が進まないことがある．心身相関への気付きを促し，治療の土台にのせることが重要なステップといえる．

また，妥協を許さず仕事に追われる生活を続けている人が，自分自身でスト

> 用語解説 *
> **ホリスティックケア**
> 人間や世界を，あるいは物事を，できる限り部分的にではなく，全体的に受け止め，認識し，判断していこうとするもの．例えば，患部のみではなく，患者全体を対象とするケア．

レスに気付かないまま，ある日突然，心筋梗塞の発作を起こして入院するケースも多い．近年の知見によると，肯定的な心理状態は循環器疾患を予防することが知られている[5]．そのような視点は，あらゆる病気の看護に役立つものと考えられる．

身体医学の発展は患者に恩恵をもたらしたが，一方で，身体中心に偏り「病気を診て人を診ない」という医療のありかたに対する反省をも伴うものであった．すべての疾患の診断と治療に心理社会的側面への配慮は必要不可欠であり，誰よりも医療者側が，こころと身体のつながりを正しく理解することが求められている．

引用・参考文献

1) 小牧元ほか編．心身症診断・治療ガイドライン2006．協和企画，2006．
2) 筒井末春ほか．ライフスタイルから見た心とからだの健康．技術出版，1987．
3) 守口善也．心身症．脳科学辞典．DOI：10.14931/bsd.3887，2013，https://bsd.neuroinf.jp/wiki/%E5%BF%83%E8%BA%AB%E7%97%87，（参照2023-11-06）．
4) 吉田敦彦ほか編．ホリスティック・ケア：新たなつながりの中の看護・福祉・教育．せせらぎ出版，2009．
5) 野田愛ほか．心理的ウェルビーングと動脈硬化との関連：縦断研究．Hypertension．2020，76，p.675-682．

重要用語

心身症	アレキシサイミア（失感情症）	機能性ディスペプシア（機能性胃腸症）
心身相関	アレキソミア（失体感症）	気管支喘息
緊急反応	タイプA性格行動パターン	ホリスティックケア
汎適応症候群	過敏性腸症候群	

◆ 学習参考文献

❶ **小牧元ほか編．心身症診断・治療ガイドライン2006．協和企画，2006．**

臨床の現場で，心身医学的なアプローチを行っていくためのガイドライン．

❷ **成田善弘．心身症．講談社現代新書，1993．**

すべての病は心身症である．こころと身体を二分するのではなく，こころを含めた全体を診るべきであると説く．

7 家族とその支援

学習目標

- 現代社会における家族のありようや精神障害者を身内にもつ家族が置かれている状況を知り，必要な支援を行うことの重要性を理解する．

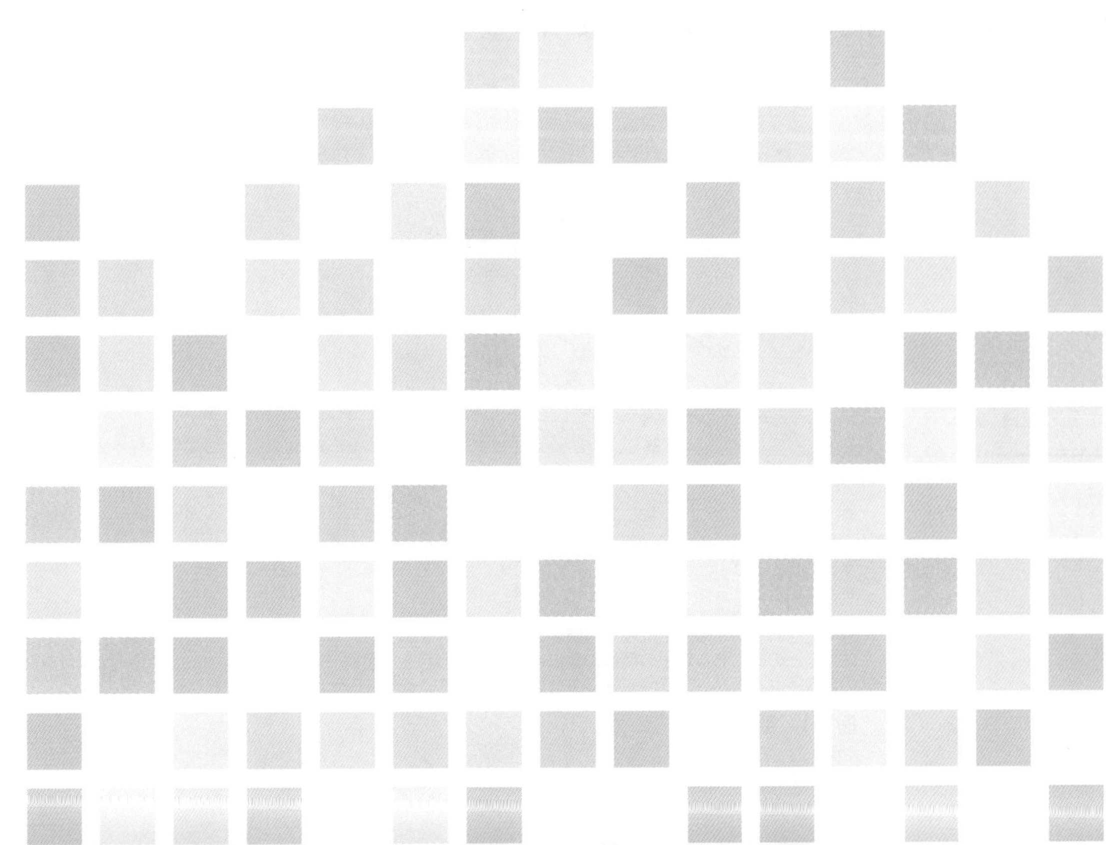

1 家族とは何か

1 家族の範囲

家族とは，一組の夫婦と未婚の子による関係を基本とする集団である（核家族）．配偶者の一方と血縁関係にある者を血族といい，親子の関係で結ばれる血族を直系血族という．また，他方の配偶者の血族との関係を姻族という．血族と姻族を合わせて**親族**という．一般に，親族相互の遠近は**親等**という単位で定められる．親等は，直系血族は1親等から順に世数を数え，傍系血族は双方の始祖までの世数と，そこから対象とする者までの世数を合計して計算する（図7-1）．日本では民法上，6親等内の血族，配偶者および3親等内の姻族を親族と定めている（民法第725条）．

家族と似た言葉に**世帯**がある．家族は親族の中で生計を共にする人々の集合体であり，世帯とは，親族以外の人（例えば，使用人など）を含む同居者，生計同一者の集合体である．

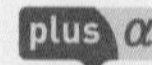

人間家族の起源

家族は，夫婦が独占関係にあることが当事者および周囲から認められて初めて成立する．かつて今西錦司は，霊長類の研究から，人間社会において家族が成立する条件として，近親婚が禁止されること，その集団の外部から配偶者を選択する決まり（外婚制），いくつもの集団による地域社会の形成，集団の雌雄間での経済的分業の成立，を挙げた．

2 家族の法律上の役割

家族の形態やその機能は，国ごとに，また同じ国でも時代によって異なる．例えば，ヨーロッパでも，かつて家族とは，強い権力をもった家父長をリーダーとし，血縁者のみならず，奉公人や奴隷など血縁外の従属者を含む共同体を意味したことがあった．また，現在でも，基本となる婚姻のありかたが必ずしも一夫一婦制ではない国がある．このように，家族が社会に対して果たして

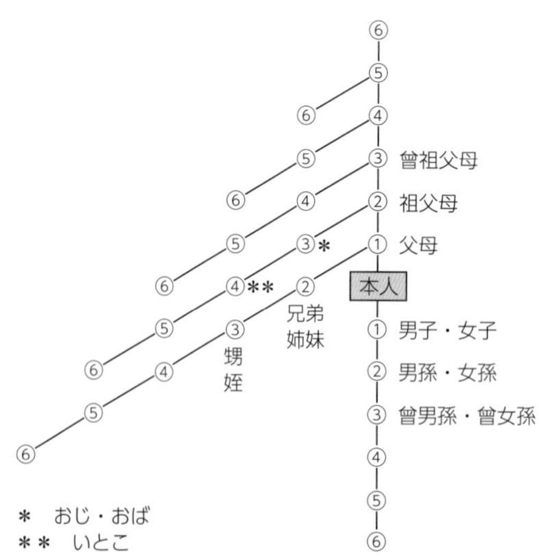

線で結ばれている隣同士は親子の関係を指す．親等は本人と対象者との間にある親子の関係の数によって数えられる．図の丸数字は本人からみて何親等にあたるかを示している．

図7-1　親等

いる機能は一様ではない.

1 家族の法的義務

日本は，明治民法で戸主の他の構成員に対する強い権限と，長男がその地位を受け継ぐ家督相続を根幹とする家制度を規定した．家は社会統制を実現するための行政単位という意味合いが強かった．第二次世界大戦後，家制度は廃止され，日本国憲法では，家族生活における個人の尊厳と両性の平等がうたわれている（日本国憲法第24条）.

しかし，今日でも夫婦は，互いに貞操を守ること，同じ氏を名乗ること，同居・協力・扶助することなどの法的義務を負う．また，親は未婚の未成年の子に対し，他人に干渉されずに子を保育・監護・教育する権限である**親権**を有する．さらに，直系血族および兄弟姉妹は必ず，また特別な事情があるときには３親等内の親族まで扶養の義務を負う．扶養とは，生活困窮者に対して経済的援助を行うことである.

かつて精神保健福祉法では，**扶養義務**を負う者は，他に適当な人がいなければ**保護義務**も負うことになっていた．広い範囲の親族が，他の成人家族成員に対してまで扶養義務を負うことは，場合によっては家族に重い負担となる．定年後の夫婦が老親の介護をすることや，別に世帯を構えたきょうだいが，精神障害に罹患した成人同胞の保護義務を担うことなどが，この例に当たる.

一方で，家族が義務と表裏の関係として権限をもっているために，家族以外の人が家族の問題に立ち入りにくい状況もあった．例えば，精神障害者が受診を拒否している場合，家族がいなかったり，家族がいても受診に同意しなかったりすると医療保護入院による精神科治療を行うことが困難になり，また，児童虐待をしている親などに対しても，第三者の介入が容易ではないことが少なくなかった.

plus α 日本国憲法第24条

①婚姻は，両性の合意のみに基づいて成立し，夫婦が同等の権利を有することを基本として，相互の協力により，維持されなければならない.
②配偶者の選択，財産権，相続，住居の選定，離婚並びに婚姻及び家族に関するその他の事項に関しては，法律は，個人の尊厳と両性の本質的平等に立脚して，制定されなければならない.

2 法整備上の問題点

近年，介護保険制度の導入，成年後見制度の改正，精神保健福祉法の保護義務規定の削除，児童虐待や配偶者間暴力に対する法整備など，家族に課された義務を軽減したり，あるいは被害を受けている家族成員を支援したり，問題のある家族に対して介入する根拠となる法律改正が行われている.

しかし，家族に関する法律では，未整備な領域もある．例えば，医療において，乳幼児，認知症患者や意識障害の患者など，本人によるインフォームドコンセントが得られない場合，通常，周囲にいる家族が本人に代わって同意することで医療が行われている．しかし，家族がいない場合に，これらの人々に対し，生死を分ける治療をするかどうかの判断を誰が行うべきか，先天的に障害をもって生まれた乳児の治療を拒む親など，家族が本人の利益に反する要求をする場合に誰が判断を行うべきかなどは，今後早急に法整備を行うべき課題といえる.

plus α 保護者と保護義務（精神保健福祉法）

精神障害者の受療促進，日常生活の支援，権利擁護などのために定められた制度．医療保護入院時には，保護者の同意が必要となる．保護者の多くは高齢の親であり，家族間での葛藤のもとになるなど，家族に重い負担を強いる制度であるとの批判が強くなり，平成25年の法改正で保護義務が削除された.

3 家族の変遷

第二次世界大戦後，日本の産業構造は大きく変化した．就業人口をみると，第一次産業は1950年の48.6％から2020年には3.2％と減少した．第二次産業は21.8％から23.4％に，第三次産業は29.7％から73.4％へと増加した（令和２年国勢調査）．経済の高度成長に伴い，地方で過疎化が進み，大都市では人口集中が進んだ．また，ダブルインカムノーキッズ（DINKS（ディンクス）*）といわれるように，女性の就労機会が増え，経済的に自立するようにもなった．このように産業，経済，社会のさまざまな領域で，戦後半世紀の間に日本はかつてないほどの大きな変化を遂げた．また近年では，経済のグローバル化が進み，世界の経済状況が日本のありかたにも大きな影響を与えている．

こうした動きに伴い，家族のありかたも戦後これまでの間に大きく変化した．むしろ現在も含めて，さらに変化を遂げつつあるというべきかもしれない．

1 世帯規模の変化

まず，世帯の規模が変化した．平均世帯人数は1950年に５人程度であったが，2000年には2.67人，2020年には2.21人に減少した．図7-2に，構成人数の分布を年代ごとに示した．1955年に35％を超えていた６人以上の世帯は急速に減少し，1970年代には，４人世帯が最多となった．しかし，1980年代以降，単独世帯や２人世帯が増加している．近年，成人して家を出た未婚男女や配偶者を失った高齢者などが単独世帯を形成し，夫婦のみ，離婚した親と子ども，高齢の親と成人した子どもなどが２人世帯の主な構成メンバーであると推定される．なお，2020年の国勢調査の結果，「夫婦と子ども」の世帯は25.1％であった．「家族」というと，両親や子ども２人が同じ屋根の下で暮らしているようなケースが，これまで標準モデルとされてきたが，実際の家族の

用語解説＊

DINKS

double income, no kidsの略．共働きで子どもをもたない夫婦のこと．結婚しても友達感覚を大切にし，子育てより自分たちの快適な生活を追求し，役割に縛られることなく過ごすことを選択する夫婦．1980年代，アメリカで顕著になり，バブル期の日本でも経済的に余裕がある夫婦というイメージで使われた．

plus α

家族意識の多様化

子どものいる男女の離婚・再婚によってできたステップファミリー，当人同士の意思に基づいて婚姻届を出さずに共同生活を営む事実婚，同性同士のカップルなど，法律の定めにとらわれずに当事者同士が互いを家族と認め合う多様なかたちがみられる．

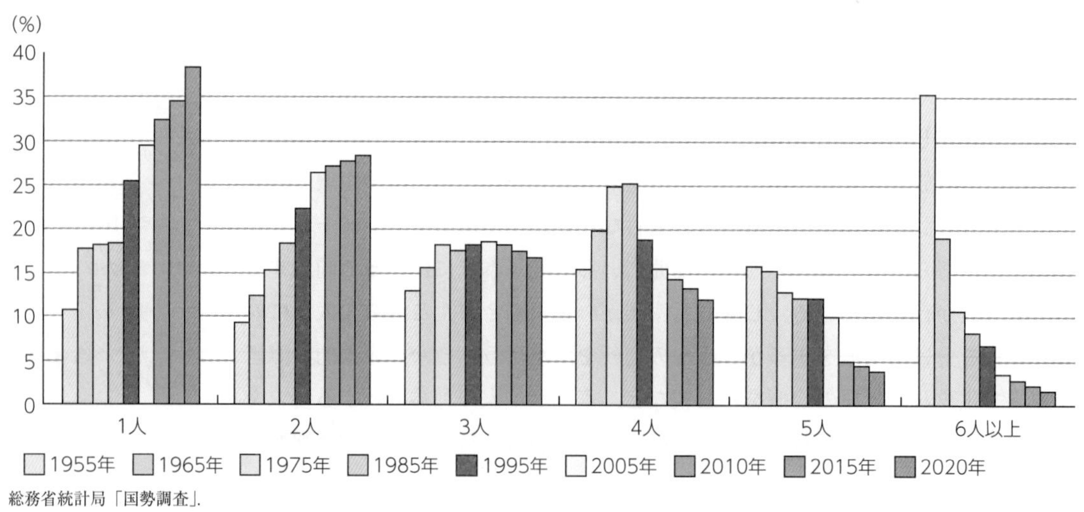

総務省統計局「国勢調査」.

図7-2 世帯人数別にみた家族

表7-1 家族の機能

機能	対個人的機能	対社会的機能
性的機能	性的・情愛的充足	性的統制
生殖・養育機能 社会化機能	子孫をもつ欲求の充足	社会成員の補充（種の再生産）
生産機能	収入の獲得	労働力の提供と生産
消費機能	基本的・文化的欲求の充足 依存者の扶養	生活保障
教育機能	基礎的・専門的知識と技能の伝授	文化の伝達
保護機能 休息・娯楽機能 宗教的機能	家族員の生命・財産の保護 家族員の活動エネルギーの補充 家族員の精神的安定化	社会秩序の安定化
地位付与機能	社会的位座の付与	社会秩序の維持

石川実編．現代家族の社会学．有斐閣，1997，p.71.

構成人数やそのメンバー構成は，多様であることを忘れてはならない．

こうした世帯の規模や構成メンバーの変化は，人口の高齢化，少子化，非婚化・晩婚化や離婚の増加などの複数の要因が重なった結果と考えられる．

2 家族機能の変化

家族の機能も変化している．一般に，家族の機能とされるものを表7-1に示した．これらの機能のうち，生産は自営業を除けば家の外で行われ，教育は学校，保護は警察，医療機関などが専門的に対応している．高齢者など要支援者がいる場合，家庭での介護が困難となり，老人ホームなどの社会資源に福祉的機能を委ねることが多くなっている．さらに，家族が共に過ごす団らんの時間は少なくなり，娯楽も個別に外部で楽しむことが増えた．

こうしたことから，今日，家族に最も期待される機能は，夫婦間の性愛と子育ての機能であろう．すなわち，さまざまな社会機能の基本単位としての家族の側面が弱まり，結果として情愛によって結ばれた人間関係という側面がクローズアップされるに至っている．

しかし，家族の情愛についても，配偶者間暴力や児童虐待などが社会的問題として取り上げられるようになり，今日，「家族は危険な存在である」「家族は危機に瀕(ひん)している」などといわれることもある．

3 危機を転換の好機ととらえる

確かに，現実に多問題家族などと呼ばれる危機的状況にある家族が存在しないわけではないが，実は一般的な家族の危機は，時代が変化するたびに叫ばれてきたことである．臨床家としてのわれわれは，困難に直面している家族に接する場合は，これを危機ではなく，その家族がより良い方向に転換するための好機ととらえるべきではないだろうか．そして，その家族のありかたを冷静に観察し，その良い点を見いだし，問題がある場合には，必要かつ十分な支援を行う技術を身に付ける必要がある．

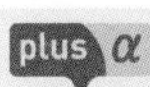

多問題家族

例えば，アルコール依存症で受診した夫の家族について，失業，借金問題，配偶者間暴力，妻のうつ病，子どもの非行，ひきこもりなど複数の問題が明らかになる可能性がある．家族機能が弱体化してくると，何かの問題をきっかけとして一気にさまざまな問題が表面化する場合がある．このような場合，他の家族成員への配慮が欠けると，夫への治療効果も上がりにくくなる．

2 家族をみる視点

1 ジェノグラム

一組の夫婦を発端として，家族関係を通常３世代以上にわたって図示したものが，**ジェノグラム**である．ジェノグラムは，複雑で理解しにくい家族関係をわかりやすく表現することができる．

その一例を図7-3に示した．これは，35歳の夫と30歳の妻の同居家族を中心にした家族関係を示すジェノグラムで，この夫婦がそれぞれ再婚で，患者である息子のほかに，妻の連れ子と，離婚した夫の弟の子どもを養子として養育していることを示す．今日では，複数回結婚し，その都度子どもをもうけたがいずれも離婚した者同士の再婚など，関係がさらに複雑化することも少なくない．ジェノグラムに血縁や婚姻関係だけでなく，際立った特徴や問題点などを的確に書き込むことによって，家族内の人間関係がより明確になり，問題点の所在が鮮明になることがある．

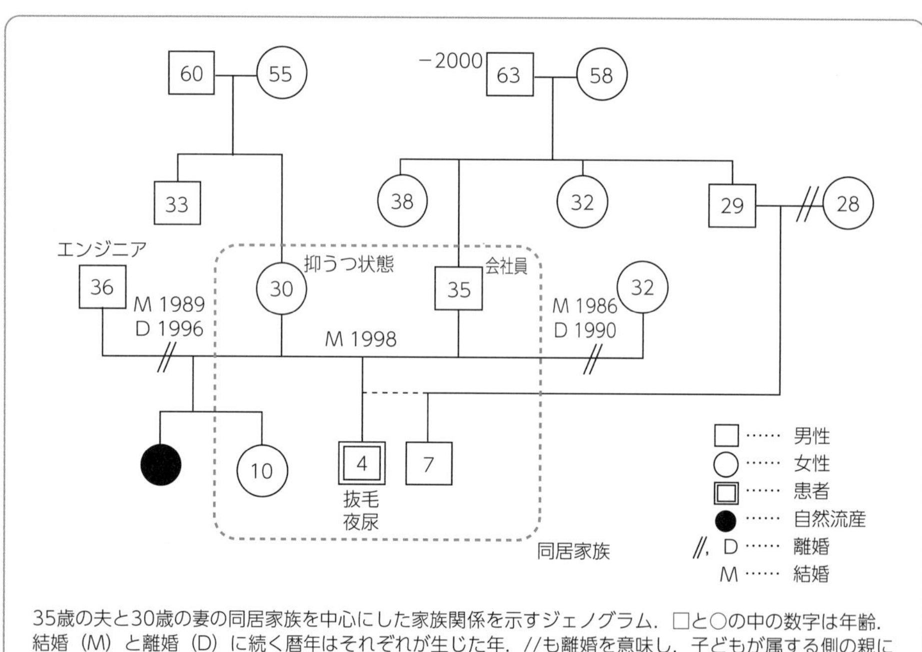

35歳の夫と30歳の妻の同居家族を中心にした家族関係を示すジェノグラム．□と○の中の数字は年齢．結婚（M）と離婚（D）に続く暦年はそれぞれが生じた年．//も離婚を意味し，子どもが属する側の親に親権があることを示している．夫婦の4歳と7歳の子の間にある点線は7歳の子が養子であることを示す．夫の父親が2000年に63歳で死亡したことも示されている．

中村伸一．ジェノグラムの書き方．家族療法研究．2002，19（3），p.57-60を参考に作成．

図7-3　ジェノグラムの一例

2 システムとしての家族

今日，家族は一つのまとまりをもった**システム**とみるべきであると考えられている．その理論的根拠は，ベルタランフィが唱えた「一般システム理論」である．家族がシステムであるというのは，具体的には次のような点である．

①家族は一定のメンバーからなる閉じられた集団で，個々のメンバーの総和以上の性質を有する．例えば，個々の家族には，その家族に特有のルールがある．それは先祖を祭ることであったり，誕生日の祝い方であったり，あるいは，なんらかの触れてはならないタブーであったりする．こうしたルールは，メンバー相互の関係を規定するが，その存在を意識せずに従っている場合もあり得る．

②家族のつくるシステムには，その恒常性（ホメオスタシス）を維持しようとして急激な変化に抵抗する傾向がある．それは結果として，個々のメンバーの行動を調整する機能を果たすことになる．例えば，夫婦の間にけんかが絶えなくなってきてから，小学生の子どもが落ち着きをなくし，不登校に陥る，という場合がある．この場合，夫婦の関係が子どもにまで悪い影響を及ぼしたとみるのが一般的であろうが，子どもの不登校を，夫婦間の問題が家庭に深刻な影響を及ぼしていることを知らせるサインであるとみたり，さらにはその結果，夫婦の不和，ひいては家族の問題を緩和する効果を発揮していると解釈したりする場合がある．

③家族の中では，因果の連鎖が複雑であり，家族全体のありかたをみなければ，その構成メンバーの中の２人の関係さえも理解できない．例えば，母親の子どもに対する虐待行為の背景に，子どもを邪魔者扱いしている再婚した夫の存在がある，という場合がある．この場合には，再婚した夫が妻の子どもを邪魔者扱いする→妻が子どもを虐待する→子どもが泣いたり，問題行動を起こしたりする→夫がさらに子どもを邪魔者扱いする，などの因果の連鎖が生じているかもしれない．すなわち，家族システムの中で起こっている問題をみるとき，直線的な因果関係だけではなく循環的な因果関係という視点も重要となる．

plus α
ベルタランフィ

Bertalanffy, L.V.(1901-1972)．オーストリアの生物学者．生物体の機能を研究しながら「一般システム理論」を着想，現代システム論発展の先駆けとなった．システムとは「相互に作用し合う要素（サブシステム）の集合」によって成立し，個々の要素を超えた存在であるとした．一般システム理論は，そのありようを「物質－エネルギー」や「情報の流入－変換－流失」などの分析によって明らかにするが，彼はこれが人間社会に対しても応用し得ることを示唆した．

plus α
IP

identified patient．一人ひとりを家族システムを構成するメンバーととらえる家族療法では，問題や症状を訴える人のことを，家族の問題を代表して病気になった人という意味をこめてIP（患者とみなされた人）と呼ぶ．

3 家族療法とさまざまな家族モデル

「家族はその構成員がつくるシステムである」という認識を出発点として，特に家族メンバーに問題が生じている場合に，それを解消する臨床的な対処技法を考案する**家族療法**の立場から，家族をみる視点，あるいは家族モデルがいくつか提唱された．以下，代表的な家族療法の流派における家族の見方を中心に紹介する．

1 多世代家族療法

最初に家族をシステムという観点から論じたのは，ボーエン（Bowen, M.）

plus α
循環的な因果関係

循環的な因果関係がある場合，そのどこかから介入すれば問題解決できることになる．例えば，本文③に示した例では，子どもが泣かないようにする方法を考えることも理論的には介入方法となり得る．しかし虐待や暴力が問題になっている場合には，それらが犯罪行為であるという観点から理由のいかんを問わず，まずこれをやめさせる対策をとらねばならない．

である．彼は，家族の機能不全や家族メンバーの問題行動を，個人の精神的内界の発達程度（**自己分化度**）と世代間の伝承という視点から理解しようとした．すなわち，自己分化が進んでいない個人同士が夫婦になると，お互いが子どもなど第三者との関係を強めることで，相手に対抗しようとする動きを生じる（**三角関係化***）．その結果，例えば子どもに問題行動が生じることになる．

さらに，この自己分化の程度は，父母世代だけでなく祖父母の世代にまでさかのぼり，多世代にわたって伝承されるとした．このような内容からボーエンらの治療法は**多世代家族療法**と呼ばれる．彼らはしばしばジェノグラムを用い，自己分化や世代間伝承のありかたを検証することにより，家族の問題を解きほぐすことを重視して夫婦面接を行った．

用語解説*
三角関係化
二者間に緊張関係が生じた場合，不快感をより強く感じているほうが第三者を巻き込み，緊張を緩和するような動きをとること．夫婦間の不和がある場合，一方が子どもに他方の悪口を言ったり，他方と親しくしたりすることを牽制するような場合などが考えられる．

2 構造派家族療法

ミニューチン（Minuchin, S.）ら，構造派と呼ばれる家族療法の流派では，**境界**（boundary），**提携**（alignment），**パワー**（power）という概念で家族構造を評価する．

1 境界

特定の機能に着目して家族メンバーのありかたを区別する概念である．例えば，子どもをきちんと養育している両親は，子どもとの間に明確な世代間境界があるが，母子密着がみられる場合には，世代間境界があいまいであると評価される．

2 提携

協力（同盟）や，特定のメンバーを排除すること（連合）など，家族間の関係のありかたを評価する概念である．例えば，母子が密着し，父親を排除するような関係が連合関係である．

3 パワー

家族内での行動に関する力関係を示す概念である．子どもの一人が非行行動を起こすことで，両親をはじめ他のメンバーが翻弄（ほんろう）されている家族では，この非行少年が「パワー」を握っていると評価される．

ミニューチンらは，「境界」「提携」「パワー」について，ワンウェイミラー*などで実際に家族の様子を観察して評価し，**ジョイニング***などの技法を用いて家族構造を変化させようと介入した．ミニューチンらの方法は，非行や摂食障害などの青少年のいる家族への介入法として，大いに注目を集めた．

用語解説*
ワンウェイミラー
一方からは鏡，他方からは素通しに見える鏡．対象者の自然な様子を観察するために，家族療法や集団精神療法などで用いられる．このほか，モニター用ビデオカメラ，高性能集音マイク，ホワイトボードなどの設備のある部屋で家族療法が行われる場合がある．

3 体験的家族療法

ウィテカー（Whitaker, C.）やサティア（Satir, V.）らは，現に問題が解決されないのは，家族内コミュニケーションのありかたに問題があるからだと考えた．その結果，家族メンバーがお互いに不安を表出し，これに耐える**体験**をすることが家族の健全な成長を促進し，問題解決をもたらすとして臨床的介入を行った．

すなわち，彼らは家族をリラックスさせ，さまざまな家族の感情をうまく受

用語解説*
ジョイニング
治療者が患者・家族のルール，役割行動，家族の用いるコミュニケーションなどに合わせることで家族の仲間入りをして，その関係性を利用しながら問題の解決を目指す技法．

け止め，家族の気持ちを一つにしたところで，問題解決のための決断を促すという方法をとった．時には，面接に参加している家族の感情表出を促すため，現在の家族の情緒的関係を複数の家族を使って象徴的にイメージする方法（**家族造形法***）が用いられた．

4 コミュニケーションモデル

この考え方に立つのは，ベイトソンやジャクソン（Jackson, D.）らのMRI（Mental Research Institute），ヘイリー（Haley, J.）らの戦略的家族療法やパラツォーリ（Palazzoli, M.S.）らのミラノ派と呼ばれたグループなどである．

これらのグループでは，問題が解決しないのは，家族内でその問題を解決することに抵抗するシステムが働いているためだと考えた．そこで，このグループは，特定の家族モデルにこだわらず，むしろ，まずなんらかの変化を起こすことを重視した．その結果，彼らはその問題を維持しているシステムを発見し変化を起こすために，あえて逆説的な指示（例えば，「その症状を治さないほうが家族はうまくいく」「私の言うことを聞いてはならない」など）を出したり，家族が意図を理解できないような質問や「宿題」を出す方法を多用したりした．

5 新しい考え方

コミュニケーションモデルの考え方から，来談者の「語り」の中から「一人ひとりの真実」を発見して治療効果を上げようという社会構成主義（コンストラクティビズム）の考えが発展してきた．このモデルに属するものとして，**ナラティブモデル**や**リフレクティングプロセス***がある．

ナラティブモデルの考えでは，治療者は来談者の問題を多角的に検討し，問題や自分たちの人生に対するこれまでの見方を，より肯定的で，力が湧く別の「語り」へと変化させることを目指す．その過程で**リフレーミング***の技法が用いられる．社会構成主義は事実を相対的にみる立場をとるため，本人の「病の語り」と客観性を標榜（ひょうぼう）する臨床医学の立場と両立させることが課題となり得る．

4 家族の機能評価

前述のように，家族をシステムとしてとらえることは，家族の中で起きている問題を理解したり，治療的介入のポイントを整理したりする際に非常に重要な視点である．とはいえ，やはり，「名人芸」や独りよがりの解釈ではうまくいかないので，客観的に家族を評価することが必要となる．その目的のために，世界各国でいくつかの評価尺度がつくられている．そのうち一つに，**FAD**（family assessment device）という尺度法がある．

FADでは，家族の機能を，問題解決（problem solving），意思疎通（communication），役割（roles），情緒的反応（affective responsiveness），

用語解説*
家族造形法 sculpting
家族自身の身体などを用いて，自分たち家族の様子を空間的に表現するようにとの課題を与えて，家族の感情や言語化しにくい相互関係を外部に投影させる，家族療法の一技法．言語的防衛を除外して家族を評価し，またそれを素材として介入を行う．

用語解説*
リフレクティングプロセス
来談者と治療者が面接する際，別の治療者がそのやりとりを外から見ていて，折に触れて面接の内容などについてコメントする方法．第三者の意見を聞くことで，別の見方が可能となったり，問題解決の選択肢が広がる結果，行き詰まった会話が再び進展するような効果をもつ．

用語解説*
リフレーミング
一つの事実を別の枠組み（フレーム）でとらえ直すこと．例えば，「コップに水が半分しかない」と悲観する人に「半分もある」と言って，より楽観的な見方を伝えること．家族療法のみならず，認知行動療法などでも重視される技法．

plus α
家族評価法
FADのほかに，family adaptability and cohesion evaluation scalesⅢ（略称 FACESⅢ，オルソンら，1979），family environment scale（略称 FES，ムーアら，1986）などがある．FADは，信頼性と妥当性が検討され，日本語版も利用できるようになっている数少ない家族評価法の一つである．

情緒的関与（affective involvement），行動統制（behavior control）および全般的機能（general functioning）という要素に分けて分析する．これらの要素が意味する家族の機能と，それを反映する家族の状態について表に示した（表7-2）．実際のFADは各要素に対し６ないし12，計60の質問から構成されている．FADの結果は，あくまで回答者個人の家族に対する評価のため，可能な限り家族全員の評価を突き合わせて総合的な評価を行うことが望ましい．

このほか，ソーシャルサポートという視点から，社会資源利用に対する態度，社会資源への接近力，社会資源知識の獲得力，人的ネットワークの獲得力などに関して家族を評価することも必要となる．

こうした評価の視点から，「良い家族」のイメージを提示してみると，表7-3のようになる．こうして見ると，あえて言うまでもない当たり前のことではある．しかし，頭で考えれば当たり前でも，これを実現することはなかなか困難である．むしろ，先にも述べたように，世の中にまったく問題のない理想の家族なるものは存在しないと考えるべきである．したがって，家族評価は，家族の悪い点をあげつらうためではなく，むしろその良い面，あるいは家族の力を発見するためにこそ用いるべきではないかと考える．

表7-2　家族の機能とそれに関連する質問

問題解決	家族の中で生じた問題を解決する能力 例）私のうちでは，感情的にごたごたすることがあっても，ほとんど解決している．
意思疎通	家族メンバー同士が情報交換する程度 例）私の家族は，本心を口に出さないことが多い．
役　割	家族を維持するための仕事の分担の状況 例）私のうちでは，家族の仕事が十分に分担されていない．
情緒的反応	家族メンバー相互の感情交流のありかた 例）私の家族の中には，まるで感情的に反応しない者がいる．
情緒的関与	家族メンバー相互の影響されやすさの程度 例）家族の誰かが何か問題を抱えると，他の者もそれに巻き込まれ過ぎてしまう．
行動統制	家族が相互に守るべきルールの実行状況 例）私のうちでは，家族のルールがすぐに破られてしまう．
全般的機能	その他の全般的な家族のありかた 例）私のうちでは，お互いにあまりうまくいっていない．

佐伯俊成ほか．Family Assessment Device（FAD）日本語版の信頼性と妥当性．精神科診断学．1997，8（2），p.181-192を参考に作成．

表7-3　「良い家族」のイメージ

- 家族の仲が良い（夫婦の場合は愛情がある）．
- 家族メンバーそれぞれの考えが，家族内で尊重されている．
- 家族メンバーそれぞれが，家族内で自分の役割をもっている．
- 家族メンバーが相互によく話し合い，理解し合っている．
- 家族メンバーが相互によく助け合える態勢がある．
- 家族メンバーそれぞれが，他のメンバーに対し率直に意見を言うことができる．
- 家族が相談の上，家族としての態度を決めることができる．

3 家族の課題

現代の日本において，家族の抱える課題は数多く指摘されているが，ここでは家族を考える際の基本ともいうべき夫婦，親と未成年の子，成人に達した子と高齢の親との関係という，三つの問題についてみていきたい．

1 配偶者選択と配偶者間暴力

1 配偶者選択

自分の配偶者を選ぶことを配偶者選択という．日本では，戦前は見合い結婚が約７割を占めていたが，1965～69年の統計で恋愛結婚が見合い結婚を上回り，2005年以降では恋愛結婚が88％を占めている（国立社会保障・人口問題研究所「出生動向基本調査」）．しかし，自分で配偶者を選択したにもかかわらず，離婚する夫婦も増加している．1990年代後半，「成田離婚」など非常に短期間で離婚に至る夫婦のことが話題になったが，統計上では，同居期間20年以上の「熟年離婚」の増加が目立っている（**表7-4**）．

結婚に際し，女性が相手に求める希望は，上位から「性格が合う」「収入の安定」「家庭を第一に考える」である．これに対して男性の場合は，「収入の安定」が「家事ができる」に変わるが，「性格が合う」「家庭を第一に考える」は共通している．

一方，離婚の理由は，妻が申し立てる場合は「性格不和」「暴力を振るう」「異性関係」などが多く，夫が申し立てる場合には「性格不和」「異性関係」「家族・親族と不和」などが多い．「熟年離婚」を決意したある妻は，「ずっと我慢してきたが，年をとったら夫の介護をしなければならないので，離婚するなら今しかないと思った」と話した．

配偶者選択の過程では，自分の「弱さ」や「本質」を意識的，無意識的に隠蔽(いんぺい)したり，相手を過度に理想化してしまうことが多かれ少なかれ生じるものである．例えば，毎日のようにメールやプレゼント攻勢を受け，そんなに愛してくれているのならと結婚したら，思い通りにならないことがあると暴力を振るう夫だったと語る妻がいる．一方，しっかり者と思って結婚したら，あまりにも支配的な妻であったと語る夫もいる．一般的には，葛藤(かっとう)の多い父母の結婚生活を見聞きしていれば賢い選択ができると思われがちであるが，逆に，結果的

表7-4　同居期間別の離婚組数

同居期間	1950年	1960年	1970年	1980年	1990年	2000年	2010年	2020年
1年未満	14,255	11,345	14,523	12,990	13,066	17,522	15,697	10,973
20年以上	2,925	3,037	5,072	10,882	21,718	41,824	40,084	38,981
総　数	83,689	69,410	95,937	141,689	157,608	264,246	251,378	193,253

厚生労働省．人口動態統計．　（単位は組）

には親と同様の結婚生活を選択してしまう子どももいる．

2 配偶者間暴力

配偶者間暴力（**ドメスティックバイオレンス：DV**）は，今日，大きな社会問題になっている．配偶者間暴力は夫から妻に行われる場合が圧倒的に多い．これまでアルコール依存症の夫による妻への暴力がよく知られていたが，これ以外でも，家庭外では人格者で通っている夫が，妻に対して暴力の常習者であることもある．このような夫の中には，自己愛性パーソナリティ障害（賞賛されたい欲求や共感性の欠如が特徴）と診断される者もいる．こうした夫は，身体的，心理的あるいは性的な暴力により妻を支配しようとする．激しい暴力の後や妻が逃げ出したときなどには「二度と暴力を振るわない」などと謝罪するため，夫婦は一時的に蜜月期（みつげつ）といわれる円満な状態に戻るが，やがてまた暴力が繰り返される．配偶者間暴力の際，子どもへの身体的暴力がなくても，子どもの前で暴力を振るうこと自体が心理的虐待にあたると認定される．

配偶者間暴力に対しては，**配偶者からの暴力の防止及び被害者の保護等に関する法律**（**配偶者暴力防止法***）に基づき裁判所から保護命令を受けたり，必要があれば，被害者は**シェルター**に身を隠して安全を確保し，新しい生活を模索することになる．しかし，離婚手続きが円滑に行われるとは限らず，中には，逃げた妻やその親類などに対して殺意を抱く夫もおり，周囲も十分に慎重な対応をとる必要がある．

> 用語解説*
> **配偶者暴力防止法**
> 配偶者からの暴力が大きな社会問題となった結果，配偶者からの暴力の防止および被害者の保護を図ることを目的として制定された．配偶者暴力相談支援センターを設置して被害者の相談や援助に当たるほか，申し立てによって地方裁判所が接近を禁止したり，自宅からの退去を内容とする保護命令を発し，違反した場合には1年以下の懲役または100万円以下の罰金が科せられる．

2 子育てと児童虐待

1 少子化

日本はかつてない**少子化**の時代を迎えている．合計特殊出生率*は，2005（平成17）年には過去最低の1.26となり，その後，微増傾向はあるものの，人口を維持するのに必要な水準（2.08）を大きく割り込んでいる（**表7-5**）．

このような中で，「子育ては，楽しみや生きがいである」という人は多いものの，育児に自信がなくなることが「よくある」または「時々ある」と回答する専業主婦が70.0％もいるなど，子育ては，もはや家族だけでできるのが当たり前ではなく，社会の支援のもとで行われるべきものとなってきている．

> 用語解説*
> **合計特殊出生率**
> 母の年齢別出産数／年齢別女子人口（15歳から49歳までの合計）．一人の女性が一生のうちに産む子どもの数を表す．

2 児童虐待

こうした中で，全国の児童相談所における虐待相談処理件数は，2020年には20万5,044件と，1990年の100倍以上に急増した．**児童虐待**には，保護者による**身体的虐待**，**性的虐待**，養育の拒否や怠慢（**ネグレクト**），**心理的虐待**

表7-5　合計特殊出生率の推移

1949年	1959年	1969年	1979年	1989年	1999年	2009年	2019年	2020年
4.32	2.04	2.13	1.77	1.57	1.34	1.37	1.36	1.34

厚生労働省．人口動態統計．　（単位は人）

の四つのタイプがある．虐待行為は，子どもの心身の成長に重大な影響を与えるほか，死亡例も報告されており，非常に深刻な事態である．かつては，児童虐待はごく少数の特殊な親による行為という見方があったが，近年は，家庭や地域の子育て機能の低下や，親となる者の子育てに対する責任意識の不十分さなど，誰にでも生じ得るという認識で対応することが必要となっている．

自分が児童虐待をしてしまうのではないかという不安が先に立つ親がいる一方で，外部から指摘されても平然と虐待行為を繰り返しているようにみえる親もいるなど，親の状況は一様ではなく，それぞれに応じた対策を考える必要がある．

3 その他の問題点

子育てというと，対象となるのは乳幼児や学童期という印象が強いが，成人に達するまでの各年齢でさまざまな問題が指摘されている．例えば，中学や高校における不登校，ひきこもり*，家庭内暴力，非行などの問題，大学生を含めた学生の学力低下やモラル低下の問題など，家族だけではとても対処できない，子どもの養育に関する問題が数多く指摘されている．

用語解説*
ひきこもり
特に精神的な障害がきっかけではなく，自宅や自室に６カ月以上の長期間ひきこもって社会参加ができないでいる中学卒業段階以降の青年の状態（2000年，厚生労働省）．不登校が発端の場合だけでなく，社会人になった後でも生じることがある．その数は，80万人とも100万人ともいわれる．対人的コミュニケーションの問題や，ひきこもりを遷延化させる家族のありかたなど複数の要因が関係する．

3 高齢者の介護と関連する問題

1 人口の高齢化

1950（昭和25）年には日本の高齢化率（65歳以上人口が全人口に占める割合）は4.9％であったが，その後，世界でも類のないスピードで高齢化が進み，2000年には17.3％，2005年には20.1％と初めて20％を超えた．さらに2021年には28.9％まで上昇した（表7-6）．高齢人口の増加に伴い，2021年現在，要支援，要介護のサービス利用者数は684万人を超え，認知症の患者数は約600万人と推計されている．介護を要する高齢者の処遇は家族にとって大

表7-6　高齢化率の推移

年＼国名	日本	アメリカ	イギリス	ドイツ	フランス	中国	韓国
1950	4.9	8.3	10.8	9.6	11.4	4.5	2.9
1960	5.7	9.1	11.7	11.4	11.6	4.0	3.7
1970	7.1	9.8	13.0	13.6	12.9	3.9	3.3
1980	9.1	11.3	14.9	15.6	14.0	5.1	3.9
1990	12.1	12.5	15.7	15.0	14.1	5.8	5.0
2000	17.4	12.4	15.8	16.3	16.0	6.9	7.3
2010	23.0	13.1	16.6	20.8	16.8	8.4	11.1
2020	28.6	16.2	18.7	22.0	21.0	12.6	15.8

（単位は％）

日本の統計は内閣府「令和５年版高齢社会白書（全体版）」，その他の国は「World Population Prospects：The 2022 Revision」（medium variant）．

きな負担となっている．

2 家族の介護力の低下

本人や家族の多くは，在宅介護を希望するものの，実際に高齢者を介護するのは，高齢の配偶者であったり，同じく高齢に達しつつある嫁や娘であったり，仕事を早期退職した息子であったりする．中には，介護に負担を感じても他人に家の内情を見せるのは恥であると考え，外部から支援を受けることをためらう人もいる．また，介護をめぐり他の家族との関係が悪化するなどして，孤立無援の状態に陥る人も出てくる．このような状態が続けば，介護者のストレスが限界に達し，心身の不調が高じて，「**介護うつ**」などを発症する危険が高まる．介護の負担が原因とみられる介護者による要介護者との無理心中など，深刻な事件も報告されている．

また，要介護高齢者に対する虐待も増加している．実際の事例として，身体的暴行やその後遺症を認める事例，部屋に閉じこめられ食事や排泄などの世話も不十分なまま放置された事例，「早く死ね」などの罵詈雑言（ばりぞうごん）を浴びせられ続けた事例，周囲が一人暮らしの高齢者の窮状を訴えても別居している子どもらが無視し続けている事例など，さまざまなものがある．事例化こそしていないが，「月に１回くらい心中を考える」「思いどおりにならない認知症の父に腹を立て，気がついたら頭を叩いていた経験がある」などと訴える介護者も少なくない．**高齢者虐待**の防止には，介護保険制度の利用をはじめ，介護者の負担を軽減させるためのさまざまな支援が必要である．

plus α

介護者による無理心中

1999年９月に三重県で起きた事件は，66歳の長男が90歳の母親と車の中で焼死したもので，長男は以前から介護の苦労を親類などに語っていたという．背景には，受け入れ施設を探すのが容易ではない状況があることも忘れてはならない．認知症で緊急入院が必要な場合，「認知症疾患医療センター」が利用できることなど，介護者に利用できる社会資源を知らせることが大切である．

4 精神疾患と家族

1 精神疾患に罹患した患者とその家族の関係

家族の中に乳幼児がいたり，支援が必要な高齢者がいたりする場合のほか，家族成員が病気に罹患した場合にも，家族全体のありかたに大きな影響が生じる．病気が急性・一過性であれば負担も一時的なもので済むが，症状が慢性的に続く場合や再発を繰り返すなどの場合には，家族は複雑な状況に置かれる．

ここでは，精神疾患に罹患した患者と家族の関係について述べる．専門家にはそれぞれの事情に即して，適切な**家族支援**を行うことが求められている．

1 精神疾患の原因が家族であるとする説

精神疾患の場合，「親の育て方がよくなかった」など，家族のありかたが疾患の原因とされることがある．かつて，精神分析家フロム＝ライヒマン（Fromm-Reichman, F.）は，統合失調症の発症の原因は「統合失調症をつくる母親」（Schizophrenogenic Mother）にあるとした．しかし，この説は今日否定されている．ほとんどの家族は，家族成員を病気にさせようという悪意をもって接してきたわけではない．児童虐待や配偶者間暴力が家庭内で一定期間続いた結果，被害者に精神症状が出現したような場合などを除くと，精神疾患発症の原因が家族にあると考えるのは不適切である．それでも家族は，自分が病気の原因をつくったと自責的になることがある．そのような場合，専門家は家族の気持ちを十分くみ取った上で，その認識が正しくないことを伝える必要がある．

2 家族のありかたが精神疾患の経過に悪影響を与える場合

家族が精神疾患発症の原因となることは例外としても，発症後の経過に影響を与えることはあり得る．例えば，統合失調症では，家族の患者本人に対する**感情表出**（expressed emotion：**EE**）のありようが再発に影響することが知られている．もし，家族が本人に対して批判的であったり，敵意を向けるような態度をとるとき，あるいは感情的に巻き込まれすぎてしまうときには，再発率が高まる．

また，アルコール依存症の患者の家族については，**イネイブリング**（enabling）*が本人の治療への動機付けを妨げる要因になっていると指摘されている．この場合のイネイブリングとは，家族が酒を飲んだ本人の「尻拭い（しりぬぐい）」をして，本人が責任を回避することを結果として助けてしまうことである．こうしたことの多くは，家族が本人のためによかれと思っていることである．したがって，あるべき接し方について専門家が説明することにより修正可能である．

3 家族が精神疾患の犠牲者である場合

家族の一人が精神疾患のために，他の家族成員が巻き込まれ，その生活に支障を来したり，その患者が暴力を振るったりするような場合がこれに相当する．例えば，不潔恐怖のある患者が，他の家族がトイレを使うことを許さず，近くの公園に行くように「命令」し，一方で，ばい菌がつくことを恐れて，自分の食事，排泄，入浴のときには長時間にわたって母親に介助を要求するという強迫性障害の患者の場合などである．また，自分の思いどおりにならないと患者が暴力を振るうために，本人には居所を知らせず家族が自宅を出て避難しているという場合もある．このような場合，専門家は家族の負担軽減や，家族の安全確保にも十分に配慮する必要がある．

4 精神疾患の治療の協力者としての家族

医療機関は，患者本人が通院や服薬を続ける上で，家族の協力を重視している．現在は廃止された精神保健福祉法の保護者制度が，家族であることが圧倒的に多い保護者に「医療を受けさせること」を義務付けてきたことにもよるが，日常生活を共にし，様子を一番よく知る立場にあり，また本人とも密接な関係にある家族は，本人の支援者として他に代えがたい存在であることは否定できない．多くの場合，家族も身内の回復のために積極的な役割を果たすことを望んでいる．しかし，専門家は家族の能力を正しく評価し，限界を超えた過大な支援を家族に求めないよう注意しなければならない．

plus α

感情表出と感情的巻き込まれすぎ

感情表出とは，文字通り喜怒哀楽の感情を周囲に対して示すことである．感情的巻き込まれすぎとは，感情表出の際に患者などに対する情緒反応が大げさ，自己犠牲や献身的行動が過ぎる，過保護などの特徴がある場合をいう．イギリスのJ.レフらの統合失調症の再発と家族の感情表出に関する研究では，家族が患者を批判・非難したり，また感情的巻き込まれすぎが認められる場合に，患者の再発率が高くなるという結果が得られた．

用語解説 *

イネイブリング

アルコール依存症の患者などの場合，周囲が本人の行動に振り回され，本人のためにと思ってしている世話が，結果的には飲酒などの行動を続ける片棒を担ぐ結果になること．配偶者をはじめとする家族だけでなく，専門家も気付かぬうちにイネイブリングする人（イネイブラー）になる危険がある．ただし，本来の意味は，何かを可能にする（enable）ということで，他の領域では必ずしも悪い意味で使われているとは限らないことに注意する．

plus α

治療の協力者としての家族

家族が「治療に協力する」とは，患者の状態，治療内容，注意すべきことを知って，本人の療養がうまくいくように見守ることである．急性期には服薬管理など患者を指導する役割が必要となることがあるが，長期的には，むしろ患者の小さな不安をその場で解消したり，本人ができること，すべきことをそっと見守るという役割が重要となる．

これまで述べた家族と精神疾患の関係のうち，家族が原因であるという場合は一般的でないとしても，家族は多かれ少なかれ治療に悪影響を及ぼす存在になり得るし，また犠牲者という側面もありながら，協力者として貢献もするという存在となる．こうした複雑な立場に置かれた家族の状況を理解し，家族に対しても適切な支援を行うという視点が重要である．

2 家族によくみられる状況とその支援

精神疾患の場合には，他の病気と比べて，差別や偏見を意識して家族や本人が孤立しやすい，病状が理解しにくい，どのように接していいかわからない，家族と本人の間で意見や感情面での対立が生じやすいなどの問題が加わることが多い．ここでは，家族の成員が精神疾患に罹患した場合にみられやすい状態について述べる．

plus α

こころの病とスティグマ

「こころの病」に対する国民の理解などについての意識調査結果（2006）によれば，うつ病に比べて統合失調症の症状の認知度が低く（それぞれ70％，19％），多くの人が精神疾患を「深刻な」病気と認識していた．また，長期的かつ親密な関係になるにつけ，抵抗を示す人が増えること，付き合い方に対する戸惑いが「社会的距離」を広げる一因となっていること，などが明らかにされた．

1 孤立化

家族の成員が精神疾患に罹患したとき，家族は「どうしてうちの家族が…」などという驚きの気持ちをもつ．それまでは，事件報道などから得た漠然とした精神疾患に対するイメージがあるくらいで，身内の行動の変化に気付いていても，まさかそれが精神疾患の症状であるとは認識していなかったと述懐する家族が多い．家族は，診断を聞いて「大変なことが起きた」と動揺しながらも，１日も早い回復を求めて奔走する．頼みの綱は医療機関であり，「よい治療をしてもらうこと」が最大の関心事となる．

この時期の家族は，親戚，隣近所，友人，その他周囲の人々に身内の発病の事実を伏せることが多い．患者本人の勤め先や学校に提出する診断書も，軽い印象を与える病名を書いてほしいと希望する家族が少なくない．このような家族の態度は，精神疾患が世間では差別や偏見の対象となっており，本人や本人のきょうだいなどの社会生活に後日不利が生じることを強く懸念することに由来している．家族は，「このようなつらい思いは人にはわかってもらえない」と感じ，また療養が長引いてくると，「私の目の黒いうちは自分が面倒をみる」という悲壮な気持ちになりやすい．家族が自分たちだけで負担を背負い込んでしまう傾向が強いと，容易に周囲から孤立してしまう．

●家族への支援

専門家は，他の患者の家族も同様の経験をしていることを説明し，地域の**家族会**などを紹介し，他の家族に会ってみることを勧める．

2 病状に対する理解困難

家族は精神疾患に罹患した身内の様子が，これまでと異なることをとても心配している．しかし，「どこが悪いのか」を的確に言うことは意外に難しいものである．統合失調症の患者にみられる症状について家族に質問したところ，ある家族は「今までの性格とは全然違う」「長い間テレビを見ている」と回答した．これではどこが病気なのか具体的にわからない．また別の家族は「不眠」と回答した．確かに不眠は統合失調症にもみられるが，不眠以外のより統合失調症に特徴的な症状があるはずである．さらに別の家族は「頑固」「わがまま」「怠け」などと回答した．これでは病気の症状と性格の区別がつかない．「妄想や幻覚がある」と回答する家族も，作為体験などの一級症状*について自発的に回答することは少ない．これまでの再発の回数を聞かれたある家族は「毎日再発している」と回答した．しかし，再発は毎日生じるものではない．

もちろん，多くの家族は病気の症状や再発について一定の理解をもっているが，家族が精神疾患の症状を，かぜの症状（咳(せき)やのどの痛みなど）と同じように理解していると思い込んではならない．

●家族への支援

家族が病状に対する理解を深めるためには，単に主治医からの説明にとどまらず，家族教室において丁寧に情報提供を行い，家族同士で体験を交流する**心理教育***が有効である．

3 患者への接し方に対する戸惑い

身体疾患の治療では，手術や投薬を受けて，回復するまで安静にしていることが多い．これに対し，精神疾患の場合は，急性期でも一日寝ていなければならないものではない．しかし一方で，登校や就労などの社会生活については，退院後もしばらくは控えることを求められることも多い．

こうしたことから，身内の精神疾患罹患者に対して「何をどこまでさせてよいのか判断に迷う」と訴える家族が多い．中には，こころの病なので，何か一言でも不適切な発言をすると悪化してしまうのではないかと，言葉を掛けることに神経質になっている家族もいる．また，専門家から「育て直すつもりで甘えさせてあげてください」とアドバイスされ，その通りにしていたのにもかかわらずうまくいかず，別の専門家のところに行くと「それは間違っている．自立を促すため，厳しく接しなさい」と言われ，それでもうまくいかずに途方に暮れてしまうなどして，「専門家に不信感を抱いた」と話す家族もいる．「妄想に対して自分の意見を言ってもいいのか」「寝ているのを無理に起こさなくてもいいのか」「たばこは何本までなら許可していいのか」など，接し方に対する家族の戸惑いは尽きない．

●家族への支援

家族の戸惑いを解消するためには，心理教育の場などで接し方の基本について説明した後も，**家族教室**や家族会において，具体的な問題が生じるごとに対応の仕方を話し合う機会をもち続けることが望まれる．

4 患者との対立

統合失調症の場合，家族内の対立が精神疾患発症の主原因ではないと考えられている．家族の仲が悪いからといって必ず発症するわけではないし，逆に家族仲が良くても発症することがあるからである．しかし，病気の経過中は，本人と家族の間で全く対立なく過ごしていくことは難しい．例えば，強制入院を

用語解説*
一級症状

統合失調症診断の際に重視すべき症状としてドイツの精神医学者シュナイダー（Schneider, K.）が提唱した一連の症状．考想化声，問答形式の幻声，自己の行為に随伴して口出しする形の幻声，身体への影響体験，考想奪取やその他の思考領域での影響体験，考想伝播，妄想知覚，感情や衝動や意思の領域に現れるその他の作為・影響体験がこれにあたる．現在のDSM（精神疾患の診断・統計マニュアル）などの診断基準も彼の考えの影響を受けている．

用語解説*
心理教育

精神障害などの受容しにくい問題をもつ人やその家族などを対象として，対象者の心理面に十分に配慮し，病気や治療法の情報や，病気や障害の結果生じる諸問題とそれに対する対処法などについて伝え，主体的に療養生活を営めるように援助するアプローチの総称．

余儀なくされた患者が，病院での治療経過が思わしくなかったり，病院で耐えられないような経験をした場合などに，退院後も家族に対して恨みの感情を抱くようになることがある．

あるいは，患者と家族で療養に対する希望や方針が違うことから対立が表面化することもある．例えば，一日も早い社会復帰を希望している本人が「車を買って営業マンになる」と突然，車の購入を家族に求めてきたとする．もし，家族が「今の状態では無理」などと断ると，本人が「自分のことは自分が一番わかっている」と怒り出し，「そもそも両親は…」と過去の不満を言い立てたり，「両親も自分をねらっている秘密結社の手先ではないか」などと妄想を発展させてしまうことが生じ得る．また，デイケアなどに外出した後，「今日デイケアで悪いうわさを立てられた」と一過性に被害妄想を訴える患者がいるが，本来は第三者に向けられた妄想であるはずのものが，家族の対応次第では家族との言い争いの種になってしまうことにもなる．

●家族への支援

対立が生じやすい場合，本人だけではなく，家族に対しても社会生活技能訓練（SST）を行って，ストレスを高めずにすむコミュニケーションの技術を身に付けてもらうことが有効となる．

3 家族の役割と家族のリカバリー

家族は精神保健の専門家ではないため，患者のリカバリーを願いながらも，具体的にどのような役割をとるべきかがわからず，結果的に経過に悪影響を与えることがあったり，逆に患者の犠牲になったりするなど，複雑な面があることをここまでみてきた．

専門家の中には，家族の対応が不適切であるとして，家族に対し批判的な態度をとる人もいるが，家族のこれまでの生活史や現在置かれた状況などを考慮すると，単に批判するだけでは問題が解決するものではないことがわかる．実際に家族と協力していくためには，まず家族の思いに耳を傾け，専門家から必要な情報を伝え，それがしっかり理解されたことを確かめ，さらに家族の希望も聞いて対応方針を練るといった，丁寧な働きかけが必要である．また，専門家は，家族にどのような役割を担ってもらうべきかについて，大局的な見通しをもつ必要がある．「家族にどのようになってもらいたいのか」という問いに，即座に回答できる専門家は，実際にはそれほど多くないのが現状である．

1 家族の役割

表7-7は，主として統合失調症患者の家族を念頭に置いて，病気の理解，本人との対応，医療機関との対応，自分自身の人生との折り合い，社会に対する態度という次元の異なる側面について，家族に期待する役割をまとめた回答例である．ここに述べたことは，いわば「当たり前のこと」であるが，すべて実現できると自信をもって回答できる家族は意外に少ない．

表7-7　リカバリーした家族のありかた

病気に対して	障害を残したり，完治しない可能性があることを知っている． 一方で，なんとかなるという希望，なんとかしたいという意思をもっている．
本人に対して	優しさや温かさをもっている． 一方で，不適切な言動に対しては臆せず指摘することができる．
専門家に対して	専門家のサービスに感謝の気持ちをもっている． 一方で，不安，不満，要求を表明することができる．
自分に対して	本人に関わる意思をもっている． 一方で，自分の人生の目標や楽しみを追求することができる．
社会に対して	本人のために不必要なことは言わない． 一方で，必要と判断するときには本人のために行動し，要求を出したり，社会的活動を行うことができる．

ここでは例えば，病気の理解について「それほど軽いものではないことを知り」かつ「今後の経過に希望をもつ」というように，それぞれの次元で相反する意識と思われることを並列している．この相反する内容を可能とするためには，家族が情報を吟味する力をもつ必要がある．他の次元についてもすべて，このような力なしには実現できない．このように当たり前のことを当たり前に行うことこそが家族に期待すべき役割であるが，そのためには家族が力を付けることが必要となる．

2 家族のリカバリー

当たり前のことを当たり前に行う力をつけた家族は，「リカバリーした家族」と呼ぶべき存在である．本人にリカバリーがあるように，家族にもリカバリーという状態がある．家族のリカバリーとは，身内の精神疾患の重症度に関係なく，本来自分たちが行うべきことを過不足なく行っている状態といえる．

当たり前のことを当たり前に行うのは，ある意味で，最も難しいことかもしれない．しかし，目下のところこれらのいくつかができないと回答する家族の多くも，本来それらを行う力を身に付けることができるはずである．家族支援の重要性に気付いた専門家は，どのようにすればそうした力を家族が身に付けられるかを研究し，家族とのよりよい共同作業の実現に向けて努力している．今後臨床に携わる看護師をはじめとする専門家の多くが，家族支援にも真剣に取り組むことが期待される．

引用・参考文献

1) 湯沢雍彦．図説家族問題の現在．日本放送出版協会，1995．
2) 石川実編．現代家族の社会学．有斐閣，1997．
3) 遊佐安一郎．家族療法入門：システムズアプローチの理論と実際．星和書店，1984．
4) 信田さよ子．アディクションアプローチ：もう一つの家族援助論．医学書院，1999．
5) 白石弘巳．“家族が病気になったとき”．心のブラックホール：うつとアディクション（嗜癖）の病理．東京都精神医学総合研究所編．講談社，1999．
6) 味沢道明ほか．家族の暴力を乗り越える：当事者による非暴力援助論．かもがわ出版，2002．

重要用語

親族
親等
世帯
親権
扶養義務
保護義務
ジェノグラム
システム
家族療法
多世代家族療法
構造派家族療法
ジョイニング
体験的家族療法
家族造形法
ナラティブモデル
リフレクティングプロセス
リフレーミング
FAD
配偶者選択
配偶者間暴力（DV）
児童虐待
介護うつ
高齢者虐待
家族支援
感情表出（EE）
イネイブリング
家族会
心理教育
家族教室

◆ 学習参考文献

❶ **岩間暁子ほか．問いからはじめる家族社会学：多様化する家族の包摂に向けて．有斐閣，2015.**
「家族」の歴史と現状，これからの課題と展望について，時代ごと，国・地域ごとの比較などのさまざまな実証データと，ジェンダーや階層の視点も用いて解説した入門テキスト．

❷ **団士郎．対人援助職のための家族理解入門：家族の構造理論を活かす．中央法規出版，2013.**
家族をシステムと見る立場からその構造を明らかにし，家族の抱えるさまざまな課題解決のための考え方を多数の事例を用いて平易に解説している．

❸ **白石弘巳．家族のための統合失調症入門．増補新版，河出書房新社，2018.**
患者さんのために家族ができること，家族自身が豊かな人生を送るために目指したいこと，家族のありかた，対応の工夫などをわかりやすく解説．当事者の事例も多数紹介．

❹ **上原徹編．スキルアップ心理教育．星和書店，2007.**
家族や患者が精神疾患などについて理解し，自ら対処する力をつけることを目指す心理教育の基本と現在の状況を俯瞰することができる解説書．

❺ **斎藤環著・訳．オープンダイアローグとは何か．医学書院，2015.**
精神科治療の基本はダイアローグ（対話）であるというフィンランドの実践を紹介して大きな反響を巻き起こしている書物．

8 嗜癖と依存

学習目標

- 嗜癖，依存と反社会的行動との関連を理解する．
- アルコール使用障害，薬物使用障害，ギャンブル障害，ゲーム障害について理解する．

1 依存のとらえ方

1 嗜癖

嗜癖（しへき）（アディクション：addiction）とは，あるものを特別に好み，日常生活に害があるとわかっていながらものめり込んでいくことをいう．社会現象としてみられる嗜癖的習慣には，アルコール，薬物（大麻，覚醒剤，睡眠薬，鎮痛薬など），ギャンブル，買い物などがある．これらはいずれも不適切な習慣行動によって，身体的・精神的・社会的によくないと知りながらも身に付いてしまった習慣であり，もはや個体の利益にそぐわない状態となっている．

2 依存

依存とは，自分の意思で嗜癖的習慣となっているものを指し，これを繰り返し摂取・体験していく状態である．依存には精神依存と身体依存がある．**精神依存**はある薬物を摂取し，その薬理作用を体験した結果が快いものであったとき，そのような気分をまた味わいたいという欲求から，その薬物を再び用いたいと感じることにより始まる．

一方，**身体依存**は体の神経組織が絶えず薬物の影響下にある結果，薬物の作用を比較的弱くしか受けていない一部の神経に代償的な異常による興奮状態が起きて，薬物の抑制作用を打ち消そうと働き，生体の機能を正常に維持しようとする適応性の変化が生じることによって起こる．この現象は**耐性**と呼ばれる．習慣から依存となり，**依存症**へと移行する過程は，どの嗜癖にも共通する．

2 嗜癖の病

嗜癖は物質嗜癖と行動嗜癖の二つに大別される．**物質嗜癖**とは薬物やアルコールなどの特定の物質に対する嗜癖であり，**行動嗜癖**とは買い物やギャンブルなどの特定の行為や行動過程に対する嗜癖である．いずれの嗜癖においても，周りの人には病気としてではなく「逸脱行動をしては人に迷惑をかける」「意志の弱い人」としてとらえられることが多い．嗜癖の代表格であるアルコール依存を例に嗜癖の病（やまい）について考えてみる．

1 本人より先に周りの人が困る病

アルコールは合法的嗜好飲料である．適正な範囲内で飲むのであれば問題はないが，社会的な逸脱行動などの問題が表面化してくると，本人の自覚がなくても家族や職場の同僚，上司など，周りの人から指摘されるようになる．このような状態を続けていると社会生活そのものが成り立たなくなるため，そうなる前に専門医に相談し，アルコール依存症のスクリーニングテスト（The Alcohol Use Disorders Identification Test：AUDIT（オーディット）*）や悪化に転じないようなアドバイスを受けることが望ましい．

このように，アルコール依存が原因であることを本人や周囲の人が早期に気

> 用語解説*
> **AUDIT**
> WHOによって作成されたアルコール依存症のスクリーニングテスト．10項目の設問から成り，各項目（0～4点）の合計点（合計40点）で飲酒問題の程度を評価する．

付いて治療につながればよいが，この病気はそれほど簡単ではない．アルコール依存症になると，深刻な問題行動を起こしているにもかかわらず禁酒できず，飲酒のコントロールができない状態に陥る．

2 依存症への誤った認識

アルコール依存症の人は「意志の弱い人間」と見られがちで，加えて，人を欺（あざむ）いてまでも飲酒しようとすることから「嘘つきな人」と認識されてきたが，この誤った認識は，現在もなお根強く残っている．

薬物やギャンブルなどの嗜癖もアルコール依存と同様に，「逸脱行動で周囲の人に迷惑をかける」あるいは「意志の弱い人間」という認識をもたれている．とりわけ薬物依存に関しては，法律に抵触することもあり，辛辣（しんらつ）な批判を受ける．依存症は病気であり，特にアルコールや薬物の物質嗜癖は進行性の疾患で，心身ともに苦しんでいる人であるという認識をもつことが大切である．本人も家族も病気であることを受け止めるまでには長い時間を要し，回復するまでにはさらなる時間を要するが，断酒，断薬を継続して社会生活を営む回復者がいるのも事実である．

3 アルコール依存症（アルコール使用障害）

1 アルコール依存症とは

アルコール依存症（**アルコール使用障害**＊；alcohol use disorder）とは，どのような病気だろうか．朝から酒を飲んでは大きな声で不満げな言葉を発し，公園や電車の中で寝ころんで，他人の迷惑も顧みず自分勝手な行動をとる，または，飲酒にまつわる失敗を何度も繰り返し，平然と嘘をつき，時には暴言や暴力を振るうイメージではないだろうか．このような言動から，意志が弱く自己中心的な人たちであるという否定的な見方をされやすい．しかし実際には，こうした言動は，アルコールを長期間摂取したことによる症状である場合が多い．

用語解説＊
アルコール使用障害
DSM-5の新しい基準を受けて，2014年，日本精神神経学会においても「アルコール依存症」の呼称が「アルコール使用障害」へと変更された．ただし，臨床現場においては「アルコール依存症」が現在も広く用いられている．

アルコール依存症の原因は解明されていないが，遺伝要因や環境要因によって発症するといわれている．とりわけ，現実逃避を求めるような飲み方が，精神依存を最も引き起こしやすくすると考えられている．このような状態は，一時的に誰にでも訪れる機会がある．アルコール依存症は特殊な人だけが発症するのではなく，時と場合によって，誰にでも発症の危険性はあるということを認識しておく必要がある．現代のようなストレスフルな社会の実相に伴い，その危険性は高まっていると考えるべきであろう．

長年，アルコールを摂取し続けたことによって習慣化し，徐々に量が増え，飲まずにはいられない状態となる．そして，身体的，精神的，社会的問題が顕在化してくるのが，この病気の特徴である．近年，アルコール依存症者は女性や10代の若年者，独居の高齢者など，さまざまな層に広がっている．

アルコール依存症は，アルコールを摂取し続けることで病状が進行していき，酒量のコントロールができなくなる病気である．仕事を休みがちになり，職場での信頼を失い，退職に追い込まれるといった状況になれば，経済的に破綻（はたん）する．それによって生活は困窮し，家族をも苦しめる．さらには，肝機能障害をはじめとした身体合併症を引き起こし，最後は命を落とすという恐ろしい病気であることを知っておきたい．

アルコールも，麻薬や覚醒剤と同じように薬物の一種であり，長年，習慣的に飲み続けていくうちにじわじわと身体をむしばんでいく．治療は，早期であれば専門家の意見のもと，外来治療で節酒や禁酒を試みる方法（ハームリダクション）もあるが，基本的には断酒を継続していくしかない．

2 患者へのアプローチ

入院初期は，CIWA－Ar（clinical institute withdrawal assessment of alcohol scale revised）などで離脱症状を評価し，ベンゾジアゼピン系抗不安薬などの薬物治療を行って患者の苦痛を緩和する．離脱期を越えて心身が安定した後は，**アルコール依存症回復プログラム**（alcoholism rehabilitation program：**ARP**）を導入していく．

ARPは，「アルコール依存症とはどのような病気か」「どうすれば回復するのか」「回復するためには何をしなければならないか」「何をしてはいけないのか」などについて，同じ悩みをもつ患者同士のグループミーティングのかたちで行われる．ミーティングでは「こうすべきだ」であるとか「こうしてはいけない」という話はされない．自分の経験談を話し，他者の語りを聴くことが原則である．

また，必要に応じて作業療法やレクリエーション療法，**AA**（アルコホーリクス・アノニマス）や**断酒会**などの自助グループへの参加も取り入れていく．これらに参加することにより，今までアルコールが原因で乱れていた生活のリズムを調整することができ，体力的にも自信がもてるようになる．そして，患者同士の話し合いや集団行動を通して，アルコールを必要とせずに日常生活を送ることがいかに大切であるかを，身をもって学んでいくことができる．

このような学びの場は患者自治会活動にもある．自治会活動は，患者同士が話し合い，その結果を医療スタッフへ提案し，入院生活を，そのような対話を通して多様な表現が守られる場にしていく．また，医療スタッフは患者自治会活動に関わることで，集団生活の困り事について共有し，患者は自分たちとスタッフが力を合わせて物事を解決するプロセスを体験する．このような体験は，飲酒していたころの孤立感や自暴自棄な感情を軽減し，コミュニティーを肯定的に感じられる契機となる．この経験は退院後における断酒の継続にもつながり，意義が大きい．

plus α

アルコール依存症の主な身体合併症

アルコール性肝障害（脂肪肝，肝炎，肝硬変），糖尿病，高血圧，膵臓障害，胃腸障害，大脳萎縮，痛風，大腿骨頸部骨頭壊死，末梢神経炎，低栄養状態，認知症など．

plus α

ハームリダクション

被害低減（現在の状態を悪化させない）という考え方．アルコール依存症の早期治療においては，物質使用の害を減らすため，専門家と共に節酒あるいは禁酒の期間を設定し，治療に取り組むことがある．

plus α

治療プログラムの変化

以前は，嗜癖行動の問題を正しく理解する学習会（心理教育など）や，患者同士が語り合うミーティング（グループワーク）などの集団療法が主であったが，昨今では重複障害の患者の対応に伴い，個別性に配慮した認知行動療法やSST，内観療法などの治療プログラムが取り入れられている．

plus α

アルコール専門外来

アルコール専門医の診察を受ける外来のこと．通院者が集まり集団精神療法に参加する．そこで話した内容の秘密は守られるという安心感のもと，アルコールに対する今の自分の気持ち，生活面での困難な状況などを参加者が話す．他の依存症者の話を聞き，また自分自身のことを話すうちに，共通する経験を発見して共感が育ち，病識をもつようになる．アルコール専門外来クリニックが各地に開設されており，身体合併症の治療も同時に行われている．

薬物療法には，アルコール代謝阻害薬（シアナミド，ジスルフィラム）や，グルタミン酸作動性神経活動を抑制し飲酒欲求を抑えるアカンプロサート，オピオイド受容体に作用するナルメフェン塩酸塩などがある．患者が服用の必要性を十分に理解しているかを確認し，副反応などの観察を継続する．

3 家族への援助

アルコール依存症者への対応に困っている家族をケアすることは重要である．患者を入院させてしまえば，家族はそれで安心というわけにはいかない．退院後が本当の治療の始まり，と考えたほうがよいからである．家族は，患者が入院している間に家族会や酒害相談所を通じてアルコール依存症についての正しい知識を得て，混乱していた生活に冷静さを取り戻し，家族成員一人ひとりの不安を軽減する時間を必要とする．そして，病気を悪化させないための対処法を学ぶことも大切である．そのためには患者のARP同様，**家族支援プログラム**への参加を促す必要がある．アメリカで開発され，近年注目されている**CRAFT**（クラフト）（community reinforcement and family training；コミュニティー強化法と家族トレーニング）の例を表8-1に示す．

援助者は，家族の悩みを聞くことで，家族が孤立しないよう，そして物事を建設的に考え，相互依存からの脱却を図るようにしていく．また，アラノン（Al-Anon：アルコール依存症者の家族や友人による自助グループ）への参加や，アラティーン（Al-Ateen：アルコール依存症者の親をもつ10代の子どものための組織）などの活動について情報提供することを忘れてはならない．

表8-1　CRAFTの一例

目　的	●本人の物質使用が減る ●本人が治療につながる ●家族自身の負担が軽減する
内　容	●家庭内の暴力から自分の身を守る ●新しいコミュニケーションスキルを身に付ける ●イネーブリングをやめる ●家族自身が自分の生活を考え，大事にする ●本人への治療の勧め方　など

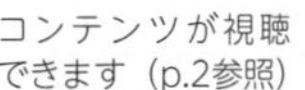

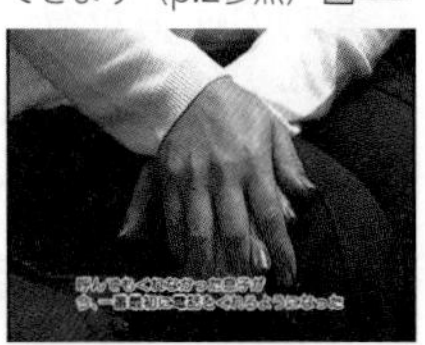

●「飲まないで生きてゆく」アルコホーリクス・アノニマス（AA）〈動画〉

plus α
AA，NA
AAは「匿名による断酒会」と称される，患者同士で運営する自助グループ．薬物依存者の場合，NA（ナルコティクス・アノニマス）が，AAをモデルとした方法で運営されている．

plus α
アラノンとアラティーン
アルコール依存症者を抱える家族は，家庭崩壊に至るなど深刻な問題を抱えている．特に子どもたちは大きな影響を受けやすく，情緒不安定，過敏抑うつなどの傾向を示すといわれている．アラノンやアラティーンのミーティングに参加し，同じような体験をもつ仲間の話を聞き，自分の気持ちを語り，アルコール依存症という病気を正しく理解することで，自分自身の人生を大切に生きることを学んでいく．

4 薬物依存症

1 薬物依存症とは

薬物依存症は，大麻，覚醒剤，シンナーなど，さまざまな薬物が依存物質の対象となっている．アルコール依存症と同様，物質嗜癖である．友人や知人から「やせられるから」「頭がすっきりするから」「疲れがとれるから」と勧められて使用してしまうことがある．薬物を使用すると高揚した気分になり，その高揚感が忘れられず，再び薬物を使用したくなるという悪循環に陥る．

薬物の使用が習慣化すると，問題が表面化してくる．手足の震えや幻聴，幻視のほかに，みんなが自分のうわさをしている，または人につけられている，狙われているなどの警戒感を示すこともある．これらの症状が出現すれば，当然，仕事や日常生活を送ることが困難になってくる．また，人間関係の構築も難しくなるため，友人も次第に離れていく．さらに犯罪を起こす場合もある．精神科病院への入退院を繰り返すようになるのも特徴的である．

薬物は一度使用し，習慣化してしまうと自分ではコントロールできなくなり，そこから抜け出すことが困難になる．薬物依存症は，身体および精神が侵され，社会生活を送れなくなる進行性かつ慢性の重篤な病気といえる．

2 患者へのアプローチ

この病気もアルコール依存症と同じように回復はするが，治癒することはない．また，薬物は個人の健康被害だけでなく，他者をも危険な状況に巻き込む恐れがある．薬物依存の再発防止のためには，通院治療の継続や自助グループへの参加が肝要となる．現代の医学では，依存症本人が正しい知識を身に付け，薬物を断つことでしか回復する方法はない．

以下の事例から，薬物依存症がどのような病気であるのかを考えていきたい．

事例❶

30代の男性Aさんは，覚醒剤の使用による精神症状で精神科病院へ入院した．Aさんは，補液と投薬治療で離脱症状を乗り越えた後，薬物依存症の治療プログラムに参加して薬害の理解を深めていった．

心身ともに回復したAさんは，自宅へ退院した．しかし，退院後間もなく無力感とも空虚感ともつかない慢性的な気分の落ち込みを感じるようになった．退院後２週間で，Aさんは再び薬物を求めるようになった．Aさんはインターネットで検索して薬物を購入し，それを葉巻にして自室で吸った．しばらく気分は変わらなかったが，突然，脳が揺さぶられるような感覚に襲われ，ふわふわとした現実感のない空間を浮遊するような状態に陥った．その後，Aさんは意識を失った．

Aさんは，精神科病院に再び入院した．その後約３日間，病室の天井や壁に向かって叫び続けた．Aさんに対しては，点滴加療と向精神薬の投与がなされた．

その後，心身ともに回復したAさんは，そのときの恐怖体験をこう語った．

「あの葉っぱは，覚醒剤よりも危険だった．急に意識を失い，気付いたときには病院にいた．駅のホームや交通量の多い路上にいたら，自分は死んでいたかもしれない」

入院患者は，薬物使用の利点について「活気が出る」「集中できる」「開放感が得られる」「友人ができた」「よく眠れるようになった」などと答える．つまり薬物を使用しなければ，活気が出ず，気分は落ち込み，閉塞感が募る．相談できる友人もなく，夜は眠れず，朝になるまで布団にくるまっているような状態で日常を送り，その苦痛から逃れるために即効性のある薬物を求め，それによって癒されてきたのである．

事例❷

20代の男性Bさんは，幼いころから手のかからない子どもだった．小学校での生活態度はよく，勉強もよくできた．中学校では優秀な成績を修め，高等学校は進学校に入学して優等生として過ごした．しかし，第一志望の大学が不合格になり挫折を体験する．その後，志望校ではなかったが，大学に入学したBさんは，大学２年の夏に薬物を使用した．最初は「ただの好奇心だった」という．

Bさんはまとまった現金を得るために，親に嘘をついた．その現金は，すべて薬物に変わった．Bさんは連日，自室で薬物を吸入した．このような行動を繰り返し，後戻りできない体になっていった．

いつしかBさんは，漠然とした恐怖感にさいなまれるようになり，自宅にひきこもるようになった．そしてBさんは，常に誰かに監視されているような猜疑(さいぎ)心を抱くようになった．Bさんは，常に恐怖におびえる状態となり，「天井に忍者が張りついている」と感じたり，壁の染みを「目玉の妖怪がいる」と認識するようになっていった．Bさんはそのような離脱症状に耐えていた．

その後Bさんは，精神科での治療を開始し，自助グループに参加するようになり，数年後には，薬物依存症で苦しむ人たちのメッセンジャーとなった．

入院患者へBさんは言う．「あなたたちは一人ではない．私とあなたたちは同じ病気で苦しむ仲間である．私たちは，薬物依存から回復できるプログラムを知っている．自分の回復を信じ，共にプログラムを行っていきましょう」と．

Bさんは，自身の生きる場所を得るために，また，嘘で固めた人間関係を改善するために，そして正直に語ることのできる精神を取り戻すために，今もメッセージを伝え続けている．

嗜癖的習慣から脱却するためには，自分の考え方や行動を修正していく必要がある．思考や行動を修正していく方法には，正しい知識を得た上で，習慣を変える努力を継続していくことが重要である．

人間関係で緊張し，傷つき，悩み，不安になり，それでも人と関わらなければならず，過度の緊張状態が続くことが原因でさまざまな嗜癖行動に走ることは，現代社会が抱える病める一面ともいえる．しかし，一人ではやめられない嗜癖行動も，自助グループなどで知り合った回復者たちと語り合い，共に行動することで孤立感が軽減し，人間関係の修復やさらなる回復の副次的効果が期待できる．

5 その他の依存症

1 ギャンブル依存症（ギャンブル障害）

ギャンブルや買い物，盗癖などの行動嗜癖は，それらの刺激から抜け出せなくなり，生活が破綻するまで続けてしまうことが大きな問題となる．**ギャンブル依存症**については，2016（平成28）年に特定複合観光施設区域の整備の推進に関する法律（**IR推進法**）が施行され，カジノの容認に伴い嗜癖問題に関する対策も論じられている．

一般的にギャンブルは，パチンコ，スロット，競馬や競輪，競艇など，大衆の娯楽として親しまれている．また，友人などの仲間内で行う麻雀などもそうであろう．いずれにせよ，個人のストレス解消，または人間関係の付き合いとしての時間であれば問題はない．パチンコなども，例えば「今日は１万円まで」と金額を決めて予算内で行えれば問題はないが，その刺激にはまり込み，持参金をすべて使い切ったり，借金をしてまで負けを取り戻そうとしたりするのは問題である．さらに，借金を重ねて周囲の人から注意を受けてもやめることができず，仕事にも行けなくなり，生活が破綻するまでになれば，ギャンブル障害といわざるを得ない．

ギャンブル依存症患者の事例を紹介する．

事例❸

40代の女性Cさんは，生活が破綻している状況にもかかわらず，ギャンブルをしたい衝動が抑えられず入院した．Cさんは嗜癖問題の教育プログラムを受け始めて１カ月が経つころ，病院の近くにある駅まで外出を希望した．担当看護師は駅の周辺にパチンコ店が点在していることを危惧し，念のため所持金は持たないよう伝えると，Cさんは「賭け事は大丈夫．福祉事務所からの支給日までは手持ちがないし，用事が済んだらすぐに戻ります」と言って外出した．しかしCさんは，外出から戻るなり担当看護師に「危なかった．駅前のパチスロ店の扉が開いた瞬間に，自分の体が店内へ向いてしまった」と言い，所持金があればパチンコをしていたかもしれないと振り返った．

Cさんは，自分の問題を軽視していたわけではないだろうが，入院治療中だという安心感もあり，慎重さが欠けていたのかもしれない．もしくは，店内から聞こえる独特の機械音が，習慣化した行動を呼び起こしたのかもしれない．いずれにせよ，ささいな刺激によって誘発されるのがこの病気の特徴である．

2 ゲーム障害

ゲーム障害は，ゲームにはまり込み，自身の行動をコントロールできなくなる行動の障害であり，ICD-11において「精神及び行動の障害」として分類された．ゲームに熱中するのは子どもだけではない．大人が食事や睡眠時間を削るほど夢中になると，ネグレクトなどの重大な虐待行為に発展する恐れがある．ゲーム障害の人は，「ゲームをすることで嫌なことを忘れられる」と言うが，これは現実逃避の依存症者の心理に類似している．

3 クロスアディクション

クロスアディクションとは，一人の人に二つ以上の嗜癖問題が同時に存在するか，時をずらして別の嗜癖が出現する場合をいう．例えば，アルコール依存症の治療で外来通院を続けている女性患者が，断酒は継続できているが，そのストレスを発散するために必要のない物をたびたび買ってしまい，夫婦喧嘩が絶えないといった場合や，薬物依存症の入院患者が，病棟で知り合った異性患者と誰が見ても密接な距離感でコミュニケーションを続けている場合などである．前者は買い物依存に，後者は恋愛依存へ発展する可能性がある．治療によって当初の嗜癖問題は沈静化しているが，治療中に別の嗜癖行動が始まることはよくある．嗜癖患者のクロスアディクションの傾向を理解しておく必要がある．

引用・参考文献

1) 融道男ほか監訳．ICD-10 精神および行動の障害：臨床記述と診断ガイドライン．新訂版，医学書院，2005.
2) アレン・フランセス．精神疾患診断のエッセンス：DSM-5の上手な使い方．大野裕ほか訳．金剛出版，2014.
3) 日本精神科看護協会監．精神科ナースポケットブック．学研メディカル秀潤社，2019.
4) 天賀谷隆ほか編．薬物・アルコール依存症看護．精神看護出版，2008,（実践精神科看護テキスト，14）.
5) 吉田精次ほか．CRAFT 薬物・アルコール依存症からの脱出：あなたの家族を治療につなげるために．金剛出版，2014.
6) 榊明彦ほか編．アディクション・パーソナリティ障害の看護ケア．中央法規出版，2017,（精神科ナースのアセスメント＆プランニングbooks）.
7) 河邉憲太郎ほか．インターネット依存の現状と関連する心理・社会的問題．日本精神科病院協会雑誌．2018, 37（10）, p.34-39.

重要用語

嗜癖
依存
精神依存
身体依存
耐性
依存症
物質嗜癖
行動嗜癖
アルコール依存症（アルコール使用障害）
アルコール依存症回復プログラム（ARP）
AA
断酒会
家族支援プログラム
CRAFT
薬物依存症
ギャンブル依存症（ギャンブル障害）
ゲーム障害
クロスアディクション

◆ 学習参考文献

❶ **エドワード・J・カンツィアンほか．人はなぜ依存症になるのか：自己治療としてのアディクション．松本俊彦訳．星和書店，2013.**
困難や苦悩を緩和するために物質を使用して依存症に陥る，依存症者の理解に役立つ．

9 看護の倫理と人権擁護

学習目標

- 医療における患者の権利や精神障害者の処遇をめぐる問題を理解できる.
- 援助者・被援助者のあるべき関係について理解できる.
- 地域生活における障害者の権利擁護について理解できる.

1 精神科医療におけるアドボカシーの必要性

1 看護の倫理とアドボカシー

看護の倫理を考える上で，個人の生命，尊厳および権利の尊重が常にその根底になければならないのは言うまでもない．中でも，本人の自己決定の尊重において鍵となる考え方に**アドボカシー**がある．

アドボカシーとは，「代弁」「唱道」などの意味をもつ言葉だが，看護においては「患者の権利の擁護」という意味でとらえられている．欧米では，すでに1960年代から，この考え方に基づいて患者の権利を守ろうとする組織的な活動が行われ，市民の間にも広く受け入れられている．日本においては，アドボカシーという言葉や考え方が，まだ十分に市民の間に浸透しているとはいえないが，精神障害者を対象とした看護の倫理を考えるときに，この考え方が重要であるのは同じである．看護師は，患者の自己決定をはじめとする権利の擁護者（アドボケイト）としての役割を担っている．

2 インフォームドコンセント

現在，**インフォームドコンセント**は広く「説明と同意」と理解されている．しかし，高度に専門分化が進んだ医療状況において，特に精神科医療のように，目に見えないこころの問題を扱う場合には，その治療の可能性，薬の有害作用などについての情報を説明し，理解や同意を得ることはなかなか難しい．

医師や看護師にとっては，検査の結果や診断名は重要な事項であるが，患者にとっては，今，自分の目の前に示されている診断名そのものよりも，その診断によってこれから自分はどうなるのか，あるいは今までの生活を続けられるのかといったことのほうが，はるかに現実的な関心事である．それはつまり，精神障害を自分のこととして受け止めながら，今後，精神障害と共に生きる生活を，どのように再構築していくのかという個々人の生き方に関わる問題だからである．

このように，精神科医療においては，治療や検査の説明をして同意を得るということよりも，精神障害をもちながら，どのような人生の選択をし，目の前の課題に取り組んでいくのかを，共に考えるための十分な情報を提供し，彼らの自己決定を支え，支援しようとするのが，インフォームドコンセントのありかたといえる．

3 精神科医療における医療行為の特殊性

精神障害者は長い間，強制的な長期入院を強いられるなど，人権を顧（かえり）みられることのない処遇の中に置かれてきた．精神科特有の強制力を伴う入院形態や後述する保護室の使用，拘束などの行動制限が，その代表的なものである．

plus α

精神保健福祉法による入院形態

本人の同意に基づく任意入院と，そうでない非自発的入院とがある．非自発的入院には，措置入院，緊急措置入院，医療保護入院，応急入院がある（➡p.183参照）．

コラム

ソーシャルインクルージョン

知的障害者の処遇の改革を目標として1950年代にデンマークで**ノーマライゼーション**（normalization）という概念が示された．これは，障害をもつ人々が障害のない人々と同じように生活できるよう生活条件を整えることが必要であり，またそのような生活を送る権利が保障されるべきであるという考え方である．そのような社会を実現するために，誰もが同じように使用することのできるようデザインされた道具や設備についてアメリカのロナルド・メイス（Ronald Mace：1941-1988）によって提唱されたのがユニバーサルデザイン（universal design）である．

一方で，1970年代のフランスでは産業構造の変化から失業のために貧困から抜け出せなくなる労働者が増加し，その状態を**ソーシャルエクスクルージョン**（social exclusion）と表現するようになった．これは，社会的に排除される立場である人々を幅広く示した用語として使用されていたが，対立する考え方として**ソーシャルインクルージョン**（social inclusion）が提唱された．その概念は「人々を孤独や孤立，排除や摩擦から援護し，健康で文化的な生活の実現につながるよう，社会構成員として包み支え合う」というものである．対象を障害やその人の置かれている状況に限るのではなくすべての人々とし，さらに健康で文化的な生活の実現を目的とするなど，幅広い視点からとらえていることが特徴的であり，ノーマライゼーションの考え方を包含するものである．

全国精神障害者家族会連合会（2007年解散）の弁護士であった池原は，アドボカシーが必要とされる理由について，「精神障害という疾患の特徴から考えて，患者自身の判断力や理解力が病的に低下していると考えられる場合があり，一般医療以上に患者と医師の立場の落差が拡大する可能性があることのほか，精神医療には措置入院や行動制限など，強制的な医療行為があり，他の科と比べて自己決定権が侵害される危険性が高い」[1)] ことを指摘している．

閉鎖病棟や保護室，鍵の使用といった強制的な医療行為をなくすことができない以上，それらの行為が不当に行われていないかをチェックする必要がある．精神医療においては，そのような強制力を伴う医療行為や治療環境の現状を考え，判断する上で，アドボカシーが大きな役割を果たすのである．

2 生活の場としての治療環境

1 保護室の考え方

精神科病棟の入院環境をみてみると，生活の場としての整備は少しずつなされているものの，まだまだ管理的な関わりが多く，人権が守られ患者の意思が尊重される環境とは言い難い現状がある．ほとんどの精神科病院には多かれ少なかれ**保護室**がある．以前は「コンクリートの床に鍵のかかる重い鉄の扉のついた部屋」という暗いイメージがあったが，新しく建てられている病院の中には，床は板張りで，保護室の人たちが専用に使える浴室やホールのある明るい空間となっているところもある．

元来この保護室は，急性期の自傷他害の危険性の高い人を収容するためにつくられた．暗い上に，便器がむき出しにつくられているなど，非人間的な構造となっていたのは，これまでの精神障害者に対するイメージの表れであるように思える．構造のいかんにかかわらず，この保護室の存在に関しては，実際に精神障害者に関わっている看護師の中でも賛否両論がある．他科と同様に，集中的な看護が可能な環境が確保されるなら，保護室でない場所でも急性期の患者の看護が可能なのではないかという考えも出てきた．

2 倫理的視点からみた閉鎖病棟

ほとんどの精神科病院には，鍵のかかっている**閉鎖病棟**がある．閉鎖病棟は，著しい精神症状を呈する急性期患者が入院する治療病棟と位置付けられている．

近年では，治療法の進歩によって，著しい症状が長く続く患者は少なくなった．一方で，日本の精神科医療の傾向として，精神科病院そのものが巨大化していたため，入院中の多数の患者を守るために管理面に力が注がれ，事故を防ぐだけで精いっぱいといった状況が長く続いていたのも事実である．

しかし，精神科にも他科と同じように，集中治療室のような空間があり，急性期に必要なマンパワーが確保できれば，保護室や閉鎖病棟は必要ではなくなると考える人たちもいる．実際，やむなく患者の手足を拘束する状況があっても，常にそばに看護師がいれば，事故にはつながらない．患者に必要なだけの看護師の人数が確保されていないなど，目が行き届かない状況のため，拘束や保護室の使用が黙認されていることのほうが問題だといえる．現在の精神科医療において，鍵をどの範囲まで使用するのか，どこまで患者の**行動制限**を設けるのか，といった課題については，さらに十分な議論が必要である．

3 生活の場としての環境を整える

以前，日本の精神科病院には畳の部屋があった．ベッドよりも多くの患者を収容でき，部屋全体を見渡せて事故の防止につながるという病院の方針にのっとり，管理的な看護が行われていたのである．畳の部屋では，カーテンで仕切ってプライバシーを確保することができない．今では畳の部屋からベッドの部屋へと移行しつつあり，畳の部屋は，テレビを見たりゲームをしたりする共用のスペースとして使われているところもある．

しかし現在でも，畳の部屋が病室として使用されていたり，病室の畳がベッドに換わっても，カーテンの取り付けられたりしていない部屋のある病院も多い．このような管理的な処遇は，例えば，決められた時間に集団で入浴介助が行われるなど，ほかの生活場面に表れていることも多い．

近年では他科と同様に，ベッドまわりに取り付けるカーテンの色や柄を明るい雰囲気のものにしたり，入浴時間を患者同士で決めたりするなど，病棟が治療の場であると同時に，生活の場でもあることを大切にしようとする動きもみられるようになってきた．

精神科医療における看護師の役割の一つに**代理行為**がある．これは鍵のかかった閉鎖病棟や保護室など生活行動が制限されて，意のままに行動できない状況に置かれた患者たちの代わりに看護師が買い物に行くなど，その他の用事を行うことである．これは，かつて閉鎖的な空間に生きる患者たちの行動制限を補うものとして行われていたが，現在も引き続き行われている援助である．

3 さまざまな拘束のかたちと看護師による関わり

1 身体的拘束と患者のケア

ひと口に**拘束**といっても，精神科病棟で行われる拘束の方法はさまざまである．**身体的な拘束**には，直接身体の一部を拘束する以外に，保護室や鍵などを用いて，行動の範囲を制限するという方法が用いられることもある．有効な薬もなく治療が手探り状態であったころは，激しい症状を鎮める方法がなく，個室に収容したり拘束したりするという手段で患者の安全を確保するしかないと考えられていた時代もあった．

現在では，強制力を伴う拘束が，治療上必要な処置であると判断される場合にも，必ず医師の診察と指示があることと，身体拘束を開始した日時および解除した日時を記載することが義務付けられている（➡p.186参照）．しかし，著しく激しい症状がある，また急性期だからという理由で，画一的に拘束という手段を用いるのではなく，強い強制力のある処置であるからこそ，その行為に伴う倫理的な配慮や人権擁護の側面に留意し，個々のケースに応じた判断と援助が必要となるのである．

看護師は，たとえ患者が混乱状態にあっても，医師と協力して，その必要性と，拘束という手段が一時的なものであること，頻回に様子を見に来ることなどを，きちんと伝え，患者の納得を得る努力が必要となるであろう．最初は患者の苦痛を取り除くための保護室入室であっても，入室期間が長くなると，医療者が患者の変化に鈍感になり，保護室にいる患者であることが当たり前のように感じる危険性がある．

2 見えないかたちでの心理的な拘束

精神障害者の中には，イライラする感情をコントロールすることができず，人の声やテレビの音，照明といった生活上の刺激を避けるために，自ら保護室への入室を希望する患者もいる．しかし多くの患者にとっては，拘束にはマイナスのイメージがつきまとっている．

もし，医師や看護師が患者に対し，拘束や保護室の経験を呼び起こさせるような言葉を口にしたとしたら，それは患者を**心理的に拘束**していることになる．例えば，「今日は具合が悪い」と自覚している患者がいて，大きい声を出したり目立つ行動をしたりすれば，薬を増やされるか，保護室に入れられるかもしれないと予測し，そのことに対するおびえがあるならば，これは患者たちを心理的に縛っていることになる．看護師は患者に対して，常にそのような心理的な圧迫を与える立場にあるということを，自ら意識する必要があるだろう．そして患者が，閉鎖病棟に入れられる，薬が増えるかもしれないといった不安に駆られることなく，安心して不調を看護師に訴えることのできるような人間関係や療養環境をつくることが重要となる．

3 その人らしさを奪う化学的拘束

向精神薬が開発されたことによって著しい精神症状はコントロールされ，激しいひきこもりも少なくなったといわれている．そのため現在では，薬物療法は精神科医療に欠かせない大切な治療法の一つとなっている．しかし一方で，向精神薬の有害作用は全身に及び，苦痛を伴うものが多いことも事実である．

多様な精神病理を呈し，精神状態が安定しない個々の患者に応じて，必要なときに必要な量の薬を投与することは容易ではなく，その基準や判断は難しい．薬物は，患者の著しい症状や苦痛を鎮静化すると同時に，時にその人らしさをも奪ってしまう可能性がある．薬物の投与によって怒りや不安の表出がなくなり，活気なく表情の変化もみられない「仮面様顔貌の患者」となってしまう場合，それは言い換えれば，薬による**化学的拘束**といえる．

薬が長期にわたり投与されることによって，生活意欲をなくしたり，ひきこもったりするなど，有害作用に苦しむ患者の状況を見逃すことのないよう，看護師は日々，薬の効果や患者の様子を観察し，彼らの生活に薬がどのような影響を与えているのかを判断する必要がある．

4 援助者・被援助者のあるべき関係

日本では，「精神保健医療福祉の改革ビジョン」（2004）に基づき，「入院医療中心から地域生活中心へ」向けた施策を推し進めている．ここでは，精神障害者が地域で生活する際に念頭に置くべき精神障害者と看護師等の援助者との間に生じる問題について，代表的なものをいくつか取り上げる．

1 保護と自己決定尊重のバランス

精神障害者の援助に際し，本人の**自己決定**（wish）を優先すべきか，**保護**（本人にとって必要と考えられる援助：need）を優先すべきか，判断が難しいことが少なくない．また，保護が直ちに行えない場合もある．

例えば，精神症状が悪化しているにもかかわらず，患者本人が受診や服薬を拒む場合を考えてみよう．家族は患者を病院に連れてくることができず，かと

plus α

援助付き意思決定

自己決定は，最終的に本人の意見や希望を尊重することであるが，判断能力が障害されている知的障害者や精神障害者に対しては，専門家からみて適当と考える選択肢について，丁寧に粘り強く説明し，理解を得た上で下される決断を尊重するという「援助付き意思決定」（Assisted decision making）の視点が重視されるようになっている．

いって措置入院の要件となる自傷や他害の恐れの要件も満たしていないと考えられるとき，どのような対応が考えられるだろうか．従来，家族に抗精神病薬の水薬を渡し，患者にわからないようにコーヒーなどに混ぜて服用させるようにとの指導がなされることがあった（隠し飲ませ）．しかし，このようなことは本当にやむを得ないときの，一時的な対応とすべきである．患者の意思に反する決定を促すときは，医師や看護師，家族らが集まり，患者の状況を心配していることを告げて，患者本人にしてほしいこと（例えば受診など）を粘り強く訴えるようにする（直面化）．

plus α

隠し飲ませの問題点

いくら患者のためといっても，本人に知らせないまま投薬が行われると，それがわかったときに医療者や家族に対して根深い不信感が生じる可能性が高い．また，ジュースなどに混ぜておくと，一度に多量摂取してしまうなどの危険性もある．

また，援助者は，指示と助言の区別を意識することが必要となる．例えば，入院治療中は就寝時刻が21時（遅くとも22時）に決められており，その時間が過ぎてもテレビを見ながら菓子を食べている患者がいたら，看護師は病棟の規則に反すると言ってテレビのスイッチを切り，朝まで菓子を預けるよう指示することがあるだろう．

しかし，退院後は，家族などが患者の生活を管理することは困難な場合が多い．まして，一人暮らしの患者には注意する人もいない．例えば，糖尿病を合併した精神障害者が昼夜逆転した生活となり，夜間に大量の菓子を食べているとしたら，精神症状が悪化し再入院となるか，身体症状の悪化により生命の危険が生じる可能性が高まる．このような場面で看護師が行えるのは指示ではなく助言である．指示は看護師の意思に従ってもらうことを意味するが，助言の場合，従うかどうかは患者に委ねられる．したがって，在宅の患者に対して看護師は，良好な関係を築き，患者が助言の内容を理解し，助言に従って適切な行動を実行しようという気持ちをもてるよう，効果的な助言を行う技術を磨くことが大切となる．

2 患者の秘密を守る義務（守秘義務）

看護師は，入院・外来を問わず，患者の秘密を見聞きする立場にある．特に家庭訪問をした折などに，患者や家族のプライベートな事柄を偶然知ってしまう可能性も高い．仮にこのようなことがあっても，看護師は**守秘義務**を負っているため，職務上知り得た秘密を正当な理由なく漏らすことは許されない．特に，患者から「誰にも言わないでほしい」と言われて約束した場合には，それを守らなければならない．約束したにもかかわらず，これを破れば，患者との信頼関係を決定的に損なうことになる恐れが高い．

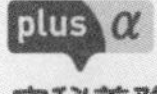

守秘義務

保健師，看護師又は准看護師は，正当な理由がなく，その業務上知り得た人の秘密を漏らしてはならない．保健師，看護師又は准看護師でなくなった後においても，同様とする（保助看法第42条の2）．この規定は，2002（平成14）年3月1日から施行された．違反には，6月以下の懲役又は10万円以下の罰金（同法第44条の3の1）が科せられる．

しかし，例えば，「3日前から薬を勝手にやめている」「消費者金融から50万円借りて返せなくなっている」「（妄想に支配されて）○○さんを殺すつもり」などと言われ，しかも「決して誰にも言わないでほしい」と頼まれたとき，看護師はどう対応すべきであろうか．ここで大切なのは，看護師が秘密を漏らしてはならないのは「正当な理由」がない場合であって，放置すれば重大な問題が生じる可能性のある場合は別である，ということである．

とるべき対応について判断に迷うときは，まず安易に「誰にも言わない」と約束せずに，「私たちは，チームであなたのケアをしている．大事な問題なので同じチームの人には伝えさせてほしい」といった対応をするとよい．この場合のチームとは，看護チームのほか，担当医師やケースワーカーなど，同じ医療機関の職員を含むと考えてよい．看護師は折に触れて，同じ医療機関の中で情報を共有することが，責任をもって医療やケアを行うために必要であるということを，患者に伝えておくことが望ましい．

一方，チーム以外の第三者に患者の情報を提供するときは，特に緊急を要する場合は別として，まずチーム内で検討し，あらためて患者本人の承諾を得た上で行うことを原則とするべきである．相手が家族であっても，できる限りこの原則を守ることが望ましい．また，家族が秘密にしてほしいと言って打ち明けた情報を，断りなく患者に漏らしてはならない．

障害者総合支援法に基づくサービスを提供している事業所，福祉事務所，また介護保険との関係でケアマネジャー，あるいは患者の世話をしている民生委員*など，さまざまなところから医療情報の提供を求められることがある．このようなときも，患者本人の承諾が得られる場合に限り，必要最小限の情報を提供することを基本とすべきであろう．特に，非専門職の人からの依頼には，個人情報保護の観点から慎重に対処する必要がある．

用語解説*

民生委員

社会福祉の増進を任務とし，地域住民の生活状態調査や高齢者，母子のみの家庭，生活困窮者など，要援助者への助言や行政への紹介を行う無給の民間協力者．民生委員法（1948年）に規定される．知り得た秘密は守るよう指導されている．しかし，看護師等と異なり罰則規定までは定められていない．

3 私的な関係にならないこと

言うまでもなく，看護師は，自己の職務を通して患者と接していることを忘れてはならない．このような患者と専門職との関係は，**パートナーシップ**と呼ばれる．パートナーシップとは，患者と援助者という立場の違いを尊重し，患者は援助を必要とする立場で，援助者は自分の専門性の許す範囲内で，お互いに協力し合うとする考え方である．

かつては，お互いが同じ人間であるとの考えから，お互いを援助者と被援助者とみることを否定し，友達付き合いや，さらには結婚することまでを肯定的にみる立場もあった．今日でも，精神障害者のメンバーと指導員などのスタッフが共同で作業をする小規模作業所などでは，メンバーとスタッフの関係は，友達や家族に近い状態になる場合もある．このような関係が続くと，メンバーから「どうして同じ仕事をしているのにスタッフのほうが報酬が多いのか」「作業所を夜に使いたいメンバーがいるのに，スタッフが鍵を管理して使わせないのはなぜか」などという疑問が発せられるようになり，スタッフが答えに窮してしまうことがある．一緒に作業をしていても，スタッフが報酬を得て施設を管理し，メンバーの援助をしている事実を否定することはできない．対人援助を職業とする者は，一般に自己の専門性と職業上の役割の範囲内で，被援助者に関わるようにしなければならない．

このような観点から，以下のようなことは，一般に職業倫理に反することになる.

- 特定の宗教に勧誘したり，特定の政党の支持を要請したりすること.
- 患者を相手にビジネスをすること.
- 患者にアルバイトなどをさせること.
- 患者と金銭の貸し借りをすること.
- 患者と勤務時間外に私的に会う，性的関係をもつなど親密な関係になること.

こうした行為が禁止とされるのは，援助者の立場を利用して，弱い立場の患者に不利益を与える恐れがあるためである．もちろん，こうした行為を善意から行おうとする場合もある．例えば，勤務時間外に買い物などの世話をする，自分の家で不要になった物を安く売る，仕事を望んでいる患者本人の希望に応じて，援助者の車を洗うなどの仕事を与えて賃金を支払う，などである．これらのことは患者にとって一時的な利益になるかもしれないが，チームワークの妨げになり，他の患者は「なぜ○○さんだけ特別視するのか」などと不満を抱くことにもなるため，行うべきではない.

普段の会話の中で援助者が自分の家庭やプライベートな事柄について話すことや，帰宅時にたまたま一緒になり，同じ方向であったことから患者を自分の車に同乗させるといった場合など，一律に扱うのは難しい状況もある．判断に迷う事項については，チーム内で検討し，ルールを決めておくとよい.

plus α

使役労働

正規の雇用関係を結ばずに，無給や安い賃金で仕事をさせること．かつて入院患者に対し，院内の清掃などの作業をさせていた精神科医療機関が存在した．たとえ善意から出たことであっても，治療者－患者関係という元来平等とはいえない関係にある者同士が，雇用者－被雇用者の関係など別の関係をもつのは望ましくない.

5 地域生活における権利擁護

1 精神障害者の地域生活と障害者総合支援法

精神障害をもつ人にとって，精神疾患の結果生じたさまざまな支障を抱えて，精神症状が悪化しないようにしながら日常生活を送ることは容易ではない．そのためには，①所得の保障，②住居の確保，③医療の利用しやすさ，④日常生活の支障に対する支援の整備，⑤大小さまざまな悩みに対して相談できる体制，などが必要になる.

1 障害者自立支援法の施行に伴う事業・制度の変更

精神障害者の地域生活に関連した事業や制度は，1995（平成７）年に改正された**精神保健福祉法**に規定されていたが，2006（平成18）年４月から施行された障害者自立支援法により，大きな変更がもたらされた．その主な変更点は以下の通りである.

①福祉や就労支援などに関するサービス提供が，身体障害や知的障害を有する人々と同じ枠組みで行われるようになった.

②精神障害者保健福祉手帳を所有しているだけではサービスを受給できず，一定の期間ごとに**障害程度区分**の認定審査を受けなければならなくなった.

③**障害福祉サービス**が介護給付，訓練等給付に大別され，新たに編成された.

④サービスを受給するためには，受給者も原則1割の利用料を負担することとなった．

⑤事業が従来の補助金による運営から，利用料によって賄われるように変更された．

⑥給付対象外となった事業は，**地域生活支援事業**として，市町村が独自に行うこととなった．

⑦精神障害者公費医療負担制度は，更生医療や育成医療と併せて**自立支援医療**として再編成され，原則1割負担となった．

2 障害者自立支援法から障害者総合支援法へ

障害者自立支援法の施行に伴い，小規模作業所などの精神保健福祉法に規定されていなかった事業をはじめ，従来の事業は平成23年度末までに障害者自立支援法の事業に移行された．しかし，障害者団体や事業者から，障害者自立支援法に対して，以下のような疑念や批判が噴出した．

①利用料負担は利用者にとって重荷である．

②事業の経営が不安定になる．

③市町村の財政状況でサービスに格差が生じる．

④障害者のサービス利用に関するケアマネジメントのしくみが不十分である．

⑤地域全体でサービスを調整し，有効に利用していくしくみを強化すべきである．

こうした批判を踏まえ，2012（平成24）年6月，障害者自立支援法が改正され，**障害者総合支援法**として2013年4月1日から順次施行された．改正法では，①障害者の範囲に難病を加える，②重度訪問介護の対象拡大，③共同生活介護の共同生活援助への一元化，④地域移行支援の対象拡大，⑤地域生活支援事業の追加，などの変更が加えられた．また，「障害程度区分」は，障害の多様な特性その他の心身の状態に応じて必要とされる標準的な支援の度合いを総合的に示す指標に改められ，名称も**「障害支援区分」**となった．

福祉サービス利用制度の変遷

2002（平成14）年，事業者との契約に基づいてサービスを利用できる支援費制度が創設された．しかし，急激な財政負担増が生じたために短期間で廃止され，2006年，障害者自立支援法に移行したが，この法律の施行に伴い福祉現場に混乱が広がり，政府は利用料の減額や事業の運営補助などに追われた．障害者団体などはこの法律を強く批判し，国に対する訴訟が相次いだ．

また2011（平成23）年には，障害当事者の意見を反映させた「障害者総合福祉法の骨格に関する総合福祉部会の提言」がまとめられた．国は障害者団体などとの申し合わせに従い，障害者自立支援法を廃止して障害者総合支援法を成立させたが，障害者団体などは「骨格提言」の内容が十分に反映されていないとして，引き続き改善を求めている．

2 地域で暮らす障害者に対する権利侵害

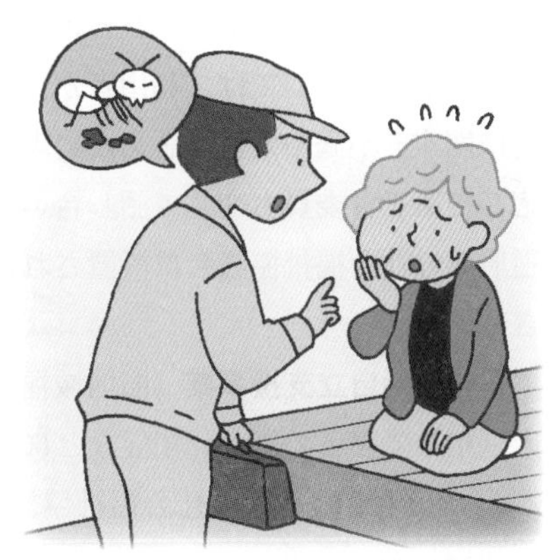

地域で暮らす精神障害者の中に，権利侵害を受ける例が多くみられる．例えば，一人暮らしの障害者や高齢者のもとに，新聞や生命保険などの勧誘，寝具や英会話の学習教材などの販売，家屋修理や白アリ退治など，さまざまな勧誘員が訪れる．このような勧誘や訪問販売に対して，断ることが困難なために必要もないのに契約を結んでしまい，あとで対処に苦慮する例がしばしば報告されている．詐欺（さぎ）に近い悪徳商法も後を絶たない．こうした商取引に伴う苦情については，市町村の消費生活センターなどが窓口となって，**クーリング・オフ***などの制度を利用して契約を破棄するなど，消費者保護のための対応がなされる．

商取引とは別に，親切を装って近づき，土地の権利証をだまし取ったり，ねずみ講まがいの利殖を勧めたり，借金をして踏み倒したり，遺産の権利を得るために結婚や養子縁組を結んだりするなど，精神障害者自身がだまされていることに気付かずに財産侵害にあっている事例もある．家族の中に精神障害者の財産を侵害する人がいる場合もある．例えば，障害者の資産を目当てにお金の無心に来たり，障害者の年金を本人のためではない目的に使ってしまったりする家族の存在が報告されている．このような財産侵害が明らかと思われても，証拠が乏しい場合には，後から救済することができない場合もある．判断能力が十分でないために財産侵害などの危険が予想される人の場合には，**成年後見制度***が利用できる．これは，後見人とその任務を定め，財産の保護や生活のために適切に財産が運用されるようにするしくみである．

また，判断能力の低下は著しくないものの，ほかに世話をする人がいないために，民生委員が障害者の預金通帳や印鑑，土地の権利証などの重要書類を預からざるを得ない事例もある．障害者本人に情報が伝わらないために，適切な福祉サービスを受けることができない事例，自分が受けているサービスに対して不満や苦情があっても，どこに訴えればよいのかわからないといった事例もある．このような場合には，福祉制度に関連してつくられている**権利擁護**のための制度を利用することで，地域での生活が維持できる．

用語解説＊

クーリング・オフ

割賦販売や訪問販売などで，購入契約した消費者が８日以内なら無条件で契約をキャンセルできるという制度．単に商品だけでなく，サービスの提供や施設利用権などにも適用される．

用語解説＊

成年後見制度

禁治産・準禁治産制度に替わり，2000年４月１日から施行された．判断能力の障害の程度に応じて補助，保佐，後見の三つの保護類型によって自己決定できない人々（高齢認知症患者，精神障害者，知的障害者など）を保護する制度．手続きや経費の面で利用しやすくなるよう工夫され，家庭裁判所への申し立て件数は急激に増加している．併せて，判断能力がなくなる前に自分で保護の内容を決める任意後見制度も開始された．

3 権利擁護のための制度

福祉の分野では，2000（平成12）年４月の介護保険制度の導入に続き，同年５月には**社会福祉法**が制定され，福祉サービスが行政措置から，障害者や高齢者などの利用者との契約に基づいて提供されるようなかたちに大きく転換した．これに伴い，福祉サービスの利用に関連して，正しく契約を結び，サービスが問題なく行われているかを利用者の立場でチェックする権利擁護のしくみが重視されるようになった．福祉に関する権利擁護のシステムは，①苦情解決事業，②日常生活自立支援事業，③第三者機関によるサービス評価，④成年後見制度の利用援助，などの整備によって進められるものとされている．

苦情解決については，利用者が，自分が利用している施設などのサービス内容に関する不満や要望を訴えたい場合，まず施設の職員に苦情を伝え，必要に応じて第三者委員も交えて話し合いを行い，それでも解決しない場合には，都道府県の社会福祉協議会に設置された運営適正化委員会が対応するしくみができている．

日常生活自立支援事業（旧地域福祉権利擁護事業）は，判断能力が不十分な人（精神障害者のほか認知症などに罹患した高齢者，知的障害者など）を対象として，地域の基幹的社会福祉協議会が行う．具体的には，①福祉サービスの利用援助，②利用者本人に代わり金融機関での預金の払戻しや預入れなど日常生活費の管理，③財産に関連する預貯金などの重要書類の預かりといった事業である．1999（平成11）年10月に開始されて以来，契約件数は徐々に増加し，2018（平成30）年３月末時点での実利用者数は全国で５万3,000人を超えている．比較的安い費用で利用でき，金銭の自己管理に課題を抱えるために社会生活が困難になりがちな精神障害者などが利用できる制度であるが，医療関係者に十分に周知されていないようである．

このほか，**精神医療審査会**は，入院患者からの退院請求や処遇改善請求の審査を行うが，在宅の精神障害者の権利擁護の機能は有していない．代わって，民間の非営利団体である**精神医療人権センター**や，福岡県弁護士会をはじめとする**弁護士会**などが，医療機関内にとどまらず，広く社会での精神障害者に対する人権侵害への救済活動を行ってきた．

精神障害者が，必要とする医療や福祉サービスを受けるためには，情報が広く公開されていることが重要である．また，病院内で医療事故などが起きたときには，病院からの速やかな報告が患者の不安を解消し，信頼を保つために重要である．日本の精神科医療機関も，他の診療科の情報公開に向けた動きと連動して，徐々に情報公開を進めている．

plus α

社会福祉協議会

社会福祉法に定められた市区町村，都道府県・政令指定都市，全国の３段階からなる公益性の高い民間団体．高齢者や障害者などを対象とする地域福祉活動，ボランティア活動の振興，社会福祉に関する情報提供や啓発活動，関連諸団体の連絡調整などを行う．近年では，福祉サービスに対する利用援助や苦情処理などの人権擁護も中心的活動の一つとなっている．基幹的社会福祉協議会とは，都道府県社会福祉協議会から業務委託を受けた市町村社会福祉協議会のこと．

コンテンツが視聴できます（p.2参照）

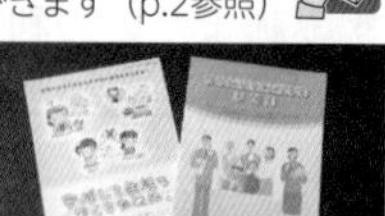

●日常生活自立支援事業〈動画〉

plus α

精神医療人権センター

精神障害者の人権救済を図るために，東京や大阪などに設置された．電話相談，ニュースレターの発行，病院訪問，情報公開のための資料作成，講演会などを行っている．大阪では，大和川病院のさまざまな不正を告発したほか，抜き打ちでの精神科病院訪問による院内環境の視察や，患者から生の声を聴く「精神保健福祉オンブズマン制度」の実現に貢献した．

引用・参考文献

1）池原毅和．欧米での精神障害者のアドボカシーの発展から学べること．精神科看護．1998，25（５），p.8-12.

2）安田愛．保護室体験から考えた権利擁護．精神科看護．1998，25（５），p.34-36.

3）位田浩．日本における精神障害者のアドボカシー．精神科看護．1998，25（５），p.37-41.

4）矢野真二．開かれた病院精神医療をめざして：看護者の人間としての英知が今問われている．精神科看護．2000，27（12），p.29-33.

5）西尾祐悟．社会復帰実践とアドボカシー：利用者の権利擁護のために．清水隆則編．中央法規出版，2000.

6）大國美智子．生活を支える権利擁護：大阪後見支援センターの事例をもとに．中央法規出版，1999.

7）白石弘巳．“パートナーシップとは：アンケート調査による「やどかりの里」と「ヴィレッジ」の比較”．統合失調症からの回復を支える．星和書店，2010，p.71-78.

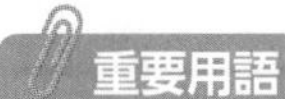

重要用語

アドボカシー	身体的拘束	権利擁護
インフォームドコンセント	心理的拘束	障害者総合支援法
ソーシャルインクルージョン	化学的拘束	成年後見制度
保護室	自己決定	社会福祉法
閉鎖病棟	保護	日常生活自立支援事業
行動制限	守秘義務	精神医療審査会
代理行為	パートナーシップ	精神医療人権センター

10 精神医療の歴史と看護

学習目標

- 欧米の精神医療の変遷について概観し，それぞれの時代における特色を理解する．
- 日本の精神医療の変遷について概観し，それぞれの時代における特色を理解する．
- 日本の精神医療の現状と問題点について理解する．

■本章では，現代においては表現が適切でない用語の記載があるが，史実としてそのまま表記した．

■「精神科病院」は以前は「精神病院」という名称であったが，本章では「精神科病院」で統一している．

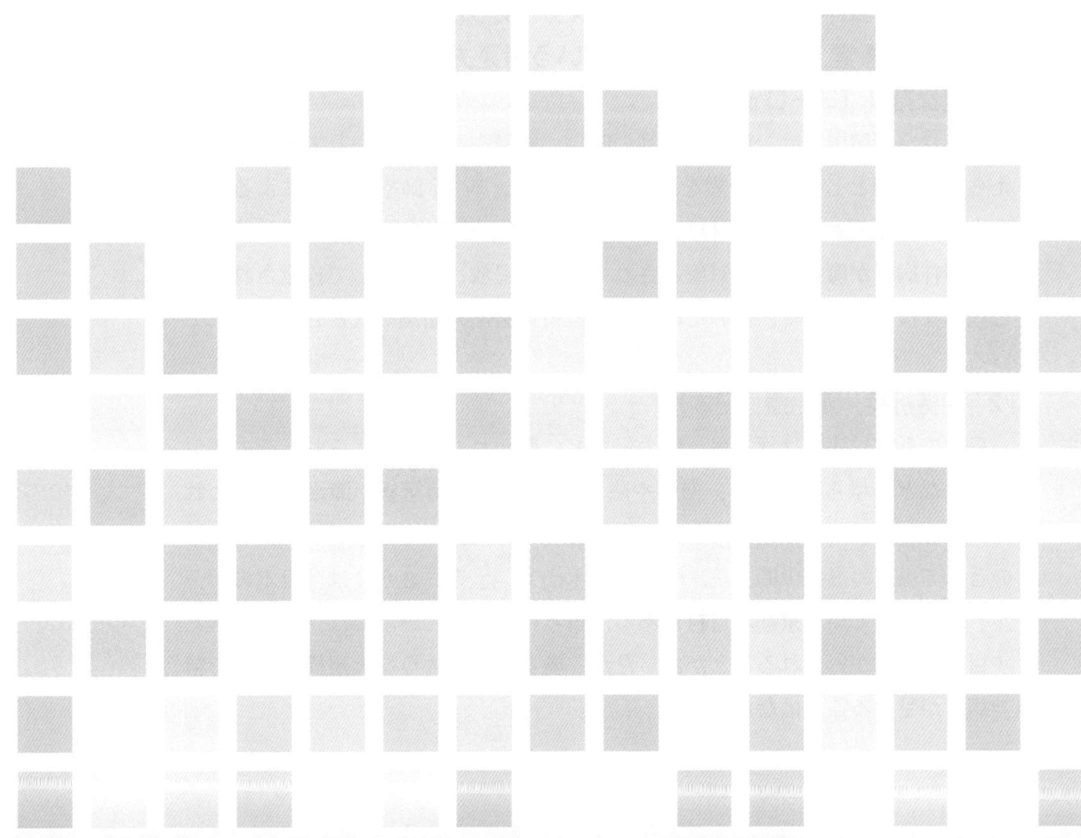

1 古代から中世までの精神医療

世界の動きと精神医療	年	日本の動きと精神医療
	701	■大宝律令制定（飛鳥時代）
	710	■平城京遷都（奈良時代）
	718	■養老律令頒布
	794	■平安京遷都（平安時代）
	833	■令義解成立
■神聖ローマ帝国成立	962	
■第1回十字軍（～1099）	1096	
	1192	鎌倉幕府成立
■英仏百年戦争（～1453）	1337	
ベルギーのゲールで家庭看護が行われるようになる		
中央アジアからシチリア島に上陸した黒死病（ペスト）が欧州で大流行．死者は3千万人に上るといわれる		
欧州で魔女狩り・魔女裁判などの迫害が行われる（～17世紀）	15世紀	

大宝律令において心身障害が残疾・廃疾・篤疾の3段階に分けられる

養老律令において廃疾・篤疾は免税・減刑・無罪と記される

平安時代，岩倉村紫雲山大雲寺で，後三条天皇皇女が狂疾を霊泉で治療したという伝説が広まる

1 精神病のとらえ方

太古より，精神病に関しては二つの考え方があった．

1 悪魔や悪霊，憑物によるものという考え方

|1| 魔女狩り（ヨーロッパ）

ヨーロッパ諸国では，精神病は神の呪い，悪魔や悪霊に憑かれて起きると考えられ，治療として悪魔や霊を取り除く目的で，呪術師や祈祷師による呪術や火責め，水責めなどが行われた．中世になると宗教的な魔女思想と結び付き，精神病者が**魔女狩り**の対象とされ，火刑や追放，罪人として投獄されるなど残酷な扱いを受けた．このため，中世は精神医療の暗黒時代とさえいわれている．

|2| 加持祈祷，滝治療（日本）

日本でも精神病者は狐や鬼，物の怪などに憑かれた者と考えられ，その邪気や穢れなどをはらう目的で，僧侶や陰陽師による**加持祈祷**や**滝治療**が行われた．治療は霊験があると伝えられた全国各地の神社仏閣で行われ，代表的なものとして東京の高尾山薬王院，千葉の原木山妙行寺，さらには「日本のゲール」といわれている**京都岩倉村**がある．日本においても一部では，憑物を落とす目的で拷問が行われることがあったが，魔女狩りのような大規模な迫害を精神病者が受けることはなかった．

魔女狩り

15世紀から17世紀，ヨーロッパにおける教会や国王，民衆などにより，「魔女」とされた人々に対して行われた迫害を，魔女狩りという．ジャンヌ・ダルクが火刑（火あぶりの刑）になったことで広く知られているが，社会におけるさまざまな問題（例えば天災や飢饉，ペストなどの伝染病の発生や治安悪化など）は，悪魔に魂を売った魔女のせいで起こっているなどとし，密告などで摘発されて「魔女」とみなされた者は，拷問により自白を強要されたりした．その過程で死亡する者も多く，さらに，生き残った者も大半は火刑に処せられた．犠牲者は男女を問わなかった．

最も多くの犠牲者を出したのは，16世紀の宗教改革をめぐる対立が深刻化した後で，精神病者も多く含まれていたと推測されている．当時，オランダの医師ワイアー（Weyer，J.）は魔女狩りに反対し，精神病はほかの身体疾患と同様，病気であると主張したが，当時は彼の主張は受け入れられることはなかった．魔女狩りは18世紀には消滅へと向かったが，推定４～６万人がその犠牲となったといわれており，精神病者も多く含まれていたと推測されている．人類が引き起こしたこの残虐な行為は，一種の集団ヒステリー現象とも考えられている．

2 精神病を病気としてとらえる考え方

|1| 古代ギリシャ，古代ローマ

古代ギリシャ時代，**ヒポクラテス**（Hippocrates）は精神病を医学的視点でとらえ，治療として休養，音楽，水浴，体操などが有効であるとした．

古代ローマでは，暴力行為のある患者に対しては，治療として拘束することや，断食，鞭打ちなどが必要であるという考え方がある一方で，作業などを導入した治療的アプローチが行われることや，不適当な拘束や飢餓は患者の興奮状態を悪化させると主張する動きもあった．

|2| 大宝律令・養老律令にみられる障害者（日本）

日本では，古くから「くるいやみ」などという言葉があり，精神病者を病人ととらえる考え方は，日本最古の基本法典である**大宝律令**にも著されている．鎌倉時代以降，中国の医書から医学知識を得た医師が出現して漢方薬や灸治療などを用いるようになったが，治療の中心は依然として加持祈祷が中心であった．

|3| コロニーでの家庭看護（ベルギー・ゲール）

魔女狩りを批判し，精神病者に人道的な治療や看護を提供した人々もいた．特にベルギー北部の**ゲール**における家庭看護は世界的に有名な家庭看護のモデルとなっている．

|4| アサイラムでの収容（イギリス）

魔女狩りが終息した後，ヨーロッパでは精神病者を収容する大規模な施設（**アサイラム**）が造られるようになった．これらの施設は，精神病者の治療や看護のためというよりも，社会秩序を乱す人々を隔離することが目的で，彼ら

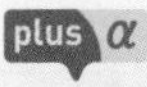

ヒポクラテス

紀元前400年ごろの古代ギリシャの医師．病気とは自然に発生するものであって，超自然的な力（迷信，呪術）や神々の仕業ではないと考えた最初の人物といわれている．医学を宗教から切り離し，病気は神々の与えた罰などではなく，環境，食事や生活習慣によるものであると信じ，主張した．

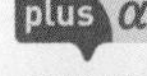

コロニー

コロニー（colony）とは植民地や入植地という意味であるが，障害者が生活を営みながら治療や訓練を受けることのできる総合的な社会福祉施設のことを指す．

は，浮浪者や犯罪者，孤児などとともに収容された．施設内では，鎖でつながれたり，手かせや足かせをつけられ，身体の自由を著しく制限されていた．治療が行われたとしても，瀉血（しゃけつ）（患者の血液を体外に排出させる），回転椅子に座らせて高速で回転させるショック療法，下剤やアヘンなどの薬物投与といったものであった．

家庭看護の萌芽

ベルギー北部の都市ゲール（Geel）では，一般家庭が精神病者を受け入れ，治療しようとする家庭看護が行われるようになった．この地は，7世紀ごろにアイルランド王女が狂える父から逃れてきて隠れ，その後，死亡した王女の遺体に触れることで精神病者が治癒したという伝説で有名になった．そして，多数の精神病者が巡礼に訪れ，地元の民家に宿泊して，住民の保護を受け，家庭看護を行うコロニーが自然発生的に成立した．13世紀ごろにはこの王女を精神病者の守護神とした祭礼も開催されるようになり，ゲールの家庭看護は，19世紀には国家が公認・援助するようになり，コロニー・デ・ゲールと呼ばれ，現在に至っている．

岩倉における家庭看護

京都・岩倉の紫雲山大雲寺を取り巻く茶屋（大正時代末からは保養所）や農家では，患者を預かるなど，家庭看護が提供されていた．これは，11世紀，後三条天皇の第三皇女の精神病が，大雲寺の境内の霊泉の飲用によって癒やされたという伝説から，精神病者がこの村に集まり，農家などに逗留するようになったためである．

江戸時代には，精神病者に療養の場を提供する宿屋は茶店と呼ばれるようになり，病者は強力（ごうりき）と呼ばれる看護者の看護を受けるなどして，この地で療養した．

ベルギーのゲール同様に，伝説を契機に自然発生的に精神病者の療養の地として発展していったことから，岩倉は「日本のゲール」とも称されている．

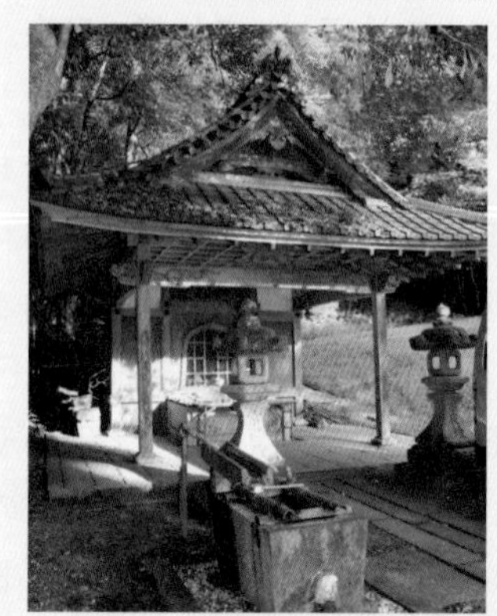

●旧大雲寺境内に残る閼伽井（あかい）

（大阪府立大学　中村治先生提供）

2 鎖からの解放とモラルトリートメント

世界の動きと精神医療	年	日本の動きと精神医療
■グレートブリテン王国成立	1707	
	1722	■小石川養生所開設
	1732	■享保の大飢饉
	1742	■公事方御定書制定
	1774	■杉田玄白ら『解体新書』出版
■アメリカ独立宣言	1776	
	1782	■天明の大飢饉（～1787）
■フランス革命（～1799）	1789	

1756年，ブリテン諸島初の私設精神科病院としてアイルランドに聖パトリック病院創設

1796年，イギリスでヨーク・リトリート創設

1793年，ピネルがピュサンらの協力を得て「鎖からの解放」を行い，病院改革を実践し始める（仏）

京都岩倉村の農家や茶屋で，訪れる精神障害者の世話をする

1742年，御定書百箇条，精神病者の犯罪における本人，家族らへの処罰を明記する

安永年間（1772～80），越後国（現新潟県）の永井山順因寺に日本最古の精神科病院とされる鵜森狂疾院開設

1 ヨーク・リトリート創設（イギリス）

茶商人でクエーカー教徒であった**テューク**（William Tuke：1732-1822）が，人道的な治療や処遇改善の重要性を訴え，ヨーク市に，精神病者の休息の場としての施設**ヨーク・リトリート**（York Retreat）を開設した．精神病者たちは村に分宿して暮らし，症状が悪化すると，このリトリート*（避難所）に入所し，休息した．この施設では，生活する部屋や食事をはじめ，あらゆる環境において，病者を人間として温かくもてなすことが重視されていた．この活動はテュークの息子らに受け継がれ，現代の精神医療の礎（いしずえ）となった．

2 医師ピネルと看護師ピュサンの取り組み（フランス）

絶対王政と封建制度への反乱から，社会での市民の権利や尊厳を求める風潮が高まり，1789年フランス革命の火蓋が切って落とされた．その基本理念は万人が基本的人権を有しているというヒューマニズム思想である．これが，精神病者を人道的に遇するべきであるという思想に発展し，のちのモラルトリートメントの実践へとつながっていく．

医師**ピネル**（Philippe Pinel：1745-1826）はフランス革命政府に登用され，1793年，パリのビセートル病院院長となった．ピネルは，看護長**ピュサン**（Jean=Baptiste Pussin：1746-1811）とともに，精神病者の人格や人権に配慮し，病者として遇しようと，拘束を解き，鎖による管理の排除に努め

用語解説*

リトリート

リトリート（retreat）には隠れ家，避難所，静養先などの意味がある．職場や家庭などの日常生活から一時的に離れ，休息したり修養や瞑想など静かな時間を過ごすこと，またその場所をいう．

plus α

1838年法（フランス）

国家的な精神医療の制度化は，ピネルの没後12年が経過した1838年の法律の制定であった．財政難や社会の防衛を重んじる観点などから，さまざまな困難はあったにせよ，自由と平等という理念に基づいて精神障害者の人権を護ろうとする議論がフランスでは早い時期から行われていた．

た．また，治療として作業療法なども積極的に取り入れ，精神病者に対する精神療法を試みる一方で，入院生活全般にわたる改善にも取り組んだ．

3 モラルトリートメント（モラル療法）の実践

この試みは，ピネルの弟子である精神科医**エスキロール**（Jean Etienne Dominique Esquirol：1772-1840）へと受け継がれた．エスキロールは1805年に「精神病の原因，症状および治療法としての情動」という論文を著しており，心因性精神病（心理学的精神医学）のさきがけともなった．

精神病者の人格や人権を尊重した治療を行うという考え方は世界各地でみられるようになり，**モラルトリートメント**（moral treatment）と呼ばれるようになっていった．ヒル（Hill, G.）やコノリー（Conolly, J.）による**無拘束運動**も，このモラルトリートメントの取り組みの流れの中にある．

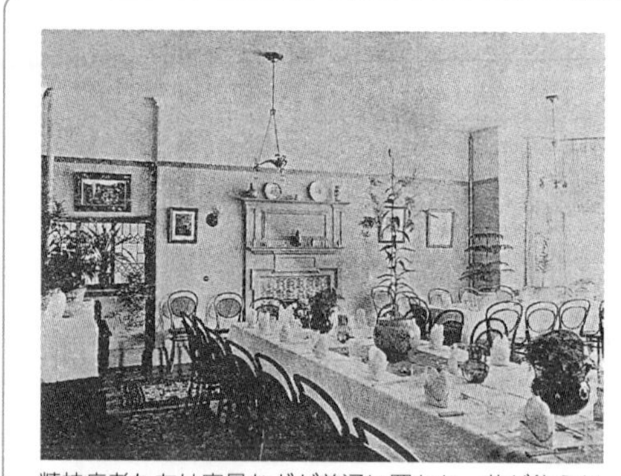

精神病者たちは家具などが普通に置かれ，花が飾られているこの部屋で食事をとった．

●**ヨーク・リトリートの女性用ダイニングルーム（1899年）**

モラルトリートメント

精神病者の人格を尊重し，周囲の環境を調整することが病気からの回復を促進させるという理念に基づき，温かい食事や清潔なベッド，入浴の場を提供するといった人道的なケアの提供を治療として位置付ける実践．ピネルによって命名された．

18〜19世紀のヨーロッパにおいて，家畜同然とまで表現されたほど悲惨な扱いを受けていた精神病者の処遇を改善しようとしたもので，一般的に「道徳療法」と訳されているが，精神科医の中井久夫は「人間的処遇」「人間的治療」といった訳し方をしている．

モラルトリートメントの揺籃：ピネルとピュサンらの実践

ビセートル病院（男性患者を収容）とサルペトリエール病院（女性患者を収容）は，もとは浮浪者や貧民，罪人，精神病者を収容する目的で設立された施設であり，不治の病とされていた精神病者たちは，畜舎のような病室で，家畜のように鎖につながれていた．ピュサンは，頸部リンパ節炎でビセートル病院に入院していたが，退院するとすぐに看護人として病院職員となった．彼は，入院中の重症の精神病者に対して，人間として尊重した関わりを実践し，多くの患者の病状を快方へと導いた．1793年にビセートル病院に赴任してきた内科医のピネルは，ピュサンの関わりの実践とその結果を目の当たりにして，大いに感嘆した．

かねて精神病者たちが鎖につながれている状況を何とかしたいと考えていたピュサンは，ピネルに，病者を鎖から解放することを提案した．ピネルは当初は賛同しかねていたが，患者との対話を繰り返すうちに，衝動的，理解不能と思われがちな彼らの言動は，彼らの妄想症状などと照らし合わせれば理解可能であると気付き，精神病者の拘束を解く決断をした．ピネルが病院を去った後の1797年，ピュサンによって，ビセートル病院では鎖を用いた拘束が，未来永劫，全面的に禁止とされた．

サルペトリエール病院の医師となっていたピネルに切望され，ピュサンもサルペトリエール病院へと移り，二人はモラルトリートメントに取り組んだ．人間的な態度で対応されるならば，患者の激しい精神症状も落ち着いてくるという信念のもと，病室を清潔に保ち，新鮮な空気にも特別に配慮した．厨房で作られた食事は，各病棟において配膳前に温め直してから患者に提供された．

ピネルは「病院は病院である以上，治療の場でなければならない」との考えから，作業療法を積極的に取り入れ，患者個々の体格やそれまでの生活状況などに配慮した作業を患者に提供した．一方，精神病の治療法とされていた瀉血を，「この処置を受ける者と，指示する者のいずれが本当に狂っているのか疑いたくなる」と激しく非難し，治療法として否定した．

そのような取り組みから，サルペトリエール病院では，不治とされていた患者が回復して退院するなど，目覚ましい治療効果を上げた．ピネルはこの効果について，職員らの見識と態度に負うところが大きいことを強調している．病院を訪れたある医師によれば，ピュサンは暴力や拘束などを用いることなく，穏やかな対応と賢明な洞察のみで患者を落ち着かせることができ，ピネルからの信頼も厚かったという．訪問者は入院患者たちに案内され，病院の中庭を散歩したり，手作業をするなどして自由に過ごす女性たちの姿を目にした．

患者の人間性を尊び，スタッフ同士も互いを尊重し信頼し合う社会としての病院環境が，患者を癒やし，回復へと導く治療的な意味をもつということを，ピネルらの実践は示している．

参考文献

クリスティアン・ミュラー．精神医学外伝．那須弘之訳．星和書店，1998，p.67.

3 近代の精神医療

この時期，ヨーロッパ，アメリカでは精神科病院が次々に建設されたが，治療や処遇の施設間の格差は著しかった．モラルトリートメントが実践され，治療が積極的に行われた病院がある一方で，精神科病院とは名ばかりの施設に収容され，放置されているという状況も続いていた．

世界の動きと精神医療	年	日本の動きと精神医療
ドロシア・ディックスが病院改革運動を展開（米）．このころより欧米でモラルトリートメントが実践される		
	1804	■華岡青洲が全身麻酔手術に成功
	1837	■大塩平八郎の乱
■1838年法制定（仏）	1838	
コノリーがハンウェル・アサイラムで無拘束運動を展開（英）		
■精神科病院医師会結成（英）	1841	
	1853	■ペリーが浦賀に来航
	1854	■日米和親条約
■ナイチンゲール『看護覚書』 ■ダーウィン『種の起源』	1859	
■ナイチンゲールがセント・トーマス病院に看護学校を創立	1860	
■南北戦争（～1865　米）	1861	
■リンカーン『奴隷解放宣言』	1863	
■国際赤十字創立	1864	
	1868	■明治維新
	1875	■京都府癲狂院設立（日本最初の公立精神科病院であったが，財政難のため1882年に廃止）
■ベルが電話機を発明	1876	
	1877	■西南戦争 佐野常民らが博愛社を結成
	1878	■初の私立精神科病院，加藤瘋癲病院設立
	1879	■東京府癲狂院設立
■アメリカに初の精神科看護学校が創設される	1882	
	1883	■相馬事件が起こる
	1884	■京都岩倉村の保養所が『岩倉癲狂院』を設立
	1885	■有志共立東京病院看護婦教育所創立（看護婦教育のために日本で最初に創設された教育機関）
	1887	■博愛社が日本赤十字社と改称
	1889	■大日本帝国憲法発布
	1894	■日清戦争勃発
■レントゲンがX線を発見	1895	■日清講和条約調印
■クレペリンが早発性痴呆の概念を確立 ■ICN（国際看護師協会）創立	1899	

1819年，土田獻が日本で初めての精神医学の教科書『癲癇狂経験篇』を出版

1846年，奈良林一徳が江戸小松川に狂疾治療所を創設

1881年，東京府癲狂院規則『看護心得ノ事』が発表される

日本赤十字社は1890年に看護婦養成所創立，翌年の濃尾地震では被災地に救護看護婦を派遣した

1894年，警視庁令訓令甲第25号『精神病患者取扱心得』を発布．治療・看護のための精神病者の制縛，鎖錮を公認する

19世紀後半には，精神医学が一つの学問領域として医学の中に位置付けられるようになった．当時に形作られた精神医学の流れが，現在の精神医学，医療へとつながっていく．

1 近代精神医学の確立

1 生物学的精神医学

ドイツの内科医であり精神科医でもあった**グリージンガー**（Wilhelm Griesinger：1817-1868）は，精神疾患は大脳の疾患であると認識すべきであると主張した．これが，精神疾患を生物学的な脳の病変としてとらえ，治療しようという試みへとつながり，精神医療において身体療法や薬物療法が広く取り入れられていく基盤となった．

2 心理学的精神医学

グリージンガーと同時期に内科学，病理学を学んだフランスの神経学者である**シャルコー**（Jean Martin Charcot：1825-1893）は，催眠術による暗示を用いて，ヒステリー症状を出現させ，それをさらに消失させる試みに成功した．そして，いわゆるヒステリーは心理的な原因によって出現する症状であると主張した．

シャルコーの主張は，精神医学の領域に，身体症状として示される症状を心理現象としてとらえるという新たな視点を与えた．彼の講義に感銘を受けたフロイトは，のちに「無意識」という概念を提唱し，精神分析学を確立することになる．

2 アメリカの精神医療改革運動

1 州立精神科病院の創設

1840年代のアメリカでも，精神病者は犯罪者と同等に扱われていた．州立精神科病院においても治療はほとんど行われず，手錠がはめられたり，鞭で打たれるなどの痛ましい状況に置かれていた．

このような現状に，**ドロシア・ディックス**（Dorothea Lynde Dix：1802-1887）は，人道的および治療的な観点に基づくケアを精神病者に提供するため，新たな州立精神科病院を建設することの必要性を主張するなど，精神医療の改革運動の先頭に立った．その結果，次々に新たな州立精神科病院は開設されたが，収容患者数が激増する一方で，南北戦争やその後の経済危機の影響もあり適切な運営資金が提供されなかったため，50年も経たないうちに，過密化した収容施設と化していった．

2 精神衛生運動の始まり

クリフォード・ビアーズ（Clifford Whittingham Beers：1876-1943）は，精神医学者であるアドルフ・マイヤーの協力を得ながら，自らの精神科病院への入院体験で目の当たりにした精神障害者への非人道的な処遇を記した

plus α

アドルフ・マイヤー

Meyer, A. (1866-1950). マイヤーは精神障害を生物的・心理的・社会的存在である人間の社会環境における適応不全から起こるものとしてとらえようとした精神医学者で，アメリカ精神医学の祖といわれている．マイヤーは入院患者の作業療法やケースワークの必要性，精神医療における地域社会の関与の重要性を説き，精神衛生運動の推進者としてビアーズの活動を支持した．

ドロシア・ディックスの活動

アメリカにおいて，精神病者の処遇改善の活動を行った先駆的な女性．もともとは教育者であったが，家畜小屋のような檻の中で，精神病者が全裸でつながれている光景を目にした衝撃から，精神病者の処遇改善のための活動に邁進した．この当時，州立精神科病院や収容施設では，精神病者は鎖でつながれ，鞭で打たれ，病者を見せ物にして訪問者から見物料をとっている施設さえあった．これらの施設の実態を明らかにしたディックスは，精神病者を人道的に処遇する新たな州立精神科病院建設の必要性を主張し，アメリカ各州を奔走した．

その後，南北戦争において，ディックスはその実践力を評価されて，ニューヨークのベルビュー病院で看護師を養成し監督する陸軍看護師監督の職に就いたが，終戦後，精神病者処遇改善の活動に戻った．ディックスの改革運動の影響はカナダやスコットランドにも及び，精神病者のケア水準の向上に寄与した．その活動から，ディックスは「アメリカのピネル」とも呼ばれている．

『わが魂にあうまで』（A Mind that Found Itself）を1908年に出版し，精神科病院の改革と精神障害者に対する誤解や偏見の打破を訴えた．

彼の訴えは世論に後押しされ，**精神衛生運動**と呼ばれる運動に発展する．同年には，コネティカット精神衛生協会（The Connecticut Society for Mental Hygiene）が設立された．翌1909年にはアメリカ精神衛生委員会が組織され，精神衛生運動はヨーロッパなど諸外国にも波及し，1930年には世界50カ国が参加した第１回国際精神衛生会議がワシントンで開催された．ビアーズはその会議の事務局長を務めた．この会議に，日本からは呉秀三（➡p.162参照）が参加し，1931年に日本精神衛生協会が設立された．その後，精神衛生運動はさらに発展し，1948年には世界精神衛生連盟（現在の世界精神保健連盟）の創設へとつながっていった．

3 日本の近代化と精神医療行政

19世紀後半，明治時代に入った日本は，近代国家への道を歩み始めていたが，精神衛生に関する行政は立ち後れており，精神病者の治療や保護に関する施策は進まず，相変わらず監禁や放置が続いていた．1875（明治８）年に，日本初の公立の精神科病院として京都府癲狂院が開設されたが，経営難のため数年で閉鎖となった．

その後，公立病院としては**東京府癲狂院**が1879（明治12）年に開設された．これは現在の東京都立松沢病院の前身である．この東京府癲狂院の開設は，社会秩序の維持という色彩の濃いもので，精神病者への治療や人道的なケアの提供を目的としたものとは言いがたいものであった．東京府癲狂院を巻き込んだ**相馬事件**は，1900（明治33）年の**精神病者監護法**成立のきっかけとなった．

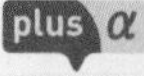

東京府癲狂院の始まり

1872（明治5）年，来日したロシア皇太子が東京に入る前日，浮浪者の一斉取り締まりが行われ，彼らは東京府養育院に収容された．目的は近代国家となった首都東京の治安維持と景観を良くするためであった．収容された人々の中には精神病者も含まれていたため，養育院内には「狂人室」が設けられた．これが東京府癲狂院開設へとつながっていく．

相馬事件

旧陸奥国中村藩の藩主であった相馬誠胤（ともたね）が精神病を発病したことをめぐるお家騒動で，1883（明治16）年から1894（明治27）年まで続いた．旧藩士の錦織剛清（にしごりたけきよ）が，ある家臣の一派がお家の財産乗っ取りを企てて藩主を不当に精神病に仕立て上げ，監禁したのだと主張した．藩主は1890（明治23）年，東京府癲狂院に入院中，糖尿病のため死去したが，錦織は，これを乗っ取りを企む一派や主治医らによる毒殺であると告訴した．結果的に，錦織の訴えは証拠不十分で被疑免訴となったが，このお家騒動の顛末は数年にわたり新聞で大々的に報道され，世の国民の関心事となった．

4 20世紀の精神医療

1 身体主義的な考え方

|1| 進行麻痺と梅毒スピロヘータ

1913（大正２）年，**野口英世**が進行麻痺患者の脳病理組織に梅毒スピロヘータを確認した．当時の精神科病院に入院していた患者の多くは，進行麻痺であった．この発見によって，精神病は脳に原因があり，脳の研究を進めて解明していけば，治療法が見つかるはずだという考えが主流となった．

|2| 精神障害の性質と分類

ドイツの精神科医**クレペリン**（Kraepelin, E.：1856-1926）は，多くの患者を長年にわたって観察し続け，精神病の症状とその経過・予後に着目して分類した．1883年『精神医学綱要』を著し，以降これを改訂しながら**早発性痴呆**と**躁うつ病**を区別し，精神病を体系化した．それまで精神病は，症状はさまざまであっても一つの病気であると考えられていたのである．クレペリンの精神病の分類は，現在使用されている国際疾病分類（ICD）やアメリカ精神医学会の診断基準（DSM）の基となった．

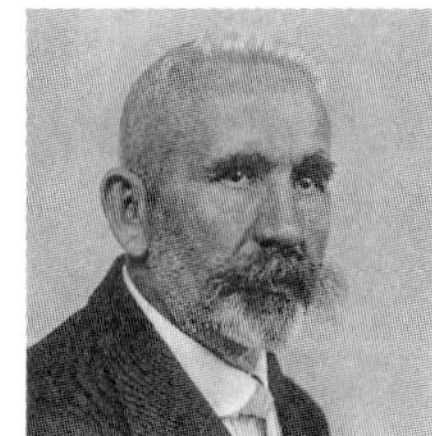
エミール・クレペリン

|3| スキゾフレニアの命名

その後**ブロイラー**（Bleuler, E.：1857-1939）は，クレペリンが分類した早発性痴呆を**スキゾフレニア**（精神分裂病）と名付け，概念を明確にした．これが現在の統合失調症である．

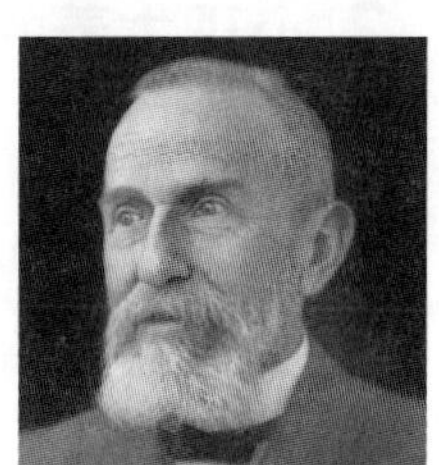
オイゲン・ブロイラー

2 身体療法の誕生

精神病の原因が脳にあるという考えは，脳に刺激を与えて治療しようとする身体療法を生み出した．以前から精神科医たちは大病を患った精神患者の症状が軽快，あるいは治癒することを経験的に感じていた．1900年代初頭，精神科医により数多くの身体療法が誕生した．

|1| マラリア療法

オーストリアの精神科医**ワグナー・フォン・ヤウレッグ**（Wagner von Jauregg, J.）は，1917年マラリア療法を初めて行った．これは良性のマラリアを進行麻痺患者に接種し，高熱を伴う発作を引き起こすものである．この治療法の発見によって，1927年精神医学界初のノーベル賞を授与された．

|2| インスリンショック療法

1930年代，**ザーケル**（Sakel, M.）はインスリンを注射し低血糖性昏睡を生じさせるインスリンショック療法を確立した．統合失調症者に一定の効果があるとされたが，現在では全く行われていない．

|3| ロボトミー

1936年ポルトガルの**モニス**（Moniz, E.）が，前頭葉白質を切除する外科的治療法を開発した．これは**ロボトミー**（lobotomy）とも呼ばれ，興奮が強い統合失調症患者を対象に行われた．モニスは1949年ノーベル賞を受賞し，ロボトミーは世界に爆発的に広まった．しかし，手術の後遺症として自発性や意欲の低下などが生じたため，倫理的批判を受け行われなくなった．これらの身体療法はそれなりに効果があるとされ，当時の治療法の主流となっていた．しかし1950年代に向精神薬が開発されてからは，急速に廃れていった．

|4| 電気けいれん療法

現在でも行われている身体的治療の一つが，**電気けいれん療法**である．これは頭部を通電させることによって，てんかんの大発作を生じさせるものである．てんかんの発作後に精神症状が改善することは以前から知られていた．電気けいれん療法は，**ツェルレッティ**（Cerletti, U.）と**ビニ**（Bini, L.）によって1938年に創始された．即効性があることから多くの患者に行われていた時期もあったが，現在では自殺の危険が高いうつ病患者や，混迷や興奮状態を呈した統合失調症患者などに対して行われている．また最近では，麻酔と筋弛緩薬を使用し，けいれんを誘発させない**修正型電気けいれん療法**が主流になってきている．

plus α

『カッコーの巣の上で』

ケン・キージーという無名の青年によって書かれ，1962年に発表された．ベストセラーとなり，75年には映画化もされた．主人公は刑務所での強制労働から逃れるため，精神異常を装い精神科病院へと送られる．病院の中ではさまざまな人間模様を目の当たりにするが，最終的には電気けいれん療法などの治療を受けて廃人のようになってしまう．映画はオレゴン州立病院で撮影され，実際の医師や患者らも出演している．現実の精神科病院の様子を忠実に描写したものではないが，この時代のアメリカ社会，精神科病院の状況が反映されている．

3 心理主義的な考え方と精神療法の発展

|1| フロイト

フロイト（Freud, S.：1856-1939）はヒステリー患者の治療の中で，**自由連想法**を生み出した．これは，治療者の言葉に対して患者が心に浮かんだことをすべて，そのまま話す方法である．この方法によって，患者の過去の体験や抑圧された感情を顕在化させ，治療につなげた．

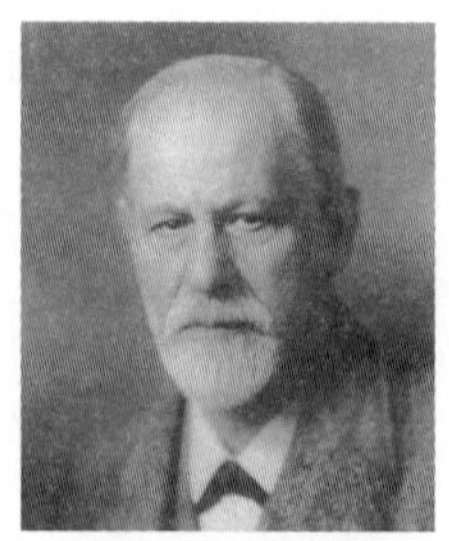

ジークムント・フロイト

またフロイトは，患者が幼児期における重要他者（両親など）に向けたのと同じ感情や態度を治療者に向けることを**転移**と呼んだ．転移には，治療者に対して愛情や信頼などの好意的感情を向ける**陽性転移**と，怒りや憎しみといった否定的感情を向ける**陰性転移**がある．転移が生じた背景や意味を分析し，患者に伝えることで治療を進めていく．

転移とは逆に，治療者が患者に対して不合理な感情や態度を向けることを**逆転移**という．フロイトは逆転移が治療の妨げになると考え，教育分析の必要性を説いた．

|2| シュヴィング

シュヴィング（Schwing, G.）は1905年，スイスに生まれ，看護師として身体的治療が必要な患者の看護にあたった．その経験を通じて，身体とこころの関係に関心をもつようになる．その後，精神分析の訓練を受け，ウィーンで統合失調症患者に対して精神療法を試みた．幼少時に母性的な体験に恵まれなかった統合失調症者との間に陽性転移を生じさせるため，相手の身になって感ずる能力，必要とするものを直感的に把握すること，いつでも準備して控えておくことといった「**母なるもの**」が重要であるとした．

|3| ロジャーズ

フロイトの時代，精神分析は患者の自由な自己表現と洞察が重要であったが，その後，患者と治療者の間で生じる心的相互作用にも着眼されるようになった．それまでは指示的な精神療法が中心だったが，**ロジャーズ**（Rogers, C. R.：1902-1987）は，来談者に治療者が能動的に働きかける（指示する）のではなく，来談者をありのまま受け入れ，尊重することで治療につなげる**来談者中心療法**（**クライアント中心療法**）を創始した．また，ロジャーズは集団精神療法の一つとして，**エンカウンターグループ***を開発した．

|4| ユング

フロイトの理論から多大な影響を受けた**ユング**（Jung, C. G.：1875-1961）は，こころを層としてとらえ，個人的無意識の下層に「集合的無意識」があるとした．集合的無意識は人類に共通して存在すると考え，神話のモチーフや芸術などに表れているとした．

4 社会精神医学的な考え方：病院から地域へ

1 治療共同体

マックスウェル・ジョーンズは，1939年からイギリスにおいて治療共同体としての病院運営を試み始めた．**治療共同体**（therapeutic community：TC）とは，第二次世界大戦後に戦争神経症を患った患者を対象としたもので，患者とスタッフが対等に，それぞれ主体性を発揮して共同体に関与し，病院運営に携わるものである．トム・メインが1946年に発表した『治療施設としての病院』の中で初めて用いた．

治療共同体の普及とともに，**治療構造**が研究され始めた．その結果，精神科病院のありかたが見直されるようになり，精神科病院への入院は治療的ではないととらえられるようになった．

用語解説 *

エンカウンターグループ

ロジャーズが，来談者中心療法の基本理念を集団に展開した精神療法．エンカウンターとは「出会い」を意味する．心理的安全を保障しつつメンバーの主体性を最大限に尊重し，「いま，ここで」の相互交流，全人的関わり，自己開示，正直さなどが強調される．

2 反精神医学運動

1960～70年にかけて，それまでの精神医学や治療に対する批判が精神医学界内部から沸き起こった．イギリスの精神科医**レイン**（Laing, R. D.：1927-1989）は著書『ひき裂かれた自己』の中で，統合失調症者の体験を描いた．また，精神病は対人関係から生じるものであり，精神病者に入院治療は必要なく，地域で生活すべきであると主張し，実際に施設を地域に造り，精神病者の社会復帰を目指した．

3 精神科看護教育の始まりと理論家の輩出

地域における医療を推進しようと，精神科病院の改革，脱施設化運動，社会復帰施設の設立などが行われたが，その一環として精神保健の専門家の養成が行われるようになった．精神看護学の領域でも大学院教育が始まり，精神科医**サリヴァン**の**対人関係論**を学んだ**ペプロウ**や**トラベルビー**といった理論家が誕生した．

精神科看護教育の芽生え

精神科病院で働く看護者たちへの教育はアメリカで始まった．南北戦争後，ボストン市立病院に勤務していた医師コウルズ（Edward Cowles）は，「よりよい看護を提供するためには，看護教育が必要」という信念のもと奔走し，院内に看護学校を開設した．その後，マサチューセッツのマクリーン病院の責任者となったコウルズは，病棟の窓に取り付けられていた格子を外す，レクリエーションや作業活動に力を入れるといった病院環境の改善に取り組む一方で，1882年，病院併設の看護学校を開設した．これが，精神科病院における看護婦養成の始まりである．

その後，マクリーン病院の看護学校を手本として，各地の公立精神科病院にも看護学校が次々に開設された．1885年にはフィラデルフィア総合病院の看護者教育の一環として，精神科病院を訪問するというプログラムが導入され，精神科看護に関する教育内容が，広く看護学校での教育に取り入れられるようになっていった．このように，アメリカで精神科看護教育が整備されていく過程で，精神科看護の重要性を主張する，精神科の臨床看護婦が登場し始めた．

トレーシー（Susan E. Tracy）は，精神科看護を実践する上で，看護者には作業療法の知識と技術が必要不可欠と考え，さらには精神科以外の領域の看護を行う際にも重要であると主張し，看護教育用の作業療法の教科書“Studies in invalid occupation”を世に出した．看護婦から後に心理カウンセラーになったコール（Annie Payson Call）は，看護に関する著書“Power Through Repose”（1891）で，すべての看護者は身体疾患のケア同様に，こころのケアについてもトレーニングされる必要がある，と強調した．さらに，1920年に世に出されたベイリー（Harriet Bailey）の著書“Nursing Mental Diseases”は，精神科看護婦としての自身の臨床体験を基にしたもので，看護婦が執筆した初の精神科看護の教科書である．ベイリーは，看護教育における必須のカリキュラムとして精神科看護を組み込む必要性を訴えた．

こうした精神科看護の実践者たちの活躍により，精神科看護が看護における一つの専門領域として確立する礎が築かれていったのである．

plus α

サリヴァン

Sullivan, H.S.（1892-1949）．アメリカの精神医学者．精神病者の理解は，その人との人間関係の視点を抜きでは考えられないと主張し，精神医学を対人関係論としてとらえた．そして，患者の症状はなんらかのかたちで人間が関与しており，同時に，それを治療できるのも人間であると強調している．

plus α

ペプロウ

Peplau, H.E. 1909年ペンシルベニア州に生まれる．1953年にコロンビア大学で博士号を取得後，長きにわたり精神科専門看護師の育成に携わった．1952年に『人間関係の看護論』を発表し，看護は治療的な対人的プロセスであり，看護師－患者関係には四つの局面（方向付け，同一化，開拓利用，問題解決）があると述べた．

plus α

トラベルビー

Travelbee, J. 1927年生まれ．ルイジアナ州立大学を卒業後，看護学校や大学で教育に関わり，1966年に『人間対人間の看護』を出版した．実存主義に基づき，人間を全体としてとらえようとし，患者も看護師も個別的・独自的存在であるとした．1974年に47歳の若さで亡くなった．

世界の動きと精神医療	年	日本の動きと精神医療
1900年，フロイトが精神分析創始	1900	■精神病者監護法制定
		1901年，呉秀三，東京府巣鴨病院の医長に就任．非拘束主義による病院改革を推進，看護改革にも着手
	1902	■日本神経学会（現在の日本精神神経学会）創立
	1903	■呉秀三，巣鴨病院内に普通看護法講習規則を制定
	1904	■日露戦争勃発
■ビアーズ『わが魂にあうまで』(米)	1908	■清水耕一『新撰看護学-附精神病看護学』
1911年，ブロイラーが早発性痴呆を「スキゾフレニア」と命名		
ジャレットら，精神医学ソーシャルワーク（PSW）を創始（米）		
	1913	■野口英世，梅毒スピロヘータを進行麻痺患者の脳組織で確認
■第一次世界大戦始まる	1914	
1917年，ワグナー・ヤウレッグ，マラリア療法開始（オーストリア）		
■第一次世界大戦終結	1918	■呉秀三，樫田五郎『精神病者私宅監置ノ実況及ビ其統計的観察』
	1919	■精神病院法公布
■国際連盟発足	1920	1920年，森田正馬，森田療法を創始
■クレッチマー『体格と性格』（独） ■アメリカ精神医学会（APA）設立	1921	
1920年代　持続睡眠療法創始		
	1923	■関東大震災
	1925	■治安維持法公布
1921年，ロールシャッハ精神科診断テスト開発（スイス）		
■ジーモン『賦活療法』	1927	
	1929	■日本看護婦協会設立
■モレノ『心理劇』	1931	
1933年，ザーケル，インシュリンショック療法創始（オーストリア） 1936年，モニス，ロボトミーを開発（ポルトガル） 1938年，ツェルレッティとビニ，電気けいれん療法創始（イタリア）		
マックスウェル・ジョーンズ，治療共同体開始（英）	1937	■保健所法公布
	1938	■厚生省（現厚生労働省）設置
■第二次世界大戦始まる	1939	
■シュヴィング『精神病者の魂への道』	1940	■国民優生法制定
	1941	■太平洋戦争始まる
■第二次世界大戦終結	1945	■太平洋戦争終結
■トム・メイン『治療施設としての病院』	1946	■日本国憲法公布（1947年施行）
■世界精神保健連盟（WFMH）結成	1948	■保健婦助産婦看護婦法公布
	1949	■優生保護法施行
		1947年，全日本看護人協会（現在の日本精神科看護協会）発足

5 日本の20世紀の精神医療

1 呉秀三の病院改革

ドイツ留学後に東京府巣鴨（すがも）病院（現在の都立松沢病院）医長となった**呉秀三**（くれしゅうぞう）(1865-1932) は，患者を人道的に処遇することの必要性を強調し，治療や生活環境の改善に努めるべく病院改革を推進し，同時に看護改革にも着手した．当時の看護人は給料も安く，待遇の悪さなどから離職する者も多く，そのことが患者への劣悪な処遇につながっていた．1902（明治35）年に呉は，看護人採用法を改め，読書・習字・作文・算術等の試験を行うこととした．

また，松沢病院の看護長であった**清水耕一**は，1908（明治41）年に『新撰看護学』を出版した．これは日本で初めて看護師が執筆した看護学書であった点でも注目される．この時期，呉秀三は清水耕一や**石橋ハヤ**とともに，看護改革を進めていった．呉が行った看護改革は，大きく以下の４点にまとめることができる．

|1| 看護人事の刷新

1902（明治35）年，無断欠勤や勤務怠慢などの理由から60人の看護人を解雇した．東京帝国大学で看護教育を受けた後，巣鴨病院に勤務していた永松アイなど３人の女性看護者を，女性として初めて看護長に登用した．

plus α

呉 秀三

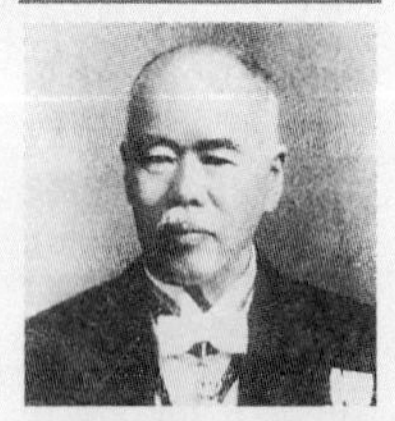

1865（慶應元）年，東京生まれ．帝国大学（1897年に東京帝国大学に改称）医学部を卒業後，榊俶の研究室に入る．榊俶の死後，ドイツやオーストリアなどに留学し，現地の精神科病院での治療や作業療法を視察して，それらを日本にもち帰った．

清水耕一と石橋ハヤの活躍

清水耕一は1873（明治6）年，福井県に生まれる．日本赤十字社看護養成所を卒業後，40年以上にわたり巣鴨病院に勤めた．その間，日清戦争および日露戦争などに従軍し，身体的治療や看護の経験を積んだ．『新撰看護学』には解剖生理や処置の方法などのほかに，マラリア療法や持続睡眠療法，持続浴法における看護などが書かれていた．誠実な人柄と経験豊かな看護により患者や職員から信頼され，至誠の人と呼ばれた．

石橋ハヤは1880（明治13）年，佐賀県の農家の末娘として生まれる．次兄の死をきっかけに看護師を目指す．東京帝国大学医科大学付属医院看護法講習科を卒業後，付属病院内科に勤める．1904（明治37）年呉秀三に請われ，巣鴨病院に勤務した．巣鴨病院では清水耕一とともに，精神病患者を献身的に看護した．一方で看護師たちには，身をもって精神科看護を教え，時に厳しく指導した．後年には精神科看護師の育成にも力を入れた．「親切，愛情，忍耐」をモットーに人々に接し，患者はもとより医師や看護師からも慕われたという．歌人で巣鴨病院に勤務していたことのある斎藤茂吉は石橋ハヤについて，「うつつなる狂者の慈母の額よりひかり放たむごとき尊さ」と詠んだ．1955（昭和30）年，フローレンス・ナイチンゲール記章を受章した．

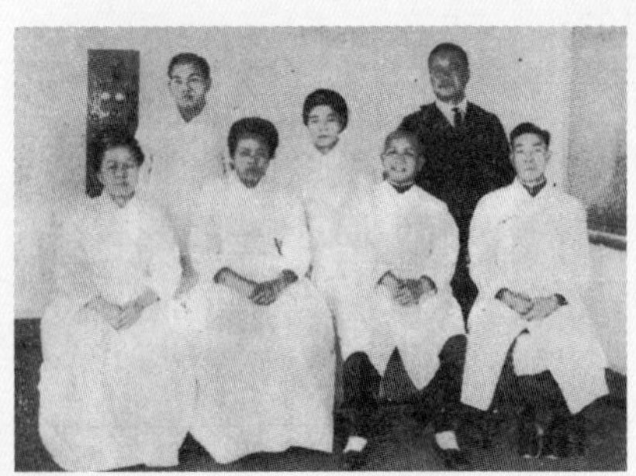

前列左から２人目が石橋ハヤ，左から３人目が清水耕一．

浦野シマ編著．わが国精神医療史の原点：写真と年表に見る東京都立松沢病院100年史．牧野出版，1995．

|2| 東京府巣鴨病院規則

1906（明治39）年に制定した，条項の総数1,000条以上，87ページにわたる膨大かつ緻密な「**東京府巣鴨病院規則**」では，看護者は患者に対して虐待，拘束，嘲笑，罵言，威嚇，懲責をしてはいけないと明記されるなど，精神科看護者の心構えから始まり，観察ポイントや患者への具体的な対処法から留意点まで詳細に規定した．

|3| 看護者の労働条件の改善

看護者を対象とした休暇制度を新たに設け，さらに，看護者が休息をとれるように病院内に看護者用の寄宿舎を整備するなど，ソフト面，ハード面で労働条件の改善を図った．

|4| 看護者教育の開始

1903（明治36）年に「巣鴨病院普通看護法講習規則」を定め，３年課程の看護者養成を院内で開始した．この講習は精神病者の看護法を専門的に教授しながら，一般患者の看護法も講習するもので，学術試験に合格した巣鴨病院の現職の看護者のみが講習生になることができた．巣鴨病院における看護の質の向上を目指すための教育といえるだろう．

2 作業療法の始まり

呉は，ピネルの鎖からの解放，コノリーの無拘束主義をもとに，それまで精神科病院で使われていた手錠や足かせなどの拘束具を廃止した．また，樫田五郎ら精神科医と共に日本の**私宅監置**の実態を調査し，改善の必要を説いた．

加藤普佐次郎（ふさじろう）は巣鴨病院医員に就任後，呉から命じられ**作業療法**を開始した．呉は欧米で行われていた開放治療と作業療法を日本でも行おうとした．作業療法の一環として，加藤は患者と共に池を掘り，山を築いた．1925（大正14）年に加藤は論文を発表し，作業療法と開放治療の重要性を示した．その後，作業療法が普及するにつれて，さまざまな療法が生み出された．

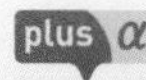

精神病者私宅監置ノ実況及ビ其統計的観察

1910～1916年にかけて，呉秀三をはじめとする精神科医たちが１府14県，364人の私宅監置されている精神病者を調査した．1900年に制定された精神病者監護法により，精神病者は自宅の中の監置室と呼ばれる格子部屋に閉じ込められ，家族が世話を行っていた．精神病者たちは医療を受けられないばかりか，座敷牢や掘っ立て小屋に裸のまま寝かされている者もいたという．

3 優生思想の広がり

19世紀後半になると，障害者や犯罪者などは遺伝的に劣っているので淘汰（とうた）されるべきという思想が広まった．20世紀に入り，精神病者などに結婚を禁止したり不妊手術を施したりする断種法がアメリカやスイス，カナダなどで次々と制定された．

日本でも1940（昭和15）年，国民優生法が制定された．これはドイツで制定された断種法がモデルといわれている．日本においても精神病者に不妊手術が施されたが，ドイツほど多くはなかった．しかし，国がこの法律を制定したことによって，精神障害に対する差別や偏見がより一層強まった．

国民優生法は1948（昭和23）年に廃止され，1949年から**優生保護法**が施行された．この法律は，遺伝性疾患だけでなく，精神障害者・知的障害者・ハ

コンテンツが視聴できます（p.2参照）

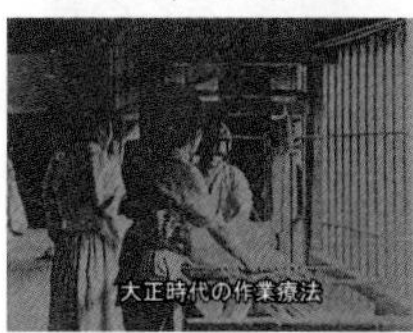

●精神医療の変遷〈動画〉

20世紀に発展した治療法

● **作業療法**

1927年にドイツのジーモンが「賦活療法」という論文を発表し，作業療法を体系化した．身体を使った活動を通して，社会的適応能力の回復を図るものである．日本では，ジーモンに学んだ長山泰政が広めた．現在，精神科病院では裁縫・陶芸・絵画・皮細工などの手工芸や，園芸，調理，ゲームなど，さまざまな活動が行われている．

● **生活療法　living learning**

1950年代に国立武蔵療養所の小林八郎が提唱した．当初はロボトミーを受けた患者に対する生活指導だったが，その効果が著しかったため，手術を受けていない患者にも応用されるようになった．小林は生活指導，レクリエーション療法，作業療法の三つの柱をまとめて「生活療法」と呼び，実践した．生活療法は看護師の取り組みの理論的裏付けとなり，看護師によって急速に広められていった．しかし，生活指導では起床から就寝まで患者の日常生活は細かく決められ，それに沿った生活を送るよう促されるなど，すべての患者が同じような生活を送る画一的な面や，患者の行動を看護師が管理しようとすることが批判を呼んだ．また，当番と称して本来なら職員がしなければならない病棟運営の一部を患者にさせた使役的側面にも批判が集中した．

● **森田療法**

森田正馬（まさたけ）（1874-1938）によって考案された精神療法．神経症に対する治療法で，臥褥期・軽作業期・重作業期・社会復帰準備期の四期に分けられている．患者は臥褥期の４～７日間は，食事・洗面・排泄以外の時間は臥床して過ごす．その中で患者は自分の内面と向き合っていく．その後，徐々に活動を軽いものから重いものにし，活動時間を延ばしていく．軽作業期からは患者は毎日日記をつけ，主治医との面接，日記指導が行われる．この療法によって，自分の不安や症状をなくそうとするのではなく，そのままにしておけるようになるのである．

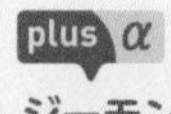

ジーモン

Simon, H.(1867-1947)．ドイツの精神医学者．作業療法により精神病者の残存する健康面が強化され，同時に，障害された部分が克服されると考え，ギュータースロー精神科病院で実践し，それを体系化して「賦活療法」と名付けた．

ンセン病患者などの本人の同意を得ない不妊手術を可能にしていたが，実際は母性保護が目的の人工妊娠中絶がほとんどだった．

4 戦中戦後の精神科医療

第一次世界大戦で，精神科病院に入院していた患者の死亡数が急増した．原因は栄養失調や胃腸炎，脚気（かっけ）などだった．職員は病院の敷地で作物を育てたり家畜を飼育したりするなどして食料を確保しようと力を尽くしたが，食糧難は一向に改善せず，1945（昭和20）年の終戦間際には死亡者数はピークを迎えた．さらに男性職員のほとんどが召集され，数少ない職員では治療を行うことはできず，病院機能は実質上停止していた．

また，多くの精神科病院が空襲などで壊滅的な被害を受け，転業や廃業を余儀なくされた．精神病床数は戦前には２万4,000床まで増加していたが，終戦時には4,000床以下にまで減少した．

5 私宅監置からの解放と入院偏重

1 精神衛生法の制定

第二次世界大戦後，連合国軍総司令部（GHQ）の指導のもと，1950（昭和25）年には**精神衛生法**が制定された．同法の中で，精神科病院の設置を都道府県に義務付け，長期拘束を要する精神障害者は精神科病院に収容することとし，私宅監置制度は廃止された．

しかし，1954（昭和29）年７月の全国精神障害者実態調査において，精神障害者の全国推定数は130万人で，うち入院が必要な人は35万人であることが判明し，多くの精神障害者が私宅監置されていることが明らかとなった．医療金融公庫からの低利融資と，スタッフの配置基準を大幅に緩和した**精神科特例**によって，民間の精神病床は急速に増加し，いわゆる精神科病院ブームの時代が到来した．病床数は，５年後の1960（昭和35）年には約８万5,000床となった．

世界の動きと精神医療	年	日本の動きと精神医療	
■シュナイダー『精神病質人格』一級症状（独）	1950	■精神衛生法公布（精神病者監護法と精神病院法廃止）	措置入院，同意入院（現医療保護入院）制度
	1951	■サンフランシスコ平和条約，日米安全保障条約調印	
■ペプロウ『人間関係の看護論』	1952		
■定型精神病薬（クロルプロマジン）の治療効果検証（仏）	1954	■全国精神衛生実態調査（厚生省）	精神障害者への薬物療法が1950年代に導入された
薬物治療の幕開け	1956	■厚生省精神衛生課新設	
■レイン『ひき裂かれた自己』（英）	1960	■日米新安全保障条約調印	精神科病院の大増設が始まる．1955年に4.4万床だった病床数が，1970年には25万床に増加した
■ケネディ教書発表	1963	■第２回全国精神衛生実態調査（厚生省）	
精神障害者の脱施設化，地域における支援活動の動きが始まる（米）	1964	■ライシャワー事件 ■オリンピック東京大会開催	
ノーマライゼーションの理念が広がる（1960年代 北欧）	1965	■精神衛生法の改正	緊急措置入院，通院医療公費負担制度
	1968	■WHO技術援助計画に基づくクラーク勧告	
■アポロ11号，月面着陸	1969		
	1970	■朝日新聞連載「ルポ精神病棟」 ■心身障害者対策基本法成立	記者の大熊一夫がアルコール依存症を装って精神科病院に入院し，実態を記録した
	1974	■精神科デイケア，精神科作業療法の診療報酬点数化	
	1975	■保健所の精神障害者社会復帰相談指導事業開始	
■バザーリア法公布（イタリア）．公立の精神科病院が廃止される	1978		
■国際障害者年	1981		
	1982	■通院患者リハビリテーション事業実施（職親制度）	

|2| ライシャワー事件と精神衛生法一部改正

1964（昭和39）年，戦後から現在に至る日本の精神障害者施策に，大きな影響を及ぼす事件が起こった．いわゆる**ライシャワー事件**である．精神疾患を患っていると思われる青年が，駐日アメリカ大使を刃物で刺すという行動に出たのである．当時の新聞には「精神障害者を野放しにしている」と，行政施策を強く批判する記事が掲載された．

➡ ライシャワー事件については，11章1節4項p.172参照．

これを契機に，当時の厚生省は精神衛生法を改正し，精神病床の整備・入院医療を中心とした施策化に取り組むことになった．これらの動きにより，1965（昭和40）年には民間設立の病院を中心に，精神病床は17万床まで増加した．

plus α

クラーク勧告（1968年）

WHOから派遣された精神衛生顧問のクラーク（Clark, D.H.）が日本の精神医療の実態を調査し，日本の精神科病院の閉鎖性，患者の活動性の低さ，社会復帰活動の乏しさを指摘した．しかし当時，クラーク博士による警鐘は重視されず，国は精神病床の新設を後押しすることになった．

6 患者の人権擁護と社会復帰促進

|1| 宇都宮病院事件と精神保健法成立

1984（昭和59）年の**宇都宮病院事件**をきっかけに，精神衛生法の改正を求める声が国内外から上がり，1987（昭和62）年に**精神保健法**が公布，翌年７月から施行された．この法律では，精神障害者の人権擁護や社会復帰の促進がうたわれた．

また，**ノーマライゼーション**の理念の推進や，入院中心の精神医療への批判が論じられ，総合病院での精神科外来診療の開設が急増し，クリニックが増加した．しかし，全国の病床数は減少しなかった．一方で，看護師による脱施設化への試みが普及し始めたのもこの時期からである．

ライシャワー事件とその影響

1964（昭和39）年３月，当時の駐日アメリカ大使であったライシャワー大使が，アメリカ大使館門前で日本人青年にナイフで大腿を刺され重傷を負った．治療のために輸血を受け，「これで私の体の中に日本人の血が流れることになった」と発言し，多くの日本人から賞賛を浴びたが，この輸血がもとで肝炎に罹患した．これがきっかけとなり，売血に関する問題がクローズアップされ，輸血用血液は献血により管理されることになった．この事件はライシャワー事件と呼ばれ，精神衛生法改正や輸血用血液の売血廃止など，日本の医療制度に大きな影響を与えた．

宇都宮病院事件

1984（昭和59）年，民間の精神科病院である宇都宮病院（栃木県）で，入院中の患者が看護職員によって暴行を受け死亡する事件が起こった．医療従事者の無資格診療などの問題も明るみとなり，精神障害者の人権が守られていないことに批判が集中した．日本の精神医療のありかたや，社会復帰施策が不十分である点についても国際的に批判された．精神保健法制定の契機にもなった．

7 精神障害者に対する福祉施策の展開

1 国連障害者の10年

1983（昭和58）年からの「国連障害者の10年」に引き続き，障害者の自立と社会参加の促進を踏襲するかたちで，日本では1993（平成５）年に，心身障害者対策基本法が**障害者基本法**に改正され，精神障害者が障害者として初めて法的に位置付けられることになった．

2 精神保健福祉法成立

1995（平成７）年には，精神保健法が精神保健及び精神障害者福祉に関する法律（**精神保健福祉法**）に改正されたことで，精神障害者を疾患と障害の両面からとらえるようになった．この法律では，「自立と社会経済活動への参加」が強調された．

世界の動きと精神医療	年	日本の動きと精神医療	
1983年～，国連障害者の10年	1984	■宇都宮病院事件	
	1985	■精神病院入院患者の通信・面会に関するガイドライン（厚労省）	
	1986	■集団精神療法，ナイトケア，訪問看護指導料の診療報酬点数化	
	1987	■精神衛生法が精神保健法に改正 ■精神障害者小規模作業所運営助成事業実施	任意入院，応急入院制度，精神医療審査会，告知義務規定
■天安門事件（中国） ■ベルリンの壁崩壊（独） ■マルタ会談，東西冷戦終結	1989	■消費税導入（３%）	
	1993	■心身障害者対策基本法が障害者基本法に改正	
	1994	■保健所法が地域保健法に改正	
	1995	■阪神・淡路大震災，地下鉄サリン事件 ■精神保健法が精神保健及び精神障害者福祉に関する法律（精神保健福祉法）に改正	精神障害者保健福祉手帳の創設
■EUの単一通貨ユーロ導入	1999	■精神保健福祉法の一部改正	
	2000	■介護保険法施行，成年後見制度，児童虐待防止法成立	
■同時多発テロ発生（米）	2001	■附属池田小学校事件	
	2002	■精神分裂病→統合失調症に名称変更	
	2003	■心神喪失者等医療観察法成立	
■京都議定書発効	2005	■高齢者虐待防止法成立	
	2006	■自殺対策基本法成立 ■精神保健福祉法の一部改正 ■精神病院の用語整理法の施行により「精神病院」を「精神科病院」に用語変更	
	2011	■東日本大震災 ■障害者虐待防止法成立	「こころのケアチーム」，DPATが活動
	2012	■障害者総合支援法成立	
	2013	■精神保健福祉法の改正 ■アルコール健康障害対策基本法成立	

2002（平成14）年には，新障害者基本計画および重点施策実施５か年計画（**新障害者プラン**）が策定され，入院医療主体から地域保健・医療・福祉を中心とする転換のための施策が改めて示された．精神保健福祉法は一部改正を繰り返し，今日の精神医療のよりどころとなっている．

引用・参考文献

1) 中井久夫．西欧精神医学背景史．みすず書房，1999.
2) 松下正明ほか編．臨床精神医学講座S1：精神医療の歴史．中山書店，1999.
3) 昼田源四郎編．精神医学レビューNo.38：日本の近代精神医療史，2001.
4) 岡田靖雄．清水耕一小伝．日本医史学雑誌．1992，38（３），p.433-469.
5) 八木剛平ほか．日本精神病治療史．金原出版，2002.
6) 新福尚隆ほか編．世界の精神保健医療：現状理解と今後の展望．へるす出版，2001.
7) 野嶋佐由美．精神看護学．第２版，金芳堂，2002.
8) 社会保障審議会障害者部会精神障害者分会報告書．今後の精神保健医療福祉施策について．2002.
9) 宮本真巳編．精神看護学．中央法規出版，2000.
10) 黒田研二．精神病院在院患者の退院動態ならびに退院後の医療の継続に影響を及ぼす社会的要因に関する研究．大阪大学医学雑誌．1987，39（５），p.429-442.
11) 鷹野朋実．都立松沢病院の歴史研究から見えてきたこと．看護教育．2006，47（11），p.962-968.
12) 鷹野朋実．精神科医療における看護の歩み：近代アメリカ合衆国の精神科看護．精神医学史研究．2013，17（２），p.89-95.
13) ジェラール・マッセほか．絵とき精神医学の歴史．星和書店，2002.
14) シュヴィング．精神病者の魂への道．小川信男ほか訳．みすず書房，1966.
15) アン・マリナー・トメイほか編著．看護理論家とその業績．都留伸子監訳．第３版，医学書院，2004.
16) 小此木啓吾ほか編．改訂 心の臨床家のための精神医学ハンドブック．創元社，2004.
17) 中井久夫ほか．看護のための精神医学．第２版，医学書院，2004.
18) 河合隼雄．ユング心理学入門．新装版，培風館，2010.

重要用語

魔女狩り	クリフォード・ビアーズ	ペプロウ
京都岩倉村	精神衛生運動	トラベルビー
ゲール	相馬事件	呉秀三
ヨーク・リトリート	クレペリン	作業療法
ピネル	ブロイラー	ライシャワー事件
ピュサン	フロイト	クラーク勧告
モラルトリートメント	シュヴィング	宇都宮病院事件
無拘束運動	ロジャーズ	障害者基本法
ドロシア・ディックス	治療共同体	精神保健福祉法

◆ 学習参考文献

❶ **中井久夫ほか．看護のための精神医学．第２版，医学書院，2004.**
精神看護学全般について，丁寧にわかりやすく解説されており，精神医療の歴史に関する記述も詳しい．

❷ **八木剛平ほか．日本精神病治療史．金原出版，2002.**
日本の古代から現代までの文献に基づいて，精神病者（特に統合失調症患者）の処遇と治療を年代順に記述している．

❸ **秋元波留夫監．ヘルマン・ジモン精神科作業療法講義．創造出版，2007.**
ジーモンの著書を今も読むことができる．精神病者の健康面，可能性に目を向ける重要性を論じている．

❹ **中村治．洛北岩倉と精神医療：精神病患者家族的看護の伝統の形成と消失．世界思想社，2013.**
岩倉の家庭看護は，実は昭和時代まで続いていた．現在，そして将来の地域精神保健福祉を考えるヒントになる．

11

精神保健医療福祉をめぐる法律

学習目標

- 精神科医療に関する法の変遷を理解し，現在の精神科医療の問題点を考える．
- 法の改正に伴う患者の処遇の変化を理解する．

1 精神保健医療に関わる法制度の変遷

1 精神科医療の法的な始まり

日本の精神保健医療が法的に定められたのは，1900（明治33）年の**精神病者監護法**が始まりである．当時，精神障害者は自宅に閉じ込められる（**監置**という）か，地域の中でなんとか生活していた．この精神病者監護法は，まだ十分に精神科医療の考え方やサービスが行き届かない時代に，精神障害者を法的に管理するために，家族によって自宅で管理するよう命じるものであった．これは**私宅監置**と呼ばれ，家族が警察に，医師の診断書を添えて届け出るものであった．精神障害者を自宅で世話をする場合にも警察への届け出が必要であったことからもわかるように，精神障害者を危険視して市民の安全を守るという考え方に基づいた法律だったといえる．

この法律が施行されるきっかけは，当時の政治家，精神科医を巻き込みつつ大事件となった相馬（そうま）中村藩のお家騒動（相馬事件，➡p.157参照）である．その後，元藩主が死去したことで世間の注目は精神科の医療に向かうことになり，精神科病院がクローズアップされ始めた．

この法律ができた時代には，まだ医療や看護について法律による定義付けが十分になされていなかった．したがって，精神障害者の処遇も医療の枠組みの中ではなく，警察による管理を前提にしていた．そのことが，精神病者「看護」法ではなく，「監護」という監督と保護・収容を意味する言葉に表されているといえる．

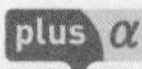

精神科医療の法的な始まり

正確には1874（明治7）年に始まる医療制度の中に，当時の精神科病院である癲狂院（てんきょういん）についての記述がある．しかし，その設置には特に見るべきものはなかった．

精神病者監護法（1900）

精神障害者を，社会秩序を乱すものととらえた治安的要素の強い考え方

2 呉秀三による患者調査と精神病院法制定

精神病者監護法が施行されたあと，精神障害者の処遇に問題を感じていた当時の東京府松沢病院長であった呉秀三（くれしゅうぞう）は，1918（大正７）年，『**精神病者私宅監置ノ実況及ビ其統計的観察**』を発表した．この報告は，当時の日本の精神疾患患者の総数をもとに，その人たちの治療状況を調べ，病院での適切な医療が必要な多くの精神障害者が，治療を受けられないままに地域にいる実態を明らかにした．この研究報告によると，患者数は約13万4,000人で，「私宅監置」「医療を受けている者」「加持祈禱（かじきとう）」がほぼ１/３ずつであった．呉はこれを学会誌に発表するとともに，その改善を政府に働きかけた．

この調査は，当時の日本の精神科医療を「治療ナキ監禁」として批判したものであった．このような呉らの行動によって1919（大正８）年，**精神病院法**が成立した．この法律は，初めて精神障害者の「治療と保護」の規定を明示し，道府県ごとに公的な精神科病院を設置することを決めたものである．行政の責任で病院を造り，そこで必要な医療を提供していくという基本的な考え方は，現在の法律にも引き継がれている．しかし，現在においても公立精神科病

精神病院法（1919）

- 精神障害者の「治療と保護」を目的とする．
- 道府県に精神科病院を置くことを命じる．

院が設置されず，国立療養所や民間の精神科病院がその主な役割を担っている県もある．

3 精神衛生法制定と精神科病院の大増設

1 精神衛生法の制定

第二次世界大戦が終了して，1947（昭和22）年に**日本国憲法**が施行された．国際的には，1948年12月の国連総会で世界人権宣言が採択された．

その後，社会保障に関連した法律の整備や見直しが進められ，1950（昭和25）年，精神病者監護法と精神病院法は廃止され，新たに**精神衛生法**が制定された．そこでは，精神病院法施行後にも一部で行われることが黙認されていた「私宅監置」が法律の第48条で禁止された．ここでようやく，精神障害者を病院などの施設以外へ収容することが禁止されたのである．これは精神科病院で精神障害者の医療と保護を行うという考え方であり，それまで適切に行われてこなかった精神科医療の貧しさを，精神科病院を造り精神障害者を収容することによって補っていくという方策の始まりであった．

この法律によって，自傷他害の恐れのある人を都道府県知事の権限と責任において，強制的に入院させることのできる**措置入院制度**，保護者の同意によって入院させることのできる**同意入院制度**（現在の医療保護入院）の基本が固まった．

精神衛生法（1950）

- 「私宅監置」の廃止
- 都道府県に精神科病院設置義務
- 精神衛生相談所の設置義務
- 精神衛生鑑定医制度新設
- 措置入院（➡p.184参照）・同意入院制度

2 精神病床の増加

結核治療薬の普及などによって閉鎖されることになった結核病棟の病床を精神病床に転換する病院が増えた．加えて，病院建設のための補助金も運用された結果，全国に精神科病院が増加した．それとともに，地域での生活が困難であった患者の入院費を国が負担するという方針がとられ，入院患者数は増加した．海外では，すでに1960年代には施設中心から地域を基盤とする支援への方向転換が進められていたが，この波とは逆に，日本では精神病床数が急激に増えることになった．

特に措置入院の患者は，1965（昭和40）年には全入院患者の36.1%（６万3,694人）に及んだ．これには法律で入院の要件として定められていた「自分や他人に害を及ぼす可能性がある」という病状ではない患者も多く含まれていた．つまり，法律の規定に基づかない入院形態（入院費を国が負担するため，措置入院を利用した「経済措置」とも呼ばれた）が日常化するという問題がみられたのである．

現在では，このような点は改善されて，2020（令和２）年度精神保健福祉資料の「精神科病院在院患者の状況」において，約27万人の精神疾患による在院患者のうち，措置入院患者は1,494人（0.6%）にまで減少した．しかし，その入院患者数は地域によって大きな差があり，今後の課題となっている．

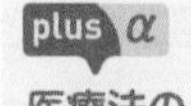

医療法の「精神科特例」

公的な精神科病院の設置が進まないことから，民間の精神科病院を造りやすくするため1957年に出された厚生省事務次官通知．精神科病院を特殊病院と規定して，医師の数を一般病院の1/3，看護職は2/3でよいと定められた．

4 ライシャワー事件と精神衛生法改正

1 脱施設化，地域ケアへの転換

1963（昭和38）年に実施された第２回全国精神衛生実態調査の報告では，精神科医の意見に基づき，約80％の入院患者は社会復帰可能と判定している．これを受けて，絶対的に不足している精神障害者に対する地域ケアや福祉サービスの充実を図るべきであるという意見が出されていた．

また同年には，アメリカ合衆国大統領ケネディによる，いわゆる**ケネディ教書**（精神障害および精神薄弱に関する教書）が報告されている．この報告は，それまで患者を施設収容する考え方であった精神科医療を反省するとともに，地域ケアへと方針を大きく転換し，その実現のために地域の生活支援の専門家を増やしていくことを訴えたものである．この報告は世界的に波紋を呼んだ．

2 精神衛生法の改正

1964（昭和39）年３月，アメリカ合衆国から日本に派遣されていたライシャワー大使が，19歳の「精神疾患と思われる少年」に右大腿部を刺されるという事件が起こった（**ライシャワー事件**）．この事件はマスメディアも大きく取り上げ，社会問題化した（**図11-1**）．そして，他人を傷つける可能性のある精神障害者を警察や役所に届けさせるべきであるという議論が巻き起こり，翌1965（昭和40）年に精神衛生法は改正された．

この改正では，これまでよりも，地域医療がより重視された制度になった．具体的には，通院にかかる医療費の自己負担額を少なくすることによって患者の通院を促進するという目的で「通院医療費公費負担制度」が創設された．しかし，これは地域で暮らす精神障害者への医療を利用した管理を強化することになるのではないか，との批判もあった．

また，日ごろの相談活動を強化するために，保健所を地域精神保健サービスの最前線と位置付けた．しかし，第一線機関である保健所といっても，障害に対する専門職が常駐したわけではない．このため，精神科の**嘱託医制度***がつくられ，ケースワーカーや保健師による精神衛生相談員が配置され，相談，訪問活動（保健指導）を強化することになった．同時に，精神科病院だけでは地域生活を支援することが困難であることから，各都道府県に精神衛生センターを設置して保健所と連携し，専門技術の指導援助を行うように規定した．

入院制度では，知事の命令による措置入院制度が改正され，48時間に限定した**緊急措置入院制度**が新設された．精神科病院に対しては，患者が無断退去した場合には届け出をすることを義務化し，患者の管理を厳密にすることを求めた．この制度は入院への誘導，退院の厳密化につながった．

3 患者家族団体の結成と社会復帰施設の開設

1965（昭和40）年，全国の患者の家族による団体として**全国精神障害者家族会連合会（全家連）**が結成され，入院中心の精神科医療だけではなく，入院

精神衛生法改正（1965）

- 緊急措置入院制度の新設
- 保健所の精神衛生相談や訪問指導の強化
- 各都道府県に精神衛生センターを設置
- 通院医療費公費負担制度の新設

用語解説*

嘱託医制度

保健所に勤務する精神科医がほとんどいないことから，非常勤勤務医として週に１日から月に１日，①精神医学的な見地からの助言と指導，②医療機関や関連サービスへの調整，③その他の業務を行う制度．

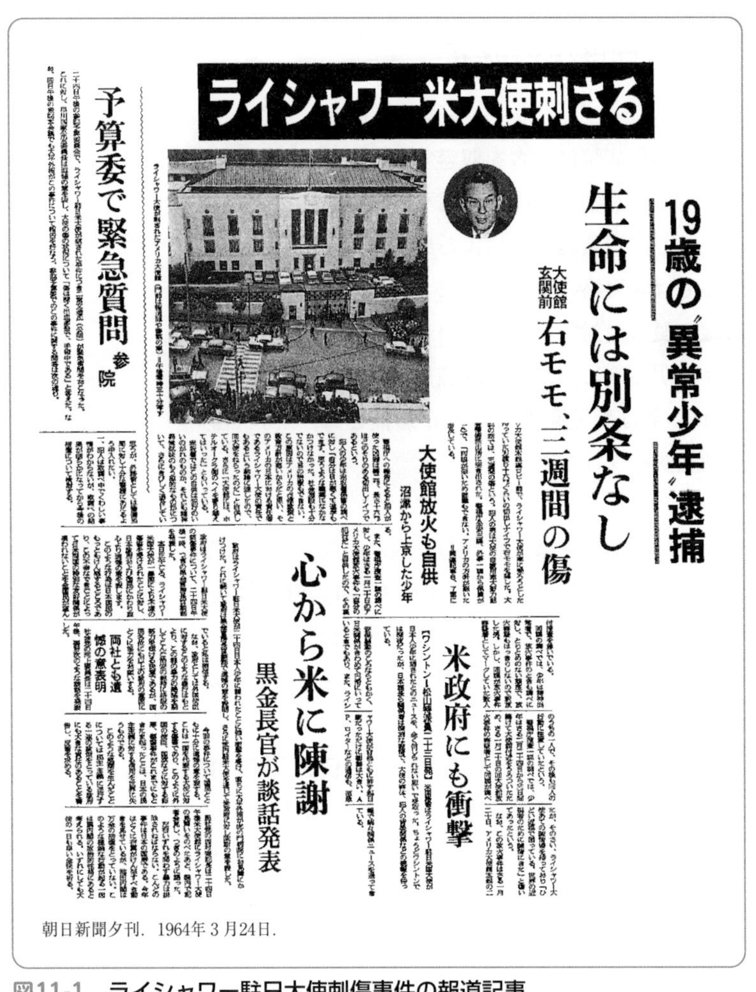

ライシャワー米大使刺さる

19歳の〝異常少年〟逮捕

生命には別条なし

大使館玄関前 右モモ、三週間の傷

大使館放火も自供

沼津から上京した少年

心から米に陳謝

黒金長官が談話発表

米政府にも衝撃

予算委で緊急質問 参院

両社とも遺憾の意表明

朝日新聞夕刊．1964年３月24日．

図11-1　ライシャワー駐日大使刺傷事件の報道記事

した患者の退院に向けた取り組みとして，「社会復帰促進のための施設」の設置などを訴えた．

こうした活動に刺激を受け，地域に医療を展開する必要性を考えていた自治体の一部は，退院を促進するような施設建設を始めた．そして，1971（昭和46）年に神奈川県川崎市に社会復帰医療センターが，1972（昭和47）年には東京都に世田谷リハビリテーションセンターが開設された．これらの施設では，長期にわたる入院患者に対する退院後の医療サービスとしてデイケアや，中間施設としての宿泊訓練施設の役割を担ったが，これらの動きは全国的に広がるということはなく，精神科病院の長期入院患者の減少に影響を与えるような動きにまでは至らなかった．

全国精神障害者家族会連合会は2007（平成19）年４月に解散し，社会復帰施設等の事業は他の法人に引き継がれた．

5 宇都宮病院事件と精神保健法の成立

1 宇都宮病院事件

精神衛生法は改正されたが，精神科病院に患者を収容することを治療の中心にした医療政策は続いていた．1984（昭和59）年，栃木県宇都宮市の民間精神科病院である宇都宮病院において，看護職員らによる患者への傷害致死事件が発覚した．その後，この事件では無資格の看護助手による医療行為，不当な人件費抑制からなる医師・看護職員の絶対的な不足，患者の使役，食糧管理法違反，脳の違法摘出などが次々と明るみに出た．看護職員を含む数百人が取り調べを受け，傷害致死事件においては看護職員ら４人が逮捕され，院長も診療放射線技師法違反などで実刑判決を受けた．

2 精神保健法の成立

これを受けて厚生省（現在の厚生労働省）は，患者の人権に配慮するよう精神科病院に通知を出した．特に，患者が病院外部の人との連絡手段が確保できること，病院の中で患者を拘束する場合には医師の指示に厳密に従うことなどを重ねて通知した．そしてこれらの通知後，1987（昭和62）年に精神衛生法が改正され，**精神保健法**が成立した．

精神保健法では，初めて患者自身の意思による入院形態として**任意入院制度**と**応急入院制度**を新設した．これまで措置入院の判定を行っていた精神衛生鑑定医を**精神保健指定医**（➡p.180参照）と改めるとともに，精神科病院に対しては報告・改善命令についての規定を設けた．これは精神障害者の人権擁護，適正な精神科医療の確保と社会復帰の促進を目的としていた．また，従来の同意入院が医療保護入院へと名称変更された．

この改正では，精神障害者が最良のケアおよび治療を受ける権利を重視して任意入院制度が新設されたが，同時にすでに入院している人からの異議申し立てを保証するために**精神医療審査会**＊が設置されており，患者の人権を最大限に配慮しようという意図があった．しかし実際には，申し立てをしても審査がすぐに行われないなど全国的に格差があり，十分機能していないことが指摘された．また，入院形態にかかわらず，入院患者には，入院形態，入院中の制限や権利，退院請求の権利について，口頭および書面で告知しなければならない**告知義務**が規定された．さらに，社会復帰施設として精神障害者生活訓練施設および精神障害者授産施設が設けられたが，多数の入院患者の退院を受け入れられるほどの数が設置されたわけではなかった．

精神保健法（1987）

- 任意入院（➡p.183参照）・応急入院（➡p.185参照）制度の新設
- 精神衛生鑑定医→精神保健指定医に
- 同意入院→医療保護入院に名称変更
- 精神医療審査会・告知義務規定の新設
- 社会復帰施設（精神障害者生活訓練施設，精神障害者授産施設）の規定

用語解説＊

精神医療審査会

精神障害者の人権擁護の立場から，入院の要否，不服申し立てについて，公正かつ専門的な判断を行う機関．1987年の精神保健法で新設され，現在は精神保健福祉法の第12条から14条に規定されている．

3 日本の精神科医療に対する国際的な圧力

日本の精神科病院における度重なる事件に対して，国際非政府機関である国際法律家委員会（ICJ）は1985（昭和60）年に調査団を派遣し，厚生省や精神科病院に対し，視察と聞き取り調査を行った．また，国際人権小委員会は，「（入院などに対して）適正な手続きが保証されていない，（精神障害者に対す

る処遇も）不適当な扱い」であると，日本の精神科医療の現状を批判した．

さらに，世界的な精神障害者擁護運動の高まりの影響を受け，1991（平成３）年の国連総会は，精神障害者の人権に配慮した医療提供と社会参加の促進などを盛り込んだ**精神疾患を有する者の保護及びメンタルヘルスケアの改善のための諸原則**（いわゆる**国連原則**，➡p.223参照）を採択した．この原則に基づき，WHOは1996（平成８）年に**精神保健ケアに関する法：基本10原則**を発表した（**表11-1**）．

表11-1　精神保健ケアに関する法：基本10原則

1	精神保健の推進と精神障害の予防
2	基本的精神保健ケアへのアクセス
3	国際的に承認された原則に則った精神保健診断
4	精神保健ケアにおける最小規制の原則
5	自己決定
6	自己決定の過程を援助される権利
7	審査手続きの利用
8	定期的審査の機構
9	有資格者の決定者
10	法の支配の尊重

6 精神保健法から精神保健福祉法への改正

1 障害者としての位置付け

1993（平成５）年，障害者全体の施策を転換するための法改正が行われた．これまで身体障害者と知的障害者のための法律であった心身障害者対策基本法は，精神障害者を新たに対象に加え，**障害者基本法**となった．法改正が行われたことによって，精神障害者にも他の障害者と同じような生活支援サービスが提供されることになった．また，翌1994（平成６）年には，精神障害者を地域で支えるための法律の一つである保健所法が，**地域保健法**として改正された．

1981年の国際障害者年，1983年からの国連障害者の10年によるノーマライゼーション理念の普及を契機に，障害者施策全般の進展がみられ，精神障害者に対しても福祉施策の必要性が認識されるようになってきたといえる．このような障害者全体の生活を支える地域ケア体制の変化は，精神障害者の精神保健サービスにも影響を与えた．

1993年には，精神保健法が一部改正され，精神障害者地域生活援助事業（グループホーム）が法制化された．また，従来の保護義務者が**保護者**に変更された．

2 精神保健法から精神保健福祉法へ

1995（平成７）年には，精神保健法が**精神保健及び精神障害者福祉に関する法律**（**精神保健福祉法**）として改正され，精神障害者の社会復帰などの強化が明記され，精神障害者の福祉の充実を図るために，法律の名称にも「福祉」が明記された．同年12月の「障害者プラン」（障害者基本法に基づいてつくられた具体的な事業計画）には，これまで遅れているとされた精神障害者のための施策を他の障害者に対するものと同じ水準に近づけることが目標にされた．

このときの改正では，**精神障害者保健福祉手帳**が創設された．障害の程度により１級から３級まであり，所得税や住民税の控除など，税制上の優遇措置などが受けられる．

精神保健福祉法（1995）
- 精神障害者保健福祉手帳の創設
- 市町村の役割の明記
- 社会適応訓練事業の法制化
- 告知義務の徹底
- 公費負担医療の医療保険優先化

●1999年の一部改正

当初の方向性を受けながら，精神保健福祉法の改正が1999（平成11）年に行われた．

このときの改正によって，都道府県は，精神保健の向上および精神障害者の福祉の増進を図るための機関として**精神保健福祉センター**を設置することが定められた．2017（平成29）年現在，全国に69カ所設置されており，複雑または困難な事例に関する相談および指導などの業務を行っている．このほかに受診の必要があっても自ら病院に行こうとしない人の**移送***についても改正がなされた．これまでのような知事の命令による措置入院に伴う形態ではなく，家族が入院に同意する医療保護入院の場合でも適用されることになった．これまでは，病状が悪化しても入院を拒否する患者に治療を受けさせるのは主に家族の役割で，入院に対して強い抵抗を示す患者は，時間をかけた説得がうまくいかないと，最後に精神科救急医療の利用や措置入院に至るという場合があった．

しかし，この移送制度は厳密な調査のもとに行われているため，一部の都道府県を除き，実際には使われることが少なく，本人や家族にとって精神科医療を受けるということが大きな負担となっている現状は変わらない．

また，保護者に関する事項も変更になり，これまで過重な負担となっていた「自傷他害防止監督義務規定」が削除された．すでに任意入院制度によって自らの意思で入院に同意している精神障害者の保護者は，治療を受けさせる義務などが免除されることになった．家族にしてみれば「親亡き後」の患者の生活が気掛かりではあるが，患者の立場からは家族の中での関係に縛られてきていたのであり，これらの改正は，今後の精神障害者の家族関係に変化をもたらすことになるものと思われた．

●精神保健福祉士の誕生

1997（平成９）年には**精神保健福祉士法**が成立した．**精神保健福祉士**は精神障害者が地域で安心して生活し，退院のための家族調整や住宅，就職などについての支援を行うことを業務とする職種である．ケースワーカーとしてそれまでも活躍していたが，国家資格になることによって教育体制も整った．

精神保健福祉法の一部改正（1999）

- 移送制度の創設
- 医療保護入院の要件の明確化
- 保護者の自傷他害防止監督義務規定を削除

用語解説*

移送

精神保健指定医の診察の結果，医療保護入院が必要と判断された精神障害者を応急入院指定病院に入院させることができる．この際，病院まで行政の担当者が同伴する．

plus α

自傷他害防止監督義務規定

旧精神保健福祉法の第39条で定められていたもので，精神障害者が本人自身を傷つけたり，他人に害を及ぼしたときには，民法で保護者に責任が生じるため，そのようにならないよう監督しなければならないとされていたもの．しかし保護者にとって，そのような予測は難しく，規定として無理があるとも考えられていた．

7 精神科医療と福祉との合流

1 高齢者や障害者を地域で支える

精神障害者に関する法律は，日本の社会保障制度の理念に基づいてつくられている．これまでみてきたように，日本の精神障害者の医療保健制度は，福祉の要素を少しずつ加えながら変化してきたといえる．何度かの法改正は，日本の精神障害者と家族の思いが反映されているだけではなく，精神障害者に接する専門職や諸外国からの調査や意見も受けながら行われてきたものである．今日では，介護保険制度や他の障害者に対する施策においても，高齢者や障害者が基本的には地域で生活することを支援するという考え方に基づいている．社会全体が，高齢者や障害者を施設に閉じ込めてしまうのではなく，地域で暮らすことを支えていこうとする「社会的入院を減らす脱施設化」の方向に変化しているのである.

2 看護師の担う役割

このような社会の変化に対して，看護師は精神障害者の地域ケアや生活支援サービスを行っていくために，どのような役割があるのだろうか．特に，繰り返されてきた精神科病院の不祥事に対して，患者の身近な存在として，看護師には患者の人権を守るという役割がある．ただし，現在の精神保健福祉法では，入院患者の処遇に対する調査請求は，行政が行う監査と精神医療審査会の審査に権限があり，看護師に法的な権限があるわけではない．しかし，看護師は，入院中に法律に基づいた正しい処遇が行われているか判断し，回復を目指して患者や家族がどのような治療や支援を望んでいるのかを明らかにできるよう情報提供を行う．回復の見通しをもてるよう一緒に患者と共に考える必要がある.

患者の人権を確保するとは，法律を厳格に守ることだけを意味するのではない．入院中の患者の療養生活ができるだけ円滑に行われるよう配慮し，患者が望まない治療を行う必要があるときには，その理由を丁寧に説明し，患者が十分に納得するまで，しっかりと話し合うことが求められる．また，その経過は看護師だけではなく，患者を支援するすべてのスタッフに提供され，患者によりよい医療が提供されるよう配慮することが大切となる.

日本の精神科医療は現在においても基本的には入院治療が中心であるが，精神障害者に対する偏見を減らしていくためにも，閉ざされている精神科病院を変えていく必要がある.

3 精神障害者のケアマネジメント

1999（平成11）年の精神保健福祉法の改正で，精神障害者地域生活支援センターが，日常生活に関する相談や助言などを行う社会復帰施設として法制化された．また2003（平成15）年度から，精神障害者の**ケアマネジメント**は生活する場に近い市町村が相談の窓口になり，地域で暮らす精神障害者の生活が支えられている．さらに2004（平成16）年に**精神保健医療福祉の改革ビジョン**において，「入院医療中心から地域生活中心へ」という理念が明確になった．それを受けて，2006（平成18）年には**障害者自立支援法**が成立し，地域生活を支えるためのサービスの整備が進められた.

2017（平成29）年には，「これからの精神保健医療福祉のあり方に関する検討会」において，精神障害の有無や程度にかかわらず，誰もが地域の一員として安心して自分らしい暮らしをすることができるよう，医療，障害福祉・介護，住まい，社会参加（就労など），地域の助け合い，普及啓発（教育など）が包括的に確保された**精神障害にも対応した地域包括ケアシステム**の構築を目指すことが新たな理念として明確にされた．それに伴いケアシステム構築のた

➡ 精神障害にも対応した地域包括ケアシステムについては，ナーシング・グラフィカ『精神障害と看護の実践』７章３節４項参照.

めの推進事業が実施され，地域で暮らす精神障害者の生活を支えるためのサービスがさらに充実することが期待されている．

8「障害者自立支援法」から「障害者総合支援法」へ

1 障害者自立支援法成立の経緯

2006（平成18）年4月に誕生した障害者自立支援法は，障害保健福祉施策の課題を解決するために，従来行われてきたサービスを充実させるべく施行された法律である．前述のように，日本の精神保健医療福祉サービスは入院治療が中心で，精神障害者が地域で普通に暮らしていける基盤となるサービスが十分に整備されているとはいえなかった．

しかし，病院や施設からの退所や，自宅など地域での暮らしの場づくりを進めるためには，サービスの量的，質的な充実が必要である．特に自治体の財政力が地域ごとのサービスに格差を生じさせていたり，障害によって受けられるサービスに違いがあるといった状況は，障害を有することにより不自由な生活を強いられることに加え，新たな不利益として指摘されていた．

障害者自立支援法は，このような課題を解決するために，障害種別ごとのサービス格差をなくし，年齢や住む場所による不公平が生じていた制度の不整合，中でも生活支援策の乏しかった福祉サービスを充実させるために成立した．

2 障害者自立支援法の特徴

1 障害福祉のサービスを「一元化」する

サービスを提供する責任者を，国や都道府県から生活の場に近い**市町村に一元化**して，きめ細かく対応することになった．また，障害の種類（身体障害，知的障害，精神障害）にかかわらず，障害者の自立に向けた支援を目的とした共通の福祉サービスを共通の制度によって提供するものであった．

2 障害者がもっと「働ける社会」に

障害者の働く機会をつくり出し，今よりも企業等で働けるよう福祉の側からも支援策を策定する．地域の福祉サービスの中でも，施設内での作業的なものだけではなく，施設外への**就労支援**と就労後の定着支援サービスを新設した．

3 地域の限られた社会資源を活用できるよう「規制緩和」を行う

市町村が地域の実情に応じて障害者福祉に取り組み，障害者が身近なところでサービスを利用できるよう，空き教室や空き店舗の活用も視野に入れて規制を緩和し，福祉サービスへの民間の参入を促す．介護保険制度のように，NPO法人など自発的，任意による活動でも事業として参加できるようサービス提供者の参加窓口を広げた．

4 公平なサービス利用のための「手続きや基準の透明化・明確化」を図る

支援の必要度合いに応じてサービスを公平に利用できるよう，利用に関する手続きや基準を透明化・明確化する．**相談支援**という相談窓口によって，**障害程度区分**として支援の方法と提供量を分類し，サービスの必要量を決める．

5 増大する福祉サービス等の費用を皆で負担し支え合うしくみの強化

a 利用したサービスの量等に応じた「公平な負担」

障害者が福祉サービス（個別給付）や公費負担医療制度を利用した場合に，利用したサービスの量や医療費，所得に応じた公平な負担を求めるが，その際，適切な経過措置を設ける．これは，サービス利用に応じた自己負担を導入したものの，反対意見が多かったことを受けての措置である．限られた収入の中でしか働くことができない障害者が生活支援サービスを受けた場合，支出だけが増大することになるためである．障害者の収入については最大の課題となっていたが，2010（平成22）年４月からは，自己負担の大幅な軽減が図られた．

b 国の「財政責任の明確化」

これまで国が補助するしくみであった在宅サービスも含め，福祉サービス（個別給付）の費用については，国が義務的に負担するしくみに改められた．それによって，実施の中心は地方自治体（市町村）であるが，費用負担については国の責任が明確化した．

3 サービス提供開始後の課題

2006（平成18）年４月からは，障害者自立支援法によって，障害者の医療費用の一部を負担する自立支援医療による医療費の一部公費負担や，生活支援であるホームヘルプの利用などが先行して施行され，10月から全面的に施行された．

サービス等を新しく利用するためには，６段階の障害程度区分の認定を受け，収入に応じた利用料を支払うことになり，サービスの利用量が減少したという指摘もあった（NPO法人「大阪障害者センター」の約２千人の障害者本人と家族らからの調査による）．

障害福祉サービスを提供する事業所による市町村ごとの計画も完成していないための混乱であるともみられたが，それだけに障害者からは地域生活支援体制の制度づくりを急いでほしいという要望も出された．これらの要望によって，国の基本的な考え方を踏まえる必要から，2009（平成21）年12月，内閣府に「障がい者制度改革推進会議」が設置され，障害者自立支援法の廃止も含めた障害者施策全般についての見直し作業が行われ，法改正の論議がなされた．

4 障害者総合支援法へ：共生社会の実現に向けて

内閣府に設置された推進会議の議論を経て，2013（平成25）年４月から**障害者総合支援法**（**障害者の日常生活及び社会生活を総合的に支援するための法律**）が施行された．この法律では，目的において「自立」から「基本的人権を享有する個人としての尊厳」を明記して，障害者基本法の理念を反映させた．さらに，「制度の谷間」を埋めるべく，障害者の範囲に難病患者が加えられることになった．加えて，**障害支援区分**によって，障害の特性が支援内容に反映されるようになった．

精神保健福祉法から障害者自立支援法に移行した項目

- 精神通院公費→自立支援医療費
- 精神障害者居宅生活支援事業→障害福祉サービス
- 精神障害者社会復帰施設→障害福祉サービス

plus α

障害者権利条約

障害者の権利に関する条約（障害者権利条約）とは，障害者の権利を実現するために国がすべきことを規定したもので，日本は2014（平成26）年に締結した．2020（令和２）年10月時点で，締結国・地域数は182となっている．主な内容は，障害に基づくあらゆる差別の禁止，障害者が社会に参加し，包容されることを促進，条約の実施を監視する枠組みの設置などである．この条約に締結したことで，障害者の権利の実現に向けた取り組みが一層強化されることになった．

2 精神保健福祉法の基本的な考え方

1 精神科医療の現状

現在，精神障害者に医療と福祉を提供するための根拠となっているのは，1995（平成７）年に制定された精神保健福祉法である．本法は1999（平成11）年，2006（平成18）年，2013（平成25）年に改正，公布された．ここでは日本の精神科医療をどのような視点でみればよいのか，整理する（表11-2）．

2 精神保健指定医の役割

精神保健指定医は，精神科における固有の業務を行う医師であり，精神保健福祉法によって，厚生労働大臣が，申請に基づき指定を受ける要件に該当する医師のうち，精神保健福祉法に規定された「指定医の職務」を行う上で必要な知識および技能を有すると認められる医師を指定する．指定を受けるには，臨床医として実務経験５年以上，精神科臨床医として実務経験が３年以上必要で，国の定めた研修課程を修了していることなどが条件となっている．

指定医の役割は大きく分けて，①精神科医療に伴う患者の自由な行動の制限に関わる医学的判定などを行う業務，②厚生労働大臣または都道府県知事の代理の役割で公務員として行う業務，の二つがある．特に，人権上の配慮が必要とされるため，臨床医としての経験ばかりでなく，倫理的な判断を行うのに十分な資質を備えていることが求められる．措置入院，医療保護入院の要否の判定が精神保健指定医の役割であることから，これらを行う精神科病院には常勤の精神保健指定医が必置となる．

精神科医療では，患者本人の意向に反して強制的な入院治療や，入院中に治療の必要性から行動制限を行うことがある．このような入院は主として医療保護入院や措置入院であるが，本人の意思で入院する任意入院においても，閉鎖病棟へ入院し，退院を希望しても制限されることがある．この場合，患者が納得できるような説明を行うのも精神保健指定医の役割である．

精神保健指定医の業務の中に，措置入院の判定がある．これは行政の判断と

plus α

「精神科病院」への名称変更

法律で使われる「精神病院」という用語には患者を地域から隔離して収容するというイメージがあり，患者の自発的な受診の妨げとなっているなどとして，2006年，「精神病院の用語の整理等のための関係法律の一部を改正する法律」の施行によって「精神科病院」という用語に改められた．

plus α

精神保健指定医の要件と職務

指定を受ける要件は，①臨床医として実務経験５年以上，②精神科臨床医として実務経験３年以上，③厚生労働大臣が定める精神障害につき，厚生労働大臣が定める程度の診断または治療に従事した経験を有すること，④厚生労働省令で定めた研修課程を修了していること．

指定医の職務は，第19条の４に定める①入院継続の必要性の判定，②入院の必要性の判定，③精神障害有無の判定，④行動制限の必要性の判定，⑤入院中の診察，⑥退院の判定など．

表11-2　日本の精神科医療の現状

- 精神科病院のほぼ90％が民間病院である．
- 精神科には，病状は落ち着いているものの退院できない「社会的入院」である長期入院の患者が多い．
- 日本の精神病床数は外国に比べて多い（OECD諸国との比較）．人口１万人に対する精神病床数は，イギリスやドイツの約２倍，アメリカの約５倍である．
- 日本では2020（令和２）年の時点で約27万人が精神病床に入院している（令和２年度精神保健福祉資料）．
- 日本では一般病院の精神病床は約83,000床で，全精神病床の約25％にあたる〔2018（平成30）年「医療施設（動態）調査・病院報告の概況」〕．

して都道府県知事が行う強制入院命令である．精神保健指定医は，知事の代理として担当事務職員と入院の必要性を判断する．精神保健指定医は基本的な役割として，措置入院以外の入院であっても入院中の患者の人権を確保し，患者の尊厳に配慮できる精神科医療を提供することが求められている．

●特定医師

2006（平成18）年の法改正で，**特定医師**の制度が設けられた．これは，精神保健指定医が不在で，緊急その他やむを得ない場合は，特定医師の診察によって任意入院患者の退院制限（12時間を限度とする），また，医療保護入院や応急入院を可能とする特例措置である．この特例措置を活用するには，都道府県知事に申請して**特定病院**に認定される必要がある．

3 2013年の改正内容

精神保健福祉法は，2013（平成25）年に重要な部分が改正された（2014年4月から施行）．この改正内容には，これまでの精神科医療の制度からの変更を伴ういくつかの特徴がある．

|1| 国としての指針の策定

現在，精神障害者に対する医療と福祉は，精神保健福祉法および障害者総合支援法に基づいて行われているが，2014年度から，初めて**厚生労働大臣による告示**という方法で，広く国民に精神障害者の医療と福祉の行政サービスの方向性について知らせることとなった．具体的には「精神障害者の地域生活への移行の促進」を目的に，「精神障害者の医療の提供を確保するための指針（大臣告示）を策定」し，実施することになった．これは，精神障害者に提供される医療や生活のサポートを充実させていくという考え方に基づいており，国が精神科医療に重点的に取り組んでいくことを示している．

この指針以外にも，かねてより精神障害者の家族や当事者から求められていた，親族に重い責任が課せられる保護者制度が廃止されるとともに，医療保護入院をしている患者の退院後の生活環境の整備や，地域生活支援の担当者との連携に病院が責任をもつことが定められた．

|2| 精神科医療の方向性に関する指針〔第41条〕

①精神病床（病院の病床のうち，精神疾患を有する者を入院させるためのものをいう）の機能の分化を検討する．

②精神障害者の居宅等（居宅その他の厚生労働省令で定める場所をいう）における保健医療サービスおよび福祉サービスの提供体制を充実させる．

③精神障害者への医療提供を行っている医師，看護師その他の医療従事者と精神障害者の保健と福祉に関する専門的知識を有する人との連携を進める．

④その他として，良質かつ適切な精神障害者に対する医療の提供の確保に関する重要事項を検討する．

これらのことを国民に表明し，精神科医療と福祉の具体的な改善と充実を目指すことになった．

|3| 保護者制度の廃止と医療保護入院制度の見直し

これまで精神障害者が入院し，退院後も療養しつつ生活を維持するにあたっては，主に家族が保護者となり，精神障害者に治療を受けさせることが義務として法的に課せられてきた．しかし，長期療養を要する精神障害者の高齢化と，それに伴う家族の高齢化によって，精神障害者の生活全般にわたる支援の責任を家族に担わせ続けることが限界であると判断され，保護者の責任に関する規定は削除された．

保護者制度の廃止に伴い，精神障害者の入院制度において，入院に本人の同意が得られない場合には，「**家族等**」がその責任をもつという内容に変更された〔第33条（医療保護入院）〕．ここで「家族」と明記された人とは，「配偶者，親権者，扶養義務者，後見人または保佐人」であるが，該当者がいない場合等は，市町村長が同意の判断を行うことになる．

改正前の保護者制度では，患者本人以外の人が入院の同意を行う場合，あらかじめ決められた保護者が医療保護入院の同意を行うこととされていたが，改正後は「家族等」のいずれかの者の同意で可能となった．しかし，改正後も入院に際しては，本人の同意が得られない場合，同意者が必要とされるため，引き続き家族が精神疾患患者との関わりをもつことには変わりはない．

|4| 退院等請求の範囲の拡大

保護者制度の廃止に伴い，精神疾患で入院している患者が退院等の請求の申し出を行うことができる者が，患者本人のほかに，家族等とすることも定められた〔第38条の４（退院等の請求）〕．

|5| 医療保護入院患者の退院促進と地域生活支援

医療保護入院者の入院手続きの変更とともに，患者の退院を促進し，退院後も療養しながら地域における生活がスムーズに行えるよう，精神科病院の管理者に下記の新たな対応が求められることになった〔第33条の４～６（医療保護入院者の退院による地域における生活への移行を促進するための措置）〕．

- 医療保護入院者の退院後の生活環境に関する相談および指導を行う者として，**退院後生活環境相談員**（精神保健福祉士等）を置くこと
- 地域援助事業者（入院者本人や家族からの相談に応じ，必要な情報提供等を行う相談支援事業者等）との連携を図ること
- これらを実現するための退院促進のための体制整備を義務付けること

退院促進の体制整備の一つとして，退院後生活環境相談員が**医療保護入院者退院支援委員会**の開催や開催に伴う調整を行い，医療保護入院者が退院するために必要な情報収集や関係者との情報共有，また地域援助事業者との連携を行うことが「医療保護入院者の退院促進に関する措置について」に規定されている（平成26年１月24日障発0124第２号厚生労働省社会・援護局障害保健福祉部長通知）．

このような規定が精神科病院の役割として盛り込まれたのは，高齢化してい

る長期入院患者の退院を支援したり，退院後の生活を安定的に送れるようにするためには，多くの組織や支援者のサポートが必要だからである．

多くの精神障害者は，退院後も通院が欠かせない．また，療養生活を安定させることができない場合には，病状の悪化や再入院に至ることが少なくない．そのため，生活を支えるためのサービスの利用方法などの必要事項は入院中に調整し，退院の時には，家族以外の支援者による充実したサポート体制ができていることが求められる．

6 精神医療審査会に関する見直し

精神医療審査会の主要業務は，次の通りである．

①精神科病院の管理者から提出された入院患者についてのうち「医療保護入院の入院届」「措置入院者及び医療保護入院者の定期病状報告書」によって，それぞれの入院の必要性に関する審査を行う

②精神科病院に入院中の患者またはその家族等から，退院請求または処遇改善請求があったときに，その入院の必要性や処遇の妥当性について審査を行う

精神医療審査会は患者の人権擁護に不可欠な機関であるが，この業務は都道府県に設置された精神保健福祉センターが事務局としての機能を担っている．この審査会の委員として，2016（平成28）年４月からは「精神障害者の保健又は福祉に関し学識経験を有する者」を加えることができることになった〔第13条（委員)〕．

3 精神保健福祉法による入院形態と入院患者の処遇

1 入院形態

精神保健福祉法では，①任意入院，②措置入院，③緊急措置入院，④医療保護入院，⑤応急入院という入院形態が定められている（**表11-3**）．任意入院は本人の同意に基づく入院形態であり，それ以外は本人の同意に基づかない入院形態である．

1 任意入院

精神障害者本人の入院の同意が得られた場合（精神保健福祉法第20条）に**任意入院**が可能となる．ただし，本人が退院を希望しても，治療の必要性が認められる場合には，72時間を限度に精神保健指定医の診察の結果，退院を制限することができる．また一定の要件を満たした特定病院であれば，緊急その他やむを得ない理由があるときは，精神保健指定医に代えて特定医師の診察によって，12時間を限り制限が可能であると定められている．

任意入院は本人が入院に同意しているので，原則的には開放病棟への入院となるが，治療上の必要性があれば閉鎖病棟に入院する場合もある．この場合，

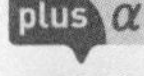

退院請求・処遇改善請求

入院患者や家族は，退院や処遇改善などの請求を都道府県知事にすることができる．都道府県知事は，精神医療審査会の審査結果に基づき，入院が必要ないと認められた者の退院や，処遇の改善のために必要な措置をとるように命じなければならない（38条の４，38条の５）．

表11-3　精神保健福祉法による入院形態

	任意入院（第20条）	措置入院（第29条）	緊急措置入院（第29条の２）	医療保護入院（第33条）	応急入院（第33条の７）
対象者	入院を必要とする精神障害者で，入院について本人の同意がある者	入院させなければ自傷他害のおそれのある精神障害者	直ちに入院させなければ自傷他害のおそれが著しい精神障害者	入院を必要とする精神障害者で，自傷他害のおそれはないが，任意入院を行う状態にない者	入院を必要とする精神障害者で，任意入院を行う状態になく，急速を要し，家族等の同意が得られない者
入院の要件等	本人の同意（精神保健指定医の診察は不要）	精神保健指定医２名の診断の結果（精神障害者であること，自傷他害のおそれがあること）が一致した場合に，都道府県知事が措置	精神保健指定医１名の診察の結果，急速な入院の必要性（精神障害者であること，直ちに入院させなければ自傷他害のおそれが著しいこと）がある場合に都道府県知事が措置．入院期間は72時間以内	精神保健指定医（または特定医師）の診察および家族等の同意（特定医師による診察の場合は12時間まで）	精神保健指定医（または特定医師）の診察．入院期間は72時間以内（特定医師による診察の場合は12時間以内）
医療機関	精神科病院	国等の設置した精神科病院または指定病院	国等の設置した精神科病院または指定病院	精神科病院	都道府県知事が指定する精神科病院（応急入院指定病院）
退院等	精神科病院管理者の判断，本人からの退院の申出（72時間の退院制限あり）	都道府県知事の決定（措置解除）	（ほかの入院形態へ移行）	精神科病院管理者の判断，精神医療審査会の審査結果に基づく都道府県知事の決定	（ほかの入院形態へ移行）
精神医療審査会による審査		定期報告，退院請求，処遇改善請求		入院の届出，定期報告，退院請求，処遇改善請求	
書面告知	必　要				

宮下毅．"精神保健福祉法"．看護をめぐる法と制度．平林勝政ほか編．メディカ出版，2021，p.245，（ナーシング・グラフィカ，健康支援と社会保障④）より一部改変．

閉鎖病棟での治療の必要性について，本人に**書面で告知**するとともに，できる限り開放的な処遇を行うことが必要であると定められている．

書面による告知は，告知の実施の有無について，事後にトラブルがないようにすることのほか，入院患者の人権を確保するため法律に明記されている．そのため，任意入院であっても，入院に際してのお知らせや同意書を用いた告知が，病院管理者には求められる．告知等に係る書面については，「精神科病院に入院する時の告知等に係る書面及び入退院の届出等について」に示されている（平成12年３月30日障精第22号厚生省大臣官房障害保健福祉部精神保健福祉課長通知）．

2 措置入院

措置入院は，精神保健指定医２名以上の診察の結果，その者が精神障害者であり，かつ医療および保護のために入院をさせなければ，その精神障害のために自分自身を傷つけたり，他人に危害を及ぼす恐れがあると認めたとき，家族等の同意が得られなくても都道府県知事が国，もしくは都道府県の設置する精神科病院または指定病院に入院させることのできる制度である（同第29条）．

3 緊急措置入院

自傷他害の恐れのある精神障害者が入院治療を急速に必要とする場合，措置入院の条件を満たさなくても，知事等の指定する精神保健指定医１名の診察の結果に基づいて，72時間に限って**緊急措置入院**をさせることができる（同第29条の２）．

4 医療保護入院

精神保健指定医の診察の結果，精神障害者であり，かつ医療および保護のため入院の必要があると認めた者で，本人の同意がなくても家族等の同意がある場合に，**医療保護入院**となる（同第33条）．

●医療保護入院等のための移送

精神保健指定医の診察の結果，緊急に入院が必要とされた精神障害者を，本人の同意がなくとも都道府県知事の責任において，応急入院指定病院へ移送し，入院させることのできる制度である．家族等の同意があるときは医療保護入院に，家族等の同意が得られないときは応急入院となる（同第34条）．

5 応急入院

応急入院は，医療および保護の依頼があった者について，家族等の同意を得ることができない場合（急を要する，所在不明など）に，精神保健指定医１名の診察の結果，その者が精神障害者であり，かつただちに入院しなければその者の医療および保護を図る上で著しく支障があると認めたとき，72時間を限度に入院させることができる制度である（同第33条の７）．

2 入院患者の処遇：行動制限と人権擁護

精神保健福祉法第36条では，患者の安全と保護の観点から真にやむを得ない必要性があるときには，患者の行動の制限を行うことを認めている．また，第37条１項の規定に基づいた「**厚生労働大臣の定める処遇の基準**」（昭和63年４月８日厚生省告示第130号）には，基本理念①として「入院患者の処遇は，患者の個人としての尊厳を尊重し，その人権に配慮しつつ，適切な精神医療の確保に適したものであり，行動制限は最も少ない制限でなければならない」とされている．

行動制限の実施に伴う詳細な運用に関しては，臨床現場の裁量に任されているところもあり，法律に基づく実施手順や事故防止，職員の行動指針（行動制限を実施されている患者には，２名以上の職員で対応するなど）について，精神科病院組織内でマニュアルやガイドラインを策定し，それに基づき実施されていることが多い．

1 隔離

隔離は，精神保健指定医が必要と認める場合でなければ行うことができない行動の制限である（ただし，12時間を超えない隔離については，精神保健指定医の判断を要するものではない）．本人や周囲の人々に危険が及ぶ可能性が著しく高い場合に，患者本人の医療または保護を図ることを目的に行われるもので，内側から出ることができない部屋の中へ患者一人を入室させ，他の患者から遮断する．隔離を行うときは，患者に対して理由を知らせ，診療録に記載しなければならない．

2 身体的拘束

身体的拘束は，隔離と同じく精神保健指定医が必要と認める場合でなければ行うことができない行動の制限である．自殺企図または自傷行為が著しく切迫しており代替方法がない場合などにおいて，やむを得ず行われる．衣類または綿入り帯などを使用して患者の身体を拘束し，運動を抑制する．ただし，できる限り早期に他の方法に切り替えるよう努めなければならない．身体的拘束を行うときは，患者に対して理由を知らせ，診療録に記載しなければならない．

3 通信・面会

通信・面会は基本的に自由であるが，電話および面会に関しては患者の医療または保護に欠くことのできない限度での制限は行われることがある．これは「病状の悪化を招き，あるいは治療効果を妨げるなど，医療または保護の上で合理的な理由がある場合であって，かつ，合理的な方法および範囲における制限に限られるものであり，個々の患者の医療または保護の必要性を慎重に判断して決定すべきもの」と規定されている（昭和63年４月８日厚生省告示130号）．

4 制限してはならないもの

同法第36条２項には，制限を行ってはならない行動があることを定めており，次のものがそれに該当する（昭和63年４月８日厚生省告示第128号）．

①信書の発受
②都道府県等および地方法務局その他の人権擁護に関する行政機関の職員との電話
③患者の代理人である弁護士との電話
④都道府県等および地方法務局その他の人権擁護に関する行政機関の職員との面会
⑤患者の代理人である弁護士および患者または家族等の依頼によって患者の代理人となろうとする弁護士との面会

ただし，刃物や薬物などが同封されていると判断される受信信書については，患者に開封させ，異物を取り出した上で患者に渡すことは含まれないが，その際には診療録に記載することが規定されている．

精神保健医療福祉に関連する他の法律・制度

◎障害者雇用促進法（昭和35年法律123号）

この法律は，1987（昭和62）年の改正までは，「身体障害者雇用促進法」という名称であった．障害者の雇用義務等に基づく雇用の促進等のための措置，職業リハビリテーションの措置等を通じて，障害者の職業の安定を図ることを目的として策定された．

事業主に対し，障害者の法定雇用率を定め，2021（令和3）年からは2.3%以上に引き上げられた．2005（平成17）年の改正後，精神障害者も法定雇用率に反映させることが認められ，2018（平成30）年の改正によって，義務化された．

◎医療観察制度（2005年７月）

心神喪失者等医療観察法（2003年公布）に基づく制度．精神障害者が心神喪失（自分の行為の結果について判断する能力を全く欠いている）または心神耗弱（判断能力が乏しくなっている）になり，重大な他害行為をした場合に，不起訴，あるいは起訴されても無罪や減刑となったとき，検察官の申立てにより，必要な医療を継続して受けられるよう観察および指導を行い，病状を回復させて社会復帰を促進することを目的とする．

審判にあたっては，その判断材料を得るために，医療観察法鑑定が行われる．最終的な決定が出されて処遇（入院や通院）が開始されるまで，対象者は病院に入院して標準的な精神医療が施され，鑑定を受ける．その期間を鑑定入院という．

◎犯罪被害者等基本法（平成16年法律161号）

さまざまな犯罪が後を絶たない中，国民が安心して暮らせるために，犯罪被害者等の権利利益の保護を図る目的で2005年に施行された．この法律で犯罪被害者等とは，「犯罪等により害を被った者及びその家族又は遺族」と定義されており，遺族も含まれる．被害を受けた時から再び平穏な生活を営むことができるようになるまで必要な支援を途切れることなく受けられることが定められた．

◎自殺対策基本法（平成18年法律85号）

近年，自殺による死亡者数が高い水準で推移していることから，誰も自殺に追い込まれることのないよう，自殺対策の基本理念を定め，国・地方公共団体の責務を明らかにするとともに，自殺対策を総合的に推進して自殺の防止を図ることを目的として，2006年に施行された．併せて自殺者の親族等に対する支援の充実を図るものとする．これに基づき，翌2007（平成19）年には，政府が推進すべき自殺対策の指針として「自殺総合対策大綱」が策定された．

◎障害者虐待防止法（平成23年法律79号）

施設内での虐待が明るみになったことで，その必要性が求められ，2011（平成23）年に成立し，2012年に施行された．障害者に対する虐待の禁止，国の責務，障害者虐待を受けた障害者に対する保護および自立の支援のための措置，擁護者に対する支援の措置等を定めることによって，障害者虐待の防止，擁護者に対する支援等に関する施策を促進し，それにより障害者の権利を守ることを目的としたものである．

この法律では，障害者虐待を①擁護者による障害者虐待，②障害福祉施設従事者等による障害者虐待，③使用者による障害者虐待とした．これに基づき，障害者虐待の通報や届出があった場合には，市町村が都道府県に報告することが規定されており，厚生労働省がその件数を公表している．

◎アルコール健康障害対策基本法（平成25年法律109号）

酒類に関する伝統と文化が国民の生活に深く浸透している一方で，不適切な飲酒はアルコール健康障害の原因となり，これは本人の健康の問題のみならず家族への深刻な影響や重大な社会問題を生じさせる危険性が高いという認識のもと，アルコール健康障害の発生，進行および再発の各段階に応じた防止対策を実施し，日常生活，社会生活を円滑に営むことができるよう支援することを目的として，2014年に施行された．

◎生活困窮者自立支援制度（2015年４月）

生活困窮者自立支援法（2013年公布）に基づく制度．生活困窮に至るリスクの高い人々の増加を踏まえ，これらの人々に対し，生活保護に至る前の自立支援策の強化を図るとともに，生活保護から脱却した人の自立を支援することを目的とする．福祉事務所来訪者で生活保護に至らない人は年間約40万人と推計されている（平成23年度）．生活保護制度の見直しと生活困窮者対策に総合的に取り組む．

◎障害者差別解消法（平成25年法律65号）

すべての国民が，障害の有無によって分け隔てられることなく，お互いに人格と個性を尊重し合いながら共生する社会の実現に向けて，障害を理由とする差別を解消することを目的として，2016年に施行された．「不当な差別的取扱い」を禁止し，「合理的配慮の提供」を求めるものとしている．合理的配慮とは，障害のある人から，社会の中のバリアを取り除くためになんらかの対応が必要であると意思表示された場合，負担の重すぎない範囲でそれに応じることをいう．

引用・参考文献

1) 日本精神科看護協会編．新・看護者のための精神保健福祉法Q&A．平成27年版，中央法規出版，2015．

重要用語

精神病者監護法
監置
私宅監置
呉秀三
精神病院法
精神衛生法
精神保健法
精神保健指定医
精神医療審査会
障害者基本法
地域保健法
精神保健及び精神障害者福祉に関する法律（精神保健福祉法）
精神障害者保健福祉手帳
精神保健福祉センター
精神保健福祉士法
精神保健医療福祉の改革ビジョン
障害者自立支援法
精神障害にも対応した地域包括ケアシステム
障害者総合支援法
特定医師
特定病院
障害者権利条約
任意入院
措置入院
緊急措置入院
医療保護入院
応急入院

◆ 学習参考文献

❶ **日本精神科看護技術協会監修．精神科ビギナーズ・テキスト．三訂版，精神看護出版，2009．**
精神科看護の専門分野別の詳細な理解に役立つ入門書．

❷ **中井久夫ほか．看護のための精神医学．第２版，医学書院，2004．**
長い間，精神看護学の教科書として支持されてきた内容を見直し，大幅に記述を増やした「援助学のバイブル」．

❸ **日本精神科看護技術協会監修．精神科看護白書2010→2014．精神看護出版，2014．**
多様化する社会に対して精神科看護の役割を知るためのテキスト．

12 ストレスマネジメントと精神科における看護師の役割

学習目標

- 看護師の仕事とストレスの関連性を説明できる.
- 精神科で働く看護師のストレスの特徴を説明できる.
- ストレスマネジメントの方法を学び，心身の健康保持の大切さを説明できる.
- 精神看護にかかわる資格認定，役割と活動の実際を説明できる.

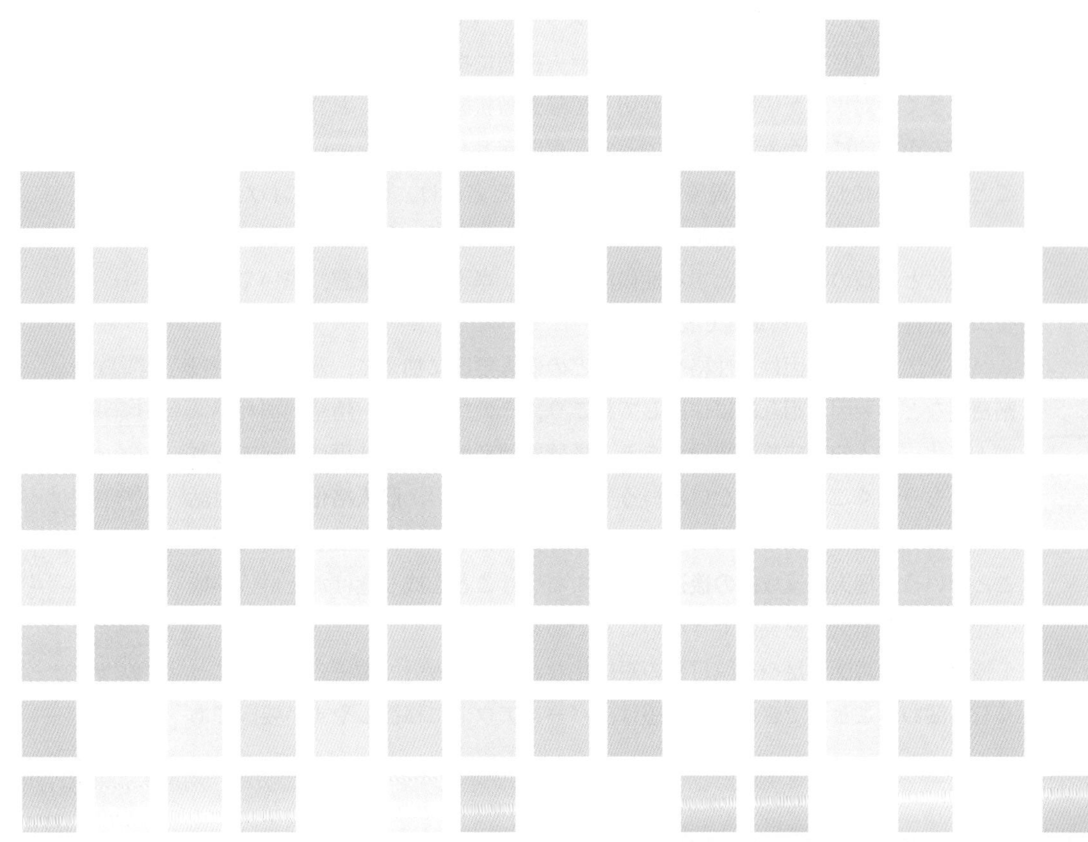

1 看護師のストレスマネジメント

1 看護師とストレス

看護師のストレスが高いとされる要因には，一つ目に仕事の量が多いこと，二つ目に仕事の質（緊張下での仕事，感情労働，責任の重さなど）がストレスを伴いやすいこと，三つ目に夜勤を伴う交代制勤務があることが挙げられる．

看護師の仕事は，患者のセルフケア援助，精神的な援助，家族支援，多職種連携，診療上の補助などと範囲は広いが，本来，やりがいは大きいものである．しかし，慢性的な看護師不足や，近年の在院日数の短縮化が仕事量を増大させている．加えて，年々専門化，複雑化する治療や技術に対して，看護師は常に新しい知識を学ばなければ対応できず，自分の能力以上のことを求められることもしばしばある．向上心がある看護師ほど時間外での勉強が増え，その結果，疲労が蓄積していくのは否めない．

この項では，看護師が経験することが多い，①燃え尽き症候群（バーンアウト），②感情労働による影響，③共感疲労による影響，④青年期のアイデンティティーの混乱（アイデンティティークライシス），⑤リアリティーショックについて述べる．

1 燃え尽き症候群（バーンアウト）

看護師のストレスが注目を浴びるようになったのは，ヒューマンサービスの需要が急増した1970年代に，**燃え尽き症候群（バーンアウト）**という現象が関心を引くようになってからである．マスラーク（Maslach, C.）は，内科医や看護師，ホスピスカウンセラーなどの対人援助に携わる人々を対象とした研究で，多くの対象者が情緒的に疲れ切って無感動状態に陥っており，またケア対象者を否定的にしかみることができず，専門職として自信を失いかけていることを明らかにした．その現象をバーンアウトと名付け，「長期間にわたり人に援助する過程で，心的エネルギーが絶えず過度に要求された結果，極度の心身の疲労と感情の枯渇を主とする症候群であり，卑下，仕事嫌悪，思いやりの喪失等を伴うもの」[1)] と定義した．

バーンアウトの原因は，性格や年齢などの個人要因に加えて，過重労働や役割葛藤などの要因が相互的に作用して起こり，その症状には，情緒的消耗感，脱人格化，個人的達成感の後退がある．**情緒的消耗感**とは，仕事によって疲れ果て，もう働くことができないという気分のことをいい，**脱人格化**とは，世話やサービスを受ける人たちに対する，無情で人間性を欠くような感情や行動のことをいう．**個人的達成感の後退**とは，するべきことを成し遂げたという達成の充実感に浸る気分を実感できないことである[2)]．

慢性的な看護師不足や在院日数の短縮化などによる疲労の蓄積，患者にじっくりと関わることができない不全感は，バーンアウトに移行しやすい要因であ

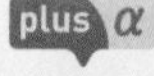

役割葛藤

個人は通常複数の役割をもっているが，一つの役割を遂行しようとするときに，これと相いれない期待に直面し葛藤すること．例えば，仕事が残っているのに子どもが熱を出して迎えに行かなければならないというような状況では，職場の役割と家庭での役割との間に葛藤を経験する．

る．バーンアウトを予防するためには，個人レベルから組織レベルまでの取り組みが必要である．

2 感情労働による影響

社会学者のホックシールド（Hochschild, A.R.）[3] は，個人の感情がその場において期待されるものと異なるときに，それを職務上，自ら管理することを課せられるものを**感情労働**（emotional labor）と呼んだ．

看護の領域における研究では，患者の感情的側面に焦点を当てることはあっても，看護師の感情に焦点を当てた研究は，ほとんどなされてこなかった．武井[4] は，怒りや恐怖，孤独，悲嘆，絶望などの激しい感情が渦巻く臨床現場において，看護師は患者を安心させ，信頼できるようにするために，「患者には優しく親切に」とか「患者に接するときにはにこやかに目を見て話す」といった**感情規則（感情ルール）**があると述べた．

患者が，医師から予後が思わしくない病態説明を受け，深い悲しみを体験しているとき，看護師が悲しんでいる患者の話を聴き共感すると，患者が感じているであろう感情を看護師も追体験することになる．時には患者の死に立ち会うこともあり，患者との思い出がわき起こったり，家族の悲しみに触れて感情が揺さぶられたりすることもある．しかし，一般的に看護師は，そのような感情を表に出さないことを求められるため，職業上，適切な感情と不適切な感情の管理を強いられ，自らの感情を抑制したり加工したりしなければならない場面が生じる．

このように自分の感情を操作しながら働き続けることは，看護師を情緒面で疲弊させ，それが無力感や，達成感の後退につながることになるだろう．感情労働の性質をよく知り，適切に対処していかなければ，バーンアウトに陥る可能性があるといえる．

3 共感疲労による影響

感情労働に似た概念で，対人援助職のストレスに**共感疲労**（compassion fatigue）がある．Joinson[5] が看護師のバーンアウトについて述べた論文の中で初めて用いられた．その後，Figley[6] によって確立され，「重要な他者により経験される精神的ショックを与える出来事を知ることで自然な結果として起こる行動と感情であり，精神的ショックを受けている人，あるいは苦しんでいる人を助けたいと感じるときに生じるストレス」と定義されている．

対人援助職である看護師は，苦悩を抱える患者に対して共感的態度で接し，時に，患者の外傷体験に間接的に曝露する．この時に生じた共感的反応にうまく対処したり，ケアしたことへの満足感を得たりできなければ共感ストレスは残存し，長期の曝露によって共感疲労につながると考えられている．

4 青年期のアイデンティティーの混乱（アイデンティティークライシス）

人は各時期の発達課題を達成しながら，自己実現や自己の確立に向けて生きていこうとするが，近年は，学生生活から社会人となることへの移行が難しくなってきたことが指摘されている．その背景には，バブル崩壊後の景気後退期において終身雇用制度や年功賃金制度が見直され，また，経済や産業がグローバル化されるなど，社会情勢が大きく変化してきたことが挙げられる．その変化に伴い学歴偏重傾向が長く続き，社会的評価の高い大学を目指す進路指導が行われている．そのため社会的，職業的自立のために必要な能力の育成がやや軽視されてきたことが課題となっている．

このような背景からか，若者が大人としての役割を担うことや，自らの生き方に責任をもつことが困難となっている．青年期は，社会的役割をどのように自分の中に取り入れていくかということを追求する時期であり，エリクソン（Erikson, E. H.）[7] は，職業的アイデンティティーに安住することができないという無力感を，**青年期のアイデンティティーの混乱**ととらえた．

そして看護の継続教育を取り巻く環境においては，1992（平成４）年の「看護師等の人材確保の促進に関する法律」の施行などを機に，看護系大学が急ピッチで増加した．その背景には，慢性的な看護師不足，急速に進む少子高齢化に関連した2025年問題*や，生産年齢人口が減少へと転じる2040年問題*への対応などがある．日本の大学の３校に１校が看護系大学，あるいは看護学部のある大学となり，就職が難しい社会情勢の中で，安易に看護系大学に進学する学生がいることは否めない．そうした背景から，看護基礎教育課程では，青年期のアイデンティティーが混乱した学生に対して，いかに職業的なアイデンティティーの確立ができるように支援するかが問われている．看護基礎教育と継続教育の連携によって，看護師としての職業アイデンティティーを確立させることは，看護の質保証と，看護師の離職問題の解決の糸口にもなるだろう．

5 リアリティーショック

新卒看護師が有している能力と臨床現場で求められる能力のギャップが問題視されるようになって久しいが，新卒看護師が職場に適応できず辞めていく原因の一つに，**リアリティーショック**の問題が取り上げられるようになった．クレイマー（Kramer, M.）はリアリティーショックを「数年間の専門教育と訓練を受け，卒業後の実社会での実践準備ができていないと感じる新卒専門職者の現象，特定のショック反応である」[9] と定義付け，ハネムーン期，ショックあるいは拒絶期，回復期，解決期の四つの段階があることを明らかにした．これらの各段階は，一段ずつ進むのではなく，行ったり来たりしながら進むとされている．また，リアリティーショックは，自己イメージや態度，大望やモチベーションのすべてがネガティブな方向に大きく変化する可能性があることも

用語解説 *

2025年問題

1947～1949年の第１次ベビーブームで生まれた団塊の世代が，後期高齢者に達する2025年ごろまでに，医療や介護などの社会保障費が急増すると懸念されていること．

用語解説 *

2040年問題

2040年には第２次ベビーブームに生まれた団塊ジュニア世代が65歳以上，団塊の世代が85歳以上となり，高齢者人口がピークになるとされる．さらに生産年齢人口が急減することによって社会保障費がさらに増大する問題．

plus α

新卒看護師とリアリティーショック

福田[8] はリアリティーショックの潜在構造を分析し，①患者・家族との複雑な関係・対応，②職場における協働の仕方とシステム，③未経験の機器やケア，④ナースコールや電話への対応，⑤生命監視装置等のある環境，⑥患者の死亡や急変，の６因子を明らかにした．

指摘されている.

2010（平成22）年４月には，「保健師助産師看護師法及び看護師等の人材確保の促進に関する法律の一部を改正する法律」が施行され，リアリティーショックを緩衝する取り組みとして厚生労働省は，新人看護職員研修を努力義務として位置付けた．しかしながら，新卒看護師が「ストレスを受けやすい環境」に適応するためには，看護基礎教育と継続教育のさらなるシームレスな移行が求められる.

2 精神科で働く看護師のストレス

1 長期入院患者をケアすること

精神病床の平均在院日数は，1993（平成５）年は470.9日であったが，2020（令和２）年は277.0日と減少している[11]．しかし，世界的にみると多くの国が50日以下であるのに対し，日本の平均在院日数は桁外れに長い．これらのデータからも，日本の精神病床には長期にわたって入院している患者が多いことがわかる.

そのため厚生労働省は，社会的入院を解消するために「精神障害者退院促進支援事業」を平成15年度から実施した．さらに，2004（平成16）年９月に精神保健医療福祉の改革ビジョンを提示し，条件が整えば退院可能とされる約７万2,000人の入院患者の退院・社会復帰を10年間で実現させることを目指した.

精神病床数（入院患者数）の変化をみると，2002（平成14）年の35.6万床（33.2万人）から，2014（平成26）年に33.8万床（29.6万人）へと，1.8万床（3.6万人）減少しているが，目標を達成するためには，まだまだ計画的に地域移行に取り組む必要がある．つまり看護師たちは，精神科慢性期病棟においては地域移行支援がうまく進まない患者のケアをしていくことに変わりはなく，展望がみえないまま日々の業務に追われ，虚しさや無力感，さらには絶望感さえも感じるようになる恐れがある.

2 精神科急性期治療病棟で働く看護師のストレス

急性期にある患者は，幻覚や妄想などにより現実検討力*が著しく低下し，援助者を援助者として認識できない場合がある．時に，看護師が攻撃の対象となることもあり，このような患者に対応した看護師は，「自分の対応がまずかった」「自分のせいだ」「患者に申し訳ない」「看護師として失格だ」など，看護師自身が傷ついているにもかかわらず，自責感を強く感じ，自己嫌悪に陥っていく.

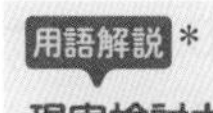

*

現実検討力

内的・主観的な観念や認識が，外的・客観的な現実と一致しているかどうかを吟味する自我機能.

また，「死ね」という幻聴や，暴力団に追い詰められるという妄想によって，自傷行為や自殺企図を起こした患者が搬送されてくる場合もある．時には院内で自殺行為に及ぶ患者もおり，その場に遭遇することもある.

このような体験は，看護師としての自尊心を脅かし，麻痺した，あるいは孤立したといった感覚を伴う．また，現実感が消失するなどの**解離症状**や，当時の出来事が夢などで再現される**再体験**，当時の出来事を想起させる刺激を極端に避けるなどの**回避**，強い不安症状や覚醒が亢進する**過覚醒**といった**急性ストレス反応**を呈することもある．これらは，看護師としてのアイデンティティーを大きく揺るがす体験ともなりうる．

3 巻き込まれ（involvement）

精神科で治療を受ける患者は，さまざまな環境要因に適応しようとした結果，疲れ果てて精神症状が悪化した人や，大きなストレッサーに直面し自己のコントロールを失った人などがいるが，なんらかの心的外傷体験をもつ人が多いといわれている．どんなにつらい思いをしてきたのか，どんなに痛い体験をしてきたのかに共感すればするほど，患者のその苦しみを看護師も追体験することになる．そして時に，看護師自身が，援助の糸口がみえず客観性を失ってしまう．また，操作性のある患者への対応では，知らず知らずのうちに患者のペースに巻き込まれ，感情が揺さぶられることがある．一生懸命関わろうとすればするほど，無力感を抱いてしまうときもある．

看護におけるinvolvementには，「かかわり」と「巻き込まれ」という訳語があるが，「かかわり」は，患者との関係をつくる上で重要であることや，看護に必要な資源を十分に引き出すために必要なことであり，看護において重要な概念である．

一方，「**巻き込まれ**」は，欲求を満たすために他者を利用する操作やチームを分断させる言動によって引き起こされる看護師の葛藤など，患者との関係においてストレスになることが示唆されている．そのような看護師が，「巻き込まれ」から「かかわり」へと移行できるように，看護チームでサポートしていく必要がある．

3 自分のストレスに気付くこと

米国国立労働安全衛生研究所（National Institute for Occupational Safety and Health：NIOSH）は，それまでの職業ストレス研究に基づいて，**NIOSH（ナイオッシュ）職業性ストレスモデル**を提案した（図12-1）．このモデルでは，職場のストレス要因（job stressor）が仕事以外の要因（nonwork factors）と個人的要因（individual factors），そして緩衝要因（buffer factors）によって調整・緩衝され，心理的・身体的・行動的急性ストレス反応に影響すると考えている．急性反応（acute reactions）が持続し慢性化した場合は，疾病の発症や，メンタルヘルス不調による長期休暇や離職につながっていく過程が示されている．

看護師はストレスを受けやすい環境下で働いているため，まずは，ストレス反応が起こるメカニズムを理解し，自分のストレスの要因やストレス反応に気付いて対処することが必要である．

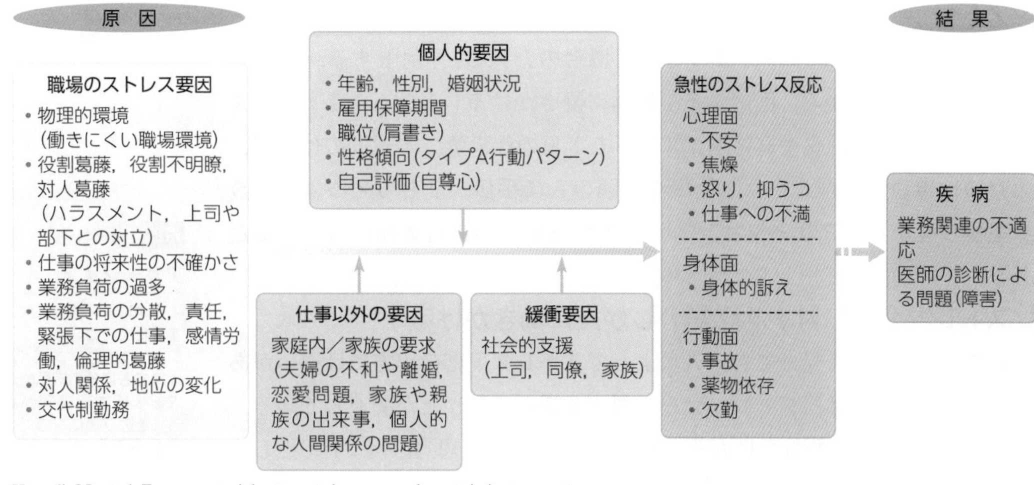

Hurrell, J.J. et al. Exposure to job stress：A new psychometric instrument. Scandinavian Journal of Work Environment and Health. 1988, 14, p.27-28より一部改変.

図12-1　NIOSH職業性ストレスモデル

表12-1　ストレス反応の例

心理面の反応	不安，イライラ，無力感，抑うつ感，自己不全感，意欲の低下，感情失禁，不平不満の多さ，興奮，混乱，自信喪失，離職願望など
身体面の反応	頭痛，肩こり，腹痛，便秘，下痢，悪心，嘔吐，呼吸困難感，睡眠障害，月経困難，アレルギー反応の増大など
行動上の変化	突発の休暇，無断欠勤，遅刻，ミスの増加，仕事の効率が悪い，達成度が低い，大声でどなる，リストカット，アルコールの過剰摂取，性的逸脱など

4 ストレスマネジメントの方法

ストレスとは，元来，物理学用語である．ボールに圧力（刺激）を加えると，ボールの内側では元に戻そうという力が働き，ゆがみを生じる．このゆがみのことをストレスという．人間にも同様のことが起こっており，ストレスの原因となる刺激が加わると，その刺激に抵抗しようとする力が生じる．この刺激のことを**ストレッサー**（原因）といい，刺激に抵抗しようとして生じた心理的反応，身体的反応，行動上の問題を**ストレス反応**という（**表12-1**）．このストレス反応としての生理機能の変化が長引くほど，また変化が大きいほど病的な影響を受けるため，ストレッサーにさらされている持続時間や生理機能の変化を最小限にすることが重要となる．

ストレスマネジメントの目的は，私たちの人生からストレスをすべてなくすのではなく，ストレッサーによって引き起こされた有害な影響（ストレス反応）に制限を加えることである．看護師のストレスマネジメントが必要な理由は，看護師の心身の健康保持・増進を図ることで，看護の質の保証につながるからである．そして，看護師が健康で生き生きと働くことは，組織にとって最大のリスクマネジメントとなるからである．

1 ストレッサーに働きかける

仕事の量がストレッサーとなっている場合の介入は,「制限する, 取り除く, 克服する, 我慢する, 回避する, 周囲に働きかける」といったことが考えられる. 具体的には, **タイムマネジメント**で１日の仕事量, １週間の仕事量, １カ月の仕事量を管理したり, 仕事を周囲の人に手伝ってもらえるようにうまく主張しながら（**アサーション***）, 仕事量を個人の許容範囲に収めることである.

2 ストレッサーに対する認知のしかたに働きかける

同じストレッサーを受けても, 人によってストレス反応の出方には違いがある. その理由の一つは, ストレッサーに対する認知のしかたが関連している. ストレス反応を強める**認知のゆがみ**として,「全か無か」思考（例：100点じゃないと意味がない), 一般化のしすぎ（例：またいじめられるに違いない), べき思考（例：○○すべきである, ○○しなければならない), マイナス思考（例：自分の成功を「これはまぐれだ」「何かの間違いだ」と, マイナスの信念でとらえてしまう), 深読み（例：褒められても「何か裏があるに違いない」と思う）などが挙げられる. こうした考え方の癖があると, 不安が高まるなどのストレス反応が強く出てしまう. 自分だけの考え方にとらわれず, ほかの人の考え方にも目を向け, 取り入れることが必要となる. 自分の認知のゆがみを知って, 問題に対処できるようにしていける一方法として, **認知療法・認知行動療法***の有用性が注目されている.

看護チームで仕事をしていることのメリットは, カンファレンスなどで自分の意見を伝えたり, 他の看護師の意見を聞きながら価値観を共有することにある（情報の伝達). 一人だけではなく, みんなと同じだという安心感を体験したり（普遍的体験), ありのままの自分を受け入れられたという体験をしたり（受容される体験), 自分の感情や思いを表出し, こころの荷物を下ろすことができる（カタルシス). 自分の方法でうまくいかない場合は方法を修正したり, 他者のまねをしながら自分なりの方法を身に付けていく（模倣・学習・修正). このように, 集団がもつ機能をうまく利用し, 一人で抱え込まないということが重要である.

3 心理的反応・身体的反応に働きかける

看護師の仕事は, 常に緊張状態下で行うものといっても過言ではない. そこで有効なのが, 呼吸法や漸進(ぜんしん)的筋弛緩法, 自律訓練法, マインドフルネスストレス低減法などである. ストレスマネジメントの目的は, ストレスの有害な影響に制限を加えることであり, 緊張した交感神経を意識的に緩めることが重要である. 手軽に工夫できることとして, 患者の記録を記載する前後, エレベーターを待っているとき, 休憩中などに, 呼吸法などのリラクセーションを取り入れるのもよいだろう.

身体的な興奮に対しては, 運動が最も効果的であるといわれている. 特に近

用語解説 *

アサーション

よりよい人間関係を構築するためのコミュニケーション技法の一つで,「人は誰でも自分の意思や要求を表明する権利がある」との立場に基づく適切な自己表現のこと. 1950年代のアメリカで心理療法として開発された.

用語解説 *

認知療法・認知行動療法

人間の気分や行動が認知のありかた（ものの考え方や受け取り方）の影響を受けることから, 認知の偏りを修正し, 問題解決を手助けすることによって精神疾患を治療することを目的とした構造化された精神療法.

◎呼吸法

ストレス・緊張状態にあると呼吸は浅く速いものになり，リラックスした状態ではゆったりとした深い呼吸になる．これを利用して，呼吸を意識的にコントロールすることによってリラックス効果を得る方法．ヨガや気功，武道では，古くから呼吸法が重要視されてきた．吐く息を長くする腹式呼吸を行うと副交感神経系の活動が促進されることが医学的にも確認されている．

◎漸進的筋弛緩法

身体各部位の筋肉に意識を向け，意図的に強く緊張させたあと一気に脱力させることで筋肉が緩む感覚を味わい，リラックスを導く方法．アメリカの精神科医エドモンド・ジェイコブソンが開発した．両手→上腕→背中→肩→首→腹部→足→全身と，10秒間力を入れて筋肉を緊張させたあと，15～20秒間脱力・弛緩する基本動作を順に繰り返し行う．各部位の筋肉が弛緩する状態を体感して学ぶ．

◎自律訓練法

ドイツの精神科医シュルツによって開発された心身機能の自己調整技法．「気持ちが落ち着いている」という背景公式と，四肢の重い感じ，四肢の温かい感じ，心臓調整，呼吸調整，腹部温感，頭部冷感の六つの公式があり，これらを意識する自己暗示によってリラックス状態を導く．心身症の治療として発展したが，一般人の健康増進，ストレス解消法としても用いられている．

◎マインドフルネスストレス低減法

マインドフルネスとは「注意を集中する」という意味である．1970年代に心理学者のジョン・カバット・ジンが仏教の瞑想実践を応用し，慢性疼痛の緩和法として開発した．一瞬一瞬の呼吸や体感に意識を向けることで「今ここに生きる」ことのトレーニングを実践し，認知のとらわれからの解放を導く．1990年代に認知行動療法に応用され，うつ病，不安障害，摂食障害の治療にも取り入れられている．

年は，電子カルテの導入によって同一姿勢でいることも多く，その結果，筋肉が収縮した状態が続き，筋肉の血流が滞る．ウオーキングなどの習慣を続けることが難しい人も，日常的にストレッチを取り入れるとよい．こういった取り組みは，ユニット全体で声を掛け合って行うとより効果的である．

2 精神看護にかかわる資格認定

精神看護にかかわる資格認定制度には，日本看護協会の資格認定制度と日本精神科看護協会の資格認定制度がある．日本看護協会は1994年に**専門看護師制度**を，1995年には**認定看護師制度**の資格認定制度を発足した．

1 専門看護師

専門看護師制度の目的は，複雑で解決困難な看護問題をもつ個人・家族や集団に対して，水準の高い看護ケアを効率よく提供するための，特定の専門看護分野の知識・技術を深めた専門看護師を社会に送り出すことによって，保健医療福祉の発展に貢献し，併せて看護学の向上を図ることである．

専門看護師の特定分野は，がん看護，精神看護，地域看護，老人看護，小児看護，母性看護，慢性疾患看護，急性・重症患者看護，感染症看護，家族支援，在宅看護，遺伝看護，災害看護である（2016年12月現在）．

専門看護師の資格は，日本看護系大学協議会が定める専門看護師教育課程を修了後，日本看護協会が行う専門看護師認定審査を受け，合格した者が得ることができる．資格は５年ごとの更新が必要である．

専門看護師は，特定の専門看護分野において卓越した看護実践能力を有し，専門看護分野において以下の六つの役割を果たす．

❶**実践**　個人，家族および集団に対して卓越した看護を実践する．

❷**相談**　看護者を含むケア提供者に対しコンサルテーションを行う．

❸**調整**　必要なケアが円滑に行われるために，保健医療福祉に携わる人々の間のコーディネーションを行う．

❹**倫理調整**　個人，家族および集団の権利を守るために，倫理的な問題や葛藤の解決を図る．

❺**教育**　看護者に対しケアを向上させるため教育的役割を果たす．

❻**研究**　専門知識および技術の向上，ならびに開発を図るために，実践の場における研究活動を行う．

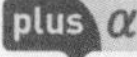

今後の専門看護師の課題

2020年12月現在，2,733人の専門看護師が登録されている（精神看護は364人）．今後，在宅ケアが中心となる医療において，プライマリケア領域で活動する専門看護師の増加が期待される．

1 精神看護専門看護師

精神看護専門看護師のサブスペシャリティーには，狭義の精神看護専門看護師と**リエゾン精神看護専門看護師**とがあるが，違いは働く場であり，専門看護師としての役割に変わりはない．

狭義の精神看護専門看護師の対象は，主に精神科病院（精神科病棟）に入院中および外来通院中の精神疾患患者，家族などであり，リエゾン精神看護専門看護師の対象は，主に一般診療科に入院中および外来通院中の精神的な諸問題を抱える患者と家族である．一般診療科で起こり得る精神的な諸問題には，せん妄や不安の増強，うつ病，希死念慮などがある．

精神看護専門看護師の実践には，衝動のコントロールができず危機的な状況にある患者への介入や，精神症状の悪化によって食事が作れない，あるいは身だしなみが整えられないなどのセルフケアが低下している統合失調症患者への介入，また入退院を繰り返す患者への介入や，医療チームを分断させる患者への介入などが挙げられる．

患者への直接ケアだけではなく，看護師をはじめとする医療チームに対して，患者の病状や状況の複雑さに対する理解と支援方法への助言を行いながら，医療チーム間での治療目標の再設定などを行う．また同時に，受け持ち看護師や医療チームが抱える陰性感情の軽減や，意欲回復への支援も行う．

2 リエゾン精神看護専門看護師

リエゾン（liaison）とは，「橋渡し」や「つなぐ」，「連携」といった意味があり，リエゾン精神看護の目標は，以下の三つを柱としている[12)]．

①精神看護の知識や技術をその他の領域の看護に適用し，スタッフ間の連携を図ることによって，患者に包括的で質の高い看護サービスを提供する．

②看護師が生き生きと意欲をもって仕事に取り組むことができるように，看護師のメンタルヘルス（精神保健）の向上を支援する．

コンテンツが視聴できます（p.2参照）

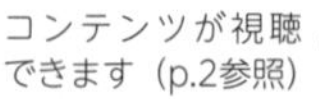

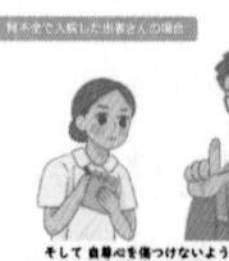

●精神看護におけるリエゾンナース〈動画〉

③精神看護学の視点から新たな看護サービスを開発し，求められる看護に対応し得るサービスを提供する．

働く場によってニーズは少しずつ異なるが，一般診療科の患者に対して包括的で質の高いケアを提供することを目指す．

リエゾン精神看護専門看護師が対応する困難な事例は，一般診療科に入院する患者の抑うつ，あるいはせん妄を有する患者へのケア，精神疾患を有し一般診療科の治療を受ける患者のケア，自殺企図により入院した患者や家族のケアなどがある．このような患者を対象に，精神科医師，看護師，精神保健福祉士*などが協働して，患者の精神症状の評価等の必要な診療を行った場合に，**精神科リエゾンチーム加算**が診療報酬として算定される．

南[13]は，リエゾン精神看護専門看護師を「看護婦のための看護婦」として紹介し，看護師自身が患者・家族の訴えや行動の意味を理解できずに，苦手意識から望ましいケアの提供ができない場合の援助や，病棟で働く看護師の精神的な疲労や無力感に対する心理面への援助も，リエゾン精神看護専門看護師の大切な役割であると述べている．

用語解説*
精神保健福祉士
1997年，精神保健福祉士法の成立で国家資格となった精神保健福祉領域のソーシャルワーカー．PSW（psychiatric social worker）と呼称されている．

2 専門看護師の活動の実際

精神看護専門看護師の活動の場は幅広いが，ここでは多くが在籍している病院での活動の実際について述べる．

1 実践（直接ケア）

精神看護専門看護師の実践は，多職種チーム医療の中で，さまざまな関係者や患者家族と協働して行われるものである．

狭義の精神看護においては，薬物療法の効果が十分に得られずセルフケアの低下が著しい統合失調症患者や，入院が長期化した患者の退院促進，患者－看護師関係における**転移・逆転移**の問題が治療に悪影響を来している場合などが挙げられる．一方，リエゾン精神看護においては，身体疾患やその治療のために精神的に不安定な状態にあったり，もともと精神疾患をもっている患者が身体疾患を併発し，身体治療に関して適応的な行動がとれなかったりする場合などが対象となる．

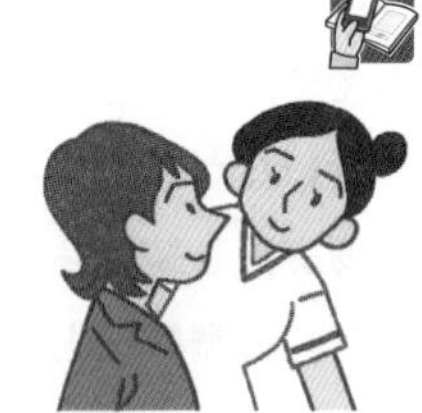
●精神疾患患者へのかかわり〈動画〉

➡ 転移・逆転移については，10章4節3項p.158参照．

2 相談（コンサルテーション）

看護師をはじめとするケア提供者に対して，コンサルタントとしての役割を果たす．患者の理解やアセスメントについての相談，看護計画や効果的な介入方法についての相談，看護過程の評価についての相談など，一連の看護実践に関するコンサルテーションを行う．コンサルテーションの主役はあくまでもコンサルティーであり，コンサルティーの力量に応じて実践可能な助言を行うことが重要である．また，看護管理者への支援も行っており，専門看護師と管理者との協働は必要不可欠である．

3 調整

患者や家族に必要なケアが円滑に行われるように，タイムリーな関係者間の情報共有やコミュニケーションを促進する．多職種チーム医療では，専門職がそれぞれの専門性をもって患者をアセスメントし，実践しているが，患者にもたらされる成果が患者の最善の利益となるには，患者を全人的にとらえた上でチームの目標設定や方向性が統一されていることが重要である．

専門看護師は，チームメンバー間の情報共有やチームとしての意思決定ができるように働きかける．必要に応じてカンファレンスの開催を提案したり，メンバーが意見を率直に表明して議論が深まるようにファシリテーター役を担ったりする．また，看護の視点から，看護師が多職種チーム医療における看護の独自の機能を遂行し，多職種協働に貢献できるように支援する．

4 倫理調整

生命倫理や治療選択といった大きな意思決定場面における関係者間の調整のみでなく，現場に潜む倫理的課題を浮き彫りにし，改めて問い直すような介入を行う．例えば，一人で歩くと転倒のリスクが高い患者が「歩きたい」と希望している場面では，看護師が付き添って歩行練習を行えばその患者にとっては「安全で良いこと」になる．しかし，同時にニーズを満たすべき患者がほかにもいる場合，一人の患者のニーズだけを特別に優先するのではなく，全体をとらえて，どの患者の何を優先して行動するべきか，臨床上の判断と倫理的判断を行いながら看護を提供していく必要がある．看護師が倫理的な視点をもって看護実践し続けられるよう，専門看護師は役割モデルとして，そして倫理的観点からの調整役として機能する．

5 教育

多くの組織で，専門看護師は自身の専門分野に関する集合教育を実施している．集合教育は，一度にたくさんの人を対象に一定の知識や技術を提供できるという利点がある．しかし，専門看護師が行う教育はあくまでも患者中心であるため，一人ひとりの看護師の実践の中に組み入れられて患者に届けられるよう，集合教育と現場の看護実践がつながるような介入が重要である．そのため，専門看護師の行う教育は，実践（直接ケア）や相談（コンサルテーション）など，他の役割機能と融合するかたちで展開される．

6 研究

専門知識や技術の向上，新たな看護介入方法の開発のために，実践の場における研究活動を行う．また，最新の知見や研究成果を看護実践に取り入れたり，看護実践の言語化や数値化といった可視化を試みたりすることで，看護の質の向上に貢献する．看護師が行う研究に関して，相談（コンサルテーション）というかたちで側面的に支援したり，看護師等と共同して研究を行うこともある．

事例❶

抑うつ状態になり，がん治療に支障を来したAさんへの介入

◎事例の紹介

50代の女性で，右乳房全摘出術後に化学療法を受けていた．抗がん薬の副作用で吐き気や倦怠感，手足のしびれなどの苦痛が強く出現し，「つらい治療を受ける意味がない」「死にたい．自殺は怖い．がんで死ねるならそのほうがよい」と考え，抗がん薬治療中に継続を拒否したため，外科医から精神科受診とともに精神看護専門看護師に介入の依頼があった．

◎対応

Aさんには，抑うつ気分，意欲の低下，思考制止，悲観的な傾向などが認められ，抑うつ状態と判断できた．主治医や外来看護師は，治療継続のためにさまざまな情報を提供し，つらい副作用が出た場合のセルフケア方法を説明していたが，これがAさんの混乱を助長している側面もあった．

そこで，精神看護専門看護師はAさんの気持ちを受け止め，Aさんの思考や判断能力に応じて許容可能な範囲に情報量を整理しながら，Aさんの意思決定を支援していった．同時に，精神科医から抗うつ薬が処方されたため，薬物療法の効果のモニタリングも行った．外科医や外来看護師には，Aさんが抑うつ状態であることや，精神的な制限によりセルフケアができないことなどを伝え，現在のAさんに意思決定やセルフケアを求めるのではなく，周囲が補完的に働きかけることの重要性を助言した．

Aさんの家族は治療中断への焦りが強く，強制的に化学療法を続けてほしいと懇願したが，抗がん薬という侵襲の大きい治療を本人の同意なく実施することは倫理的にもできないことを説明し，家族の不安や焦りにも対応していった．１カ月ほどで抑うつ状態は改善し，Aさんは「ここまで頑張ったのだから，最後まで治療を終えたい」と治療再開を希望し，計画どおり治療を終了することができた．手足のしびれは強く残っているが，生活の中でセルフケアを実践できている．

◎介入の評価・成果

精神看護専門看護師のアセスメントを関係者と共有し介入方法を助言したことで，Aさんに過度な情報提供や判断を要求することなく，見守る姿勢での関わりが統一できた．抗うつ薬の効果も伴って，Aさんの思考や感情が整理されて抑うつ状態が改善された．これらによりAさんの自己決定能力やセルフケアが回復したものと考えられる．

事例❷

患者の急変に直面し，自責の念が高まった看護師Bさんへの介入

◎事例の紹介

看護師Bさんは，受け持ち患者が「昨日と違って活気がない」と感じていたが，バイタルサインやその他の客観的指標に異常は認められず，患者も明確な自覚症状を訴えなかったため，経過観察をしていた．勤務終了時間となり他の看護師に引き継いだ直後，患者の状態が急変した．Bさんは，「自分が声に出して患者の異変を伝えていれば急変は防げた」と自分を責め，仕事に自信がなくなった．この出来事から１週間が経過しても，Bさんは食欲低下や睡眠障害が続き，自宅にいても急変時の光景が思い出され，心電図モニターの音が聞こえているような感覚が続いていた．ある日，出勤時にユニフォームに着替えた途端，過換気発作が出現したため，病棟師長と一緒に精神看護専門看護師に相談をしてきた．

◎対応

急性ストレス反応と理解でき，反応が遷延せず正常な回復過程がたどれることを目的として，Bさんの感情表出を促す面接を重ねていった．Bさんは病棟師長にも自分の状態を理解してほしいという希望があり，Bさんと病棟師長の双方に，ストレス反応に関する知識提供や，Bさんに起こっていることは正常な反応であることを説明し，状況の理解を助けた．今回の患者の急変は予測困難でBさんの責任ではないこと，むしろ異変に気付いた感性は素晴らしいことを繰り返し伝え，不合理な罪責感を取り除いていった．病棟師長の提案で，患者の急変に対応した看護師も含めて患者の経過を客観的に振り返る機会を設け，Bさんも参加できた．

◎介入の評価・成果

Bさんの反応は次第におさまり，通常の日常生活が送れるようになった．さらに，「いつもと違うと感じたときは，絶対に声に出していきたい」と，つらい体験を通して，専門職としての学習の機会ととらえることができた．病棟師長は，Bさんに起こった反応は正常な範疇であることが理解でき，安心してBさんの支援や事実の振り返りを行うなど，管理者として機能することができた．当事者への直接的な介入と，周囲の人々をも含めた支援体制を整えることで，個人ならびに集団の機能回復を促進することに貢献できたと考えられる．

3 認定看護師

日本看護協会の認定看護師制度は，特定の看護分野において，熟練した看護技術と知識を用いて水準の高い看護実践のできる認定看護師を社会に送り出すことにより，看護現場における看護ケアの広がりと質の向上を図ることを目的としている．また，2019年２月に認定看護師制度を改正し，特定行為研修を組み込んだ新たな認定看護師教育を開始した．

従来の認定看護分野には，救急看護，皮膚・排泄ケア，集中ケア，緩和ケア，がん化学療法看護，がん性疼痛看護，訪問看護，感染管理，糖尿病看護，不妊症看護，新生児集中ケア，透析看護，手術看護，乳がん看護，摂食・嚥下障害看護，小児救急看護，認知症看護，脳卒中リハビリテーション看護，がん放射線療法看護，慢性呼吸器疾患看護，慢性心不全看護の21分野が特定されている（2026年度をもって教育終了）．

また，**特定行為***を組み込んだ認定看護師の分野には，感染管理，がん放射線療法看護，がん薬物療法看護，緩和ケア，クリティカルケア，呼吸器疾患看護，在宅ケア，手術看護，小児プライマリケア，新生児集中ケア，心不全看護，腎不全看護，生殖看護，摂食嚥下障害看護，糖尿病看護，乳がん看護，認知症看護，脳卒中看護，皮膚・排泄ケアの19分野が認定された（2020年度から教育開始）．

> 用語解説*
> **特定行為**
> 診療の補助として，看護師が手順書に沿って実施可能とした行為のこと．実践的な理解力や判断力と，高度で専門的な知識・技能が特に必要とされる行為で，38行為ある．

認定看護師とは，日本看護協会の認定看護師認定審査に合格し，ある特定の看護分野において，熟練した看護技術と知識を有することが認められた者をいい，特定の看護分野において，実践，指導，相談の三つの役割を果たす．

❶**実践**　個人，家族および集団に対して，熟練した看護技術を用いて水準の高い看護を実践する．

❷**指導**　看護実践を通して看護職に対し指導を行う．

❸**相談**　看護職に対しコンサルテーションを行う．

1 認知症看護認定看護師

2015（平成27）年には「団塊（だんかい）の世代」が65歳以上になり，2025年には国内の高齢者人口は約3,500万人に達すると推計されている（➡p.192用語解説参照）．認知症者は病の特性により，在宅や入所・入院を問わず療養期間と介護期間は長期化し，合併症を含む病態・病状管理の頻度も高く，認知症者のケアは深刻な問題である．そうしたニーズを背景に，2004年，認知症看護が特定分野として認定された．

認知症看護は，認知症の経過と予後を理解した上で，生活の質や自己実現に対するケアを実践していく．また，認知症の発症から終末期に至るまで，さまざまな看護上の問題に対して，その家族を含めた統合的な援助を行う．施設や病院にとどまらず，在宅ケアにおいて，多職種との連携や協働，そして資源を活用しながら認知症者の特性に応じた生活への援助を行っている．

2 救急看護認定看護師あるいはクリティカルケア認定看護師

救急看護の対象は，外傷，脳血管障害，中毒などの多種多様な病態を有した，あらゆるライフステージの患者とその家族である．時と場所を選ばず，危機的状況にある人を援助するのが特徴である．例えば，自殺企図で搬送されてくる患者への援助，そしてそれを目撃した家族への援助，交通事故で身体機能を大きく損失した人への援助などである．そのため対象者の心理・社会的アセスメント，そして精神状態および自殺のリスクアセスメントなどについての知識も必要となる．

また，救急看護認定看護師あるいはクリティカルケア認定看護師は，災害派遣医療チーム（disaster medical assistance team：DMAT*）として災害支援に出向き，惨事ストレス下で活動することもあるため，被災地での適切な医療・看護や心的トラウマに関する知識が求められる．

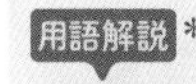

DMAT

医師，看護師，薬剤師などの医療職および事務職員で構成され，大規模災害や多傷病者が発生した事故などの現場で，おおむね48時間以内に活動できる機動性をもった，専門的な訓練を受けた医療チーム．

4 日本精神科看護協会の精神科認定看護師

日本看護協会以外の資格認定制度には，日本精神科看護協会が行っている**精神科認定看護師制度**がある．1995年に創設され，精神科の看護領域において，優れた看護技術と知識を用いて，水準の高い看護実践のできる看護師を社会に送り出すことにより，看護現場における看護ケアの質の向上を図ることを目的とし，以下の指導的役割を果たすことが期待されている．

❶**実践**　優れた看護実践能力を用いて，適切な看護を行うこと．
❷**相談**　他の看護領域の看護職に対して相談に応じること．
❸**指導**　関係する医療チームと協働して，質の高い看護実践を行うこと．
❹**知識の発展**　看護技術の知識の集積に貢献すること．

もともと，精神科認定看護師は10の専攻領域（退院調整／行動制限最小化看護／うつ病看護／精神科訪問看護／精神科薬物療法看護／司法精神看護／児童・思春期精神看護／薬物・アルコール依存症看護／精神科身体合併症看護／老年期精神障害看護）を設けていたが，複合的な問題へのアプローチや，地域生活を支援する看護，チーム医療の推進，精神科看護の知見やエビデンスを体系的に学ぶことができるように，2014年に資格認定制度の改正を行い，2015年４月から専攻領域を統合し，**精神科認定看護師**として一元化した．

plus α

精神科認定看護師

日本精神科看護協会が認定している資格制度．受講資格審査に合格し，精神科認定看護師教育課程（研修会・実習）を修了後，精神科認定看護師認定試験に合格すれば登録される（５年ごとの更新）．2022年度の登録者数は863人である．

精神科認定看護師が働く臨床の場は主に精神科領域であるが，多職種・地域連携と地域移行支援における要(かなめ)の存在としての活動が期待されている．また，地域で活動する精神科認定看護師が増えることによって，地域での支援体制が整い，長期入院患者の地域移行が進むことも期待されている．

引用・参考文献

1) Maslach, C. et al. The measurement of experienced burnout. Journal of Occupational Behaviour. 1981, vol.2, p.99-113.
2) 田尾雅夫ほか．バーンアウトの理論と実際：心理学的アプローチ．誠信書房，1996.
3) Hochschild, A.R. 管理される心：感情が商品になるとき．石川准ほか訳．世界思想社，2000.
4) 武井麻子．感情と看護：人とのかかわりを職業とすることの意味．医学書院，2001.
5) Joinson, C. Coping with compassion fatigue. Nursing. 1992, 22（4）, p.116-119.
6) Figley, C.R. Compassion Fatigue：Coping With Secondary Traumatic Stress Disorder In Those Who Treat The Traumatized. Routledge, 1995, p.1-20.
7) E.H.エリクソン．アイデンティティ：青年と危機．岩瀬庸理訳．金沢文庫，1973.
8) 福田敦子ほか．病院に就職した新卒看護職者のリアリティショックの検討：潜在構造の分析を通して．神戸大学医学部保健学科紀要．2004，20，p.35-45.
9) Kramer, M. Reality shock: why nurses leave nursing. Mosby, 1974.
10) 厚生労働省．政策レポート．https://www.mhlw.go.jp/seisaku/2010/01/04.html，（参照2023-10-14）.
11) 厚生労働省．令和２（2020）年医療施設（静態・動態）調査（確定数）・病院報告の概況．表４ 病床の種類別にみた平均在院日数．https://www.mhlw.go.jp/toukei/saikin/hw/iryosd/20/dl/03byouin02.pdf，（参照2023-10-14）.
12) 野末聖香編著．リエゾン精神看護：患者ケアとナース支援のために．医歯薬出版，2004，p.２-７.
13) 南裕子．看護婦のための看護婦：リエゾン精神看護の日本的方向性．精神科治療学．1990，５（５），p.601-607.
14) 日本精神科看護協会．精神科認定看護師制度．http://www.jpna.jp/education/nintei，（参照2023-10-14）.

重要用語

燃え尽き症候群（バーンアウト）
情緒的消耗感
脱人格化
個人的達成感の後退
感情労働
感情規則（感情ルール）
共感疲労
青年期のアイデンティティーの混乱
リアリティーショック
解離症状
再体験
回避
過覚醒
急性ストレス反応
巻き込まれ
NIOSH職業性ストレスモデル
ストレッサー
ストレス反応
タイムマネジメント
アサーション
認知のゆがみ
認知療法・認知行動療法
専門看護師制度
認定看護師制度
精神看護専門看護師
リエゾン精神看護専門看護師
精神科リエゾンチーム加算
認知症看護認定看護師
救急看護認定看護師
クリティカルケア認定看護師
精神科認定看護師制度
精神科認定看護師

◆ 学習参考文献

❶ 武井麻子．感情と看護：人とのかかわりを職業とすることの意味．医学書院，2001.

この本には，患者との関わりを通して生まれる感情についての話がまとめられている．患者との関わりの中からどうしてこのような感情が生まれるのかを理解することができる．

❷ 井部俊子ほか監修．専門看護師の思考と実践．医学書院，2015.

患者にとって最善のケアを選択していく思考プロセスや高度実践を，専門看護師が関わる事例から明らかにしている．複雑な患者に関わるとき，専門看護師がどのようにアセスメントし，どのように理論と統合していくのかを理解できる．

❸ 有光興記監修．図解 マインドフルネス瞑想がよくわかる本．講談社，2017.

この本に沿ってマインドフルネス瞑想の練習をすることができる．ストレス社会である今日，このようなスキルを学生のうちから身に付けておく必要がある．

資料1

精神保健及び精神障害者福祉に関する法律（抄）

最終改正：令和元年６月14日法律第37号

第１章　総　則（第１条～第５条）
第２章　精神保健福祉センター（第６条～第８条）
第３章　地方精神保健福祉審議会及び精神医療審査会（第９条～第17条）
第４章　精神保健指定医，登録研修機関，精神科病院及び精神科救急医療体制（第18条～第19条の11）
第５章　医療及び保護（第20条～第44条）
第６章　保健及び福祉（第45条～第51条）
第７章　精神障害者社会復帰促進センター（第51条の２～第51条の11）
第８章　雑則，第９章　罰則は省略.

第１章　総　則

（この法律の目的）

第１条　この法律は，精神障害者の医療及び保護を行い，障害者の日常生活及び社会生活を総合的に支援するための法律（平成17年法律第123号）と相まつてその社会復帰の促進及びその自立と社会経済活動への参加の促進のために必要な援助を行い，並びにその発生の予防その他国民の精神的健康の保持及び増進に努めることによつて，精神障害者の福祉の増進及び国民の精神保健の向上を図ることを目的とする.

（国及び地方公共団体の義務）

第２条　国及び地方公共団体は，障害者の日常生活及び社会生活を総合的に支援するための法律の規定による自立支援給付及び地域生活支援事業と相まつて，医療施設及び教育施設を充実する等精神障害者の医療及び保護並びに保健及び福祉に関する施策を総合的に実施することによつて精神障害者が社会復帰をし，自立と社会経済活動への参加をすることができるように努力するとともに，精神保健に関する調査研究の推進及び知識の普及を図る等精神障害者の発生の予防その他国民の精神保健の向上のための施策を講じなければならない.

（国民の義務）

第３条　国民は，精神的健康の保持及び増進に努めるとともに，精神障害者に対する理解を深め，及び精神障害者がその障害を克服して社会復帰をし，自立と社会経済活動への参加をしようとする努力に対し，協力するように努めなければならない.

（精神障害者の社会復帰，自立及び社会参加への配慮）

第４条　医療施設の設置者は，その施設を運営するに当たつては，精神障害者の社会復帰の促進及び自立と社会経済活動への参加の促進を図るため，当該施設において医療を受ける精神障害者が，障害者の日常生活及び社会生活を総合的に支援するための法律第５条第１項 に規定する障害福祉サービスに係る事業（以下「障害福祉サービス事業」という.），同条第18項 に規定する一般相談支援事業（以下「一般相談支援事業」という.）その他の精神障害者の福祉に関する事業に係るサービスを円滑に利用することができるように配慮し，必要に応じ，これらの事業を行う者と連携を図るとともに，地域に即した創意と工夫を行い，及び地域住民等の理解と協力を得るように努めなければならない.

2　国，地方公共団体及び医療施設の設置者は，精神障害者の社会復帰の促進及び自立と社会経済活動への参加の促進を図るため，相互に連携を図りながら協力するよう努めなければならない.

（定義）

第５条　この法律で「精神障害者」とは，統合失調症，精神作用物質による急性中毒又はその依存症，知的障害，精神病質その他の精神疾患を有する者をいう.

第２章　精神保健福祉センター

（精神保健福祉センター）

第６条　都道府県は，精神保健の向上及び精神障害者の福祉の増進を図るための機関（以下「精神保健福祉センター」という.）を置くものとする.

2　精神保健福祉センターは，次に掲げる業務を行うものとする.

1. 精神保健及び精神障害者の福祉に関する知識の普及を図り，及び調査研究を行うこと.
2. 精神保健及び精神障害者の福祉に関する相談及び指導のうち複雑又は困難なものを行うこと.

3. 精神医療審査会の事務を行うこと.
4. 第45条第１項の申請に対する決定及び障害者の日常生活及び社会生活を総合的に支援するための法律第52条第１項に規定する支給認定（精神障害者に係るものに限る.）に関する事務のうち専門的な知識及び技術を必要とするものを行うこと.
5. 障害者の日常生活及び社会生活を総合的に支援するための法律第22条第２項又は第51条の７第２項の規定により，市町村（特別区を含む. 第47条第３項及び第４項を除き，以下同じ.）が同法第22条第１項又は第51条の７第１項の支給の要否の決定を行うに当たり意見を述べること.
6. 障害者の日常生活及び社会生活を総合的に支援するための法律第26条第１項又は第51条の11の規定により，市町村に対し技術的事項についての協力その他必要な援助を行うこと.

(国の補助)

第７条　国は，都道府県が前条の施設を設置したときは，政令の定めるところにより，その設置に要する経費については２分の１，その運営に要する経費については３分の１を補助する.

(条例への委任)

第８条　この法律に定めるもののほか，精神保健福祉センターに関して必要な事項は，条例で定める.

第３章　地方精神保健福祉審議会及び精神医療審査会

(地方精神保健福祉審議会)

第９条　精神保健及び精神障害者の福祉に関する事項を調査審議させるため，都道府県は，条例で，精神保健福祉に関する審議会その他の合議制の機関（以下「地方精神保健福祉審議会」という.）を置くことができる.

2　地方精神保健福祉審議会は，都道府県知事の諮問に答えるほか，精神保健及び精神障害者の福祉に関する事項に関して都道府県知事に意見を具申することができる.

3　前２項に定めるもののほか，地方精神保健福祉審議会の組織及び運営に関し必要な事項は，都道府県の条例で定める.

第10条及び第11条　削除

(精神医療審査会)

第12条　第38条の３第２項（同条第６項において準用する場合を含む.）及び第38条の５第２項の規定による審査を行わせるため，都道府県に，精神医療審査会を置く.

(委員)

第13条　精神医療審査会の委員は，精神障害者の医療に関し学識経験を有する者（第18条第１項に規定する精神保健指定医である者に限る.），精神障害者の保健又は福祉に関し学識経験を有する者及び法律に関し学識経験を有する者のうちから，都道府県知事が任命する.

2　委員の任期は，２年（委員の任期を２年を超え３年以下の期間で都道府県が条例で定める場合にあつては，当該条例で定める期間）とする.

(審査の案件の取扱い)

第14条　精神医療審査会は，その指名する委員５人をもつて構成する合議体で，審査の案件を取り扱う.

2　合議体を構成する委員は，次の各号に掲げる者とし，その員数は，当該各号に定める員数以上とする.

1. 精神障害者の医療に関し学識経験を有する者　2
2. 精神障害者の保健又は福祉に関し学識経験を有する者　1
3. 法律に関し学識経験を有する者　1

(政令への委任)

第15条　この法律で定めるもののほか，精神医療審査会に関し必要な事項は，政令で定める.

第16条及び第17条　削除

第４章　精神保健指定医，登録研修機関，精神科病院及び精神科救急医療体制

第１節　精神保健指定医

(精神保健指定医)

第18条　厚生労働大臣は，その申請に基づき，次に該当する医師のうち第19条の４に規定する職務を行うのに必要な知識及び技能を有すると認められる者を，精神保健指定医（以下「指定医」という.）に指定する.

1. ５年以上診断又は治療に従事した経験を有すること.
2. ３年以上精神障害の診断又は治療に従事した経験を有すること.
3. 厚生労働大臣が定める精神障害につき厚生労働大臣が定める程度の診断又は治療に従事した経験を有すること.
4. 厚生労働大臣の登録を受けた者が厚生労働省令で定めるところにより行う研修（申請前１年以内に行われたものに限る.）の課程を修了していること.

2　厚生労働大臣は，前項の規定にかかわらず，第

19条の２第１項又は第２項の規定により指定医の指定を取り消された後５年を経過していない者その他指定医として著しく不適当と認められる者については，前項の指定をしないことができる.
3　厚生労働大臣は，第１項第３号に規定する精神障害及びその診断又は治療に従事した経験の程度を定めようとするとき，同項の規定により指定医の指定をしようとするとき又は前項の規定により指定医の指定をしないものとするときは，あらかじめ，医道審議会の意見を聴かなければならない.

(指定後の研修)

第19条　指定医は，５の年度（毎年４月１日から翌年３月31日までをいう．以下この条において同じ.）ごとに厚生労働大臣が定める年度において，厚生労働大臣の登録を受けた者が厚生労働省令で定めるところにより行う研修を受けなければならない.
2　前条第１項の規定による指定は，当該指定を受けた者が前項に規定する研修を受けなかつたときは，当該研修を受けるべき年度の終了の日にその効力を失う．ただし，当該研修を受けなかつたことにつき厚生労働省令で定めるやむを得ない理由が存すると厚生労働大臣が認めたときは，この限りでない.

(指定の取消し等)

第19条の２　指定医がその医師免許を取り消され，又は期間を定めて医業の停止を命ぜられたときは，厚生労働大臣は，その指定を取り消さなければならない.
2　指定医がこの法律若しくはこの法律に基づく命令に違反したとき又はその職務に関し著しく不当な行為を行つたときその他指定医として著しく不適当と認められるときは，厚生労働大臣は，その指定を取り消し，又は期間を定めてその職務の停止を命ずることができる.
3　厚生労働大臣は，前項の規定による処分をしようとするときは，あらかじめ，医道審議会の意見を聴かなければならない.
4　都道府県知事は，指定医について第２項に該当すると思料するときは，その旨を厚生労働大臣に通知することができる.

第19条の３　削除

(職務)

第19条の４　指定医は，第21条第３項及び第29条の５の規定により入院を継続する必要があるかどうかの判定，第33条第１項及び第33条の７第１項の規定による入院を必要とするかどうか及び第20条の規定による入院が行われる状態にないかどうかの判定，第36条第３項に規定する行動の制限を必要とするかどうかの判定，第38条の２第１項（同条第２項において準用する場合を含む.）に規定する報告事項に係る入院中の者の診察並びに第40条の規定により一時退院させて経過を見ることが適当かどうかの判定の職務を行う.
2　指定医は，前項に規定する職務のほか，公務員として，次に掲げる職務を行う.

1. 第29条第１項及び第29条の２第１項の規定による入院を必要とするかどうかの判定
2. 第29条の２の２第３項（第34条第４項において準用する場合を含む.）に規定する行動の制限を必要とするかどうかの判定
3. 第29条の４第２項の規定により入院を継続する必要があるかどうかの判定
4. 第34条第１項及び第３項の規定による移送を必要とするかどうかの判定
5. 第38条の３第３項（同条第６項において準用する場合を含む.）及び第38条の５第４項の規定による診察
6. 第38条の６第１項の規定による立入検査，質問及び診察
7. 第38条の７第２項の規定により入院を継続する必要があるかどうかの判定
8. 第45条の２第４項の規定による診察

3　指定医は，その勤務する医療施設の業務に支障がある場合その他やむを得ない理由がある場合を除き，前項各号に掲げる職務を行うよう都道府県知事から求めがあつた場合には，これに応じなければならない.

(診療録の記載義務)

第19条の４の２　指定医は，前条第１項に規定する職務を行つたときは，遅滞なく，当該指定医の氏名その他厚生労働省令で定める事項を診療録に記載しなければならない.

(指定医の必置)

第19条の５　第29条第１項，第29条の２第１項，第33条第１項，第３項若しくは第４項又は第33条の７第１項若しくは第２項の規定により精神障害者を入院させている精神科病院（精神科病院以外の病院で精神病室が設けられているものを含む．第19条の10を除き，以下同じ.）の管理者は，厚生労働省令で定めるところにより，その精神科病院に常時勤務する指定医（第19条の２第２項の規定によりその職務を停止されている者を除く．第53条第１項を除き，以下同じ.）を置かなければならない.

(政令及び省令への委任)

第19条の６　この法律に規定するもののほか，指

定医の指定に関して必要な事項は政令で，第18条第１項第４号及び第19条第１項の規定による研修に関して必要な事項は厚生労働省令で定める．

第２節　登録研修機関

(登録)

第19条の６の２　第18条第１項第４号又は第19条第１項の登録（以下この節において「登録」という．）は，厚生労働省令で定めるところにより，第18条第１項第４号又は第19条第１項の研修（以下この節において「研修」という．）を行おうとする者の申請により行う．

(欠格条項)

第19条の６の３　次の各号のいずれかに該当する者は，登録を受けることができない．

1. この法律若しくはこの法律に基づく命令又は障害者の日常生活及び社会生活を総合的に支援するための法律若しくは同法に基づく命令に違反し，罰金以上の刑に処せられ，その執行を終わり，又は執行を受けることがなくなつた日から２年を経過しない者
2. 第19条の６の13の規定により登録を取り消され，その取消しの日から２年を経過しない者
3. 法人であつて，その業務を行う役員のうちに前２号のいずれかに該当する者があるもの

(登録基準)

第19条の６の４　厚生労働大臣は，第19条の６の２の規定により登録を申請した者が次に掲げる要件のすべてに適合しているときは，その登録をしなければならない．

1. 別表の第１欄に掲げる科目を教授し，その時間数が同表の第３欄又は第４欄に掲げる時間数以上であること．
2. 別表の第２欄で定める条件に適合する学識経験を有する者が前号に規定する科目を教授するものであること．

２　登録は，研修機関登録簿に登録を受ける者の氏名又は名称，住所，登録の年月日及び登録番号を記載してするものとする．

(登録の更新)

第19条の６の５　登録は，５年ごとにその更新を受けなければ，その期間の経過によつて，その効力を失う．

２　前３条の規定は，前項の登録の更新について準用する．

(研修の実施義務)

第19条の６の６　登録を受けた者（以下「登録研修機関」という．）は，正当な理由がある場合を除き，毎事業年度，研修の実施に関する計画（以下「研修計画」という．）を作成し，研修計画に従つて研修を行わなければならない．

２　登録研修機関は，公正に，かつ，第18条第１項第４号又は第19条第１項の厚生労働省令で定めるところにより研修を行わなければならない．

３　登録研修機関は，毎事業年度の開始前に，第１項の規定により作成した研修計画を厚生労働大臣に届け出なければならない．これを変更しようとするときも，同様とする．

(変更の届出)

第19条の６の７　登録研修機関は，その氏名若しくは名称又は住所を変更しようとするときは，変更しようとする日の２週間前までに，その旨を厚生労働大臣に届け出なければならない．

(業務規程)

第19条の６の８　登録研修機関は，研修の業務に関する規程（以下「業務規程」という．）を定め，研修の業務の開始前に，厚生労働大臣に届け出なければならない．これを変更しようとするときも，同様とする．

２　業務規程には，研修の実施方法，研修に関する料金その他の厚生労働省令で定める事項を定めておかなければならない．

(業務の休廃止)

第19条の６の９　登録研修機関は，研修の業務の全部又は一部を休止し，又は廃止しようとするときは，厚生労働省令で定めるところにより，あらかじめ，その旨を厚生労働大臣に届け出なければならない．

(財務諸表等の備付け及び閲覧等)

第19条の６の10　登録研修機関は，毎事業年度経過後３月以内に，当該事業年度の財産目録，貸借対照表及び損益計算書又は収支計算書並びに事業報告書（その作成に代えて電磁的記録（電子的方式，磁気的方式その他の人の知覚によつては認識することができない方式で作られる記録であつて，電子計算機による情報処理の用に供されるものをいう．以下同じ．）の作成がされている場合における当該電磁的記録を含む．次項及び第57条において「財務諸表等」という．）を作成し，５年間事務所に備えて置かなければならない．

２　研修を受けようとする者その他の利害関係人は，登録研修機関の業務時間内は，いつでも，次に掲げる請求をすることができる．ただし，第２号又は第４号の請求をするには，登録研修機関の定めた費用を支払わなければならない．

1. 財務諸表等が書面をもつて作成されているとき

は，当該書面の閲覧又は謄写の請求
2. 前号の書面の謄本又は抄本の請求
3. 財務諸表等が電磁的記録をもつて作成されているときは，当該電磁的記録に記録された事項を厚生労働省令で定める方法により表示したものの閲覧又は謄写の請求
4. 前号の電磁的記録に記録された事項を電磁的方法であつて厚生労働省令で定めるものにより提供することの請求又は当該事項を記載した書面の交付の請求

（適合命令）

第19条の６の11　厚生労働大臣は，登録研修機関が第19条の６の４第１項各号のいずれかに適合しなくなつたと認めるときは，その登録研修機関に対し，これらの規定に適合するため必要な措置をとるべきことを命ずることができる．

（改善命令）

第19条の６の12　厚生労働大臣は，登録研修機関が第19条の６の６第１項又は第２項の規定に違反していると認めるときは，その登録研修機関に対し，研修を行うべきこと又は研修の実施方法その他の業務の方法の改善に関し必要な措置をとるべきことを命ずることができる．

（登録の取消し等）

第19条の６の13　厚生労働大臣は，登録研修機関が次の各号のいずれかに該当するときは，その登録を取り消し，又は期間を定めて研修の業務の全部若しくは一部の停止を命ずることができる．
1. 第19条の６の３第１号又は第３号に該当するに至つたとき．
2. 第19条の６の６第３項，第19条の６の７，第19条の６の８，第19条の６の９，第19条の６の10第１項又は次条の規定に違反したとき．
3. 正当な理由がないのに第19条の６の10第２項各号の規定による請求を拒んだとき．
4. 第19条の６の11又は前条の規定による命令に違反したとき．
5. 不正の手段により登録を受けたとき．

（帳簿の備付け）

第19条の６の14　登録研修機関は，厚生労働省令で定めるところにより，帳簿を備え，研修に関し厚生労働省令で定める事項を記載し，これを保存しなければならない．

（厚生労働大臣による研修業務の実施）

第19条の６の15　厚生労働大臣は，登録を受ける者がいないとき，第19条の６の９の規定による研修の業務の全部又は一部の休止又は廃止の届出があつたとき，第19条の６の13の規定により登録を取り消し，又は登録研修機関に対し研修の業務の全部若しくは一部の停止を命じたとき，登録研修機関が天災その他の事由により研修の業務の全部又は一部を実施することが困難となつたときその他必要があると認めるときは，当該研修の業務の全部又は一部を自ら行うことができる．

2　前項の規定により厚生労働大臣が行う研修を受けようとする者は，実費を勘案して政令で定める金額の手数料を納付しなければならない．

3　厚生労働大臣が第１項の規定により研修の業務の全部又は一部を自ら行う場合における研修の業務の引継ぎその他の必要な事項については，厚生労働省令で定める．

（報告の徴収及び立入検査）

第19条の６の16　厚生労働大臣は，研修の業務の適正な運営を確保するために必要な限度において，登録研修機関に対し，必要と認める事項の報告を求め，又は当該職員に，その事務所に立ち入り，業務の状況若しくは帳簿書類その他の物件を検査させることができる．

2　前項の規定により立入検査を行う当該職員は，その身分を示す証票を携帯し，関係者の請求があつたときは，これを提示しなければならない．

3　第１項の規定による権限は，犯罪捜査のために認められたものと解釈してはならない．

（公示）

第19条の６の17　厚生労働大臣は，次の場合には，その旨を公示しなければならない．
1. 登録をしたとき．
2. 第19条の６の７の規定による届出があつたとき．
3. 第19条の６の９の規定による届出があつたとき．
4. 第19条の６の13の規定により登録を取り消し，又は研修の業務の停止を命じたとき．
5. 第19条の６の15の規定により厚生労働大臣が研修の業務の全部若しくは一部を自ら行うものとするとき，又は自ら行つていた研修の業務の全部若しくは一部を行わないこととするとき．

第３節　精神科病院

（都道府県立精神科病院）

第19条の７　都道府県は，精神科病院を設置しなければならない．ただし，次条の規定による指定病院がある場合においては，その設置を延期することができる．

2　都道府県又は都道府県及び都道府県以外の地方公共団体が設立した地方独立行政法人（地方独立行政法人法（平成15年法律第118号）第２条第１項

に規定する地方独立行政法人をいう．次条において同じ．）が精神科病院を設置している場合には，当該都道府県については，前項の規定は，適用しない．

（指定病院）

第19条の８　都道府県知事は，国，都道府県並びに都道府県又は都道府県及び都道府県以外の地方公共団体が設立した地方独立行政法人（以下「国等」という．）以外の者が設置した精神科病院であつて厚生労働大臣の定める基準に適合するものの全部又は一部を，その設置者の同意を得て，都道府県が設置する精神科病院に代わる施設（以下「指定病院」という．）として指定することができる．

（指定の取消し）

第19条の９　都道府県知事は，指定病院が，前条の基準に適合しなくなつたとき，又はその運営方法がその目的遂行のために不適当であると認めたときは，その指定を取り消すことができる．

２　都道府県知事は，前項の規定によりその指定を取り消そうとするときは，あらかじめ，地方精神保健福祉審議会（地方精神保健福祉審議会が置かれていない都道府県にあつては，医療法（昭和23年法律第205号）第72条第１項に規定する都道府県医療審議会）の意見を聴かなければならない．

３　厚生労働大臣は，第１項に規定する都道府県知事の権限に属する事務について，指定病院に入院中の者の処遇を確保する緊急の必要があると認めるときは，都道府県知事に対し同項の事務を行うことを指示することができる．

（国の補助）

第19条の10　国は，都道府県が設置する精神科病院及び精神科病院以外の病院に設ける精神病室の設置及び運営に要する経費（第30条第１項の規定により都道府県が負担する費用を除く．次項において同じ．）に対し，政令の定めるところにより，その２分の１を補助する．

２　国は，営利を目的としない法人が設置する精神科病院及び精神科病院以外の病院に設ける精神病室の設置及び運営に要する経費に対し，政令の定めるところにより，その２分の１以内を補助することができる．

第４節　精神科救急医療の確保

第19条の11　都道府県は，精神障害の救急医療が適切かつ効率的に提供されるように，夜間又は休日において精神障害の医療を必要とする精神障害者又はその第33条第２項に規定する家族等その他の関係者からの相談に応ずること，精神障害の救急医療を提供する医療施設相互間の連携を確保することその他の地域の実情に応じた体制の整備を図るよう努めるものとする．

２　都道府県知事は，前項の体制の整備に当たつては，精神科病院その他の精神障害の医療を提供する施設の管理者，当該施設の指定医その他の関係者に対し，必要な協力を求めることができる．

第５章　医療及び保護

第１節　任意入院

第20条　精神科病院の管理者は，精神障害者を入院させる場合においては，本人の同意に基づいて入院が行われるように努めなければならない．

第21条　精神障害者が自ら入院する場合においては，精神科病院の管理者は，その入院に際し，当該精神障害者に対して第38条の４の規定による退院等の請求に関することその他厚生労働省令で定める事項を書面で知らせ，当該精神障害者から自ら入院する旨を記載した書面を受けなければならない．

２　精神科病院の管理者は，自ら入院した精神障害者（以下「任意入院者」という．）から退院の申出があつた場合においては，その者を退院させなければならない．

３　前項に規定する場合において，精神科病院の管理者は，指定医による診察の結果，当該任意入院者の医療及び保護のため入院を継続する必要があると認めたときは，同項の規定にかかわらず，72時間を限り，その者を退院させないことができる．

４　前項に規定する場合において，精神科病院（厚生労働省令で定める基準に適合すると都道府県知事が認めるものに限る．）の管理者は，緊急その他やむを得ない理由があるときは，指定医に代えて指定医以外の医師（医師法（昭和23年法律第201号）第16条の４第１項の規定による登録を受けていることその他厚生労働省令で定める基準に該当する者に限る．以下「特定医師」という．）に任意入院者の診察を行わせることができる．この場合において，診察の結果，当該任意入院者の医療及び保護のため入院を継続する必要があると認めたときは，前２項の規定にかかわらず，12時間を限り，その者を退院させないことができる．

５　第19条の４の２の規定は，前項の規定により診察を行つた場合について準用する．この場合において，同条中「指定医は，前条第１項」とあるのは「第21条第４項に規定する特定医師は，同項」と，「当該指定医」とあるのは「当該特定医師」と読み替えるものとする．

６　精神科病院の管理者は，第４項後段の規定による措置を採つたときは，遅滞なく，厚生労働省令で定めるところにより，当該措置に関する記録を作成し，これを保存しなければならない．

7　精神科病院の管理者は，第３項又は第４項後段の規定による措置を採る場合においては，当該任意入院者に対し，当該措置を採る旨，第38条の４の規定による退院等の請求に関することその他厚生労働省令で定める事項を書面で知らせなければならない．

第２節　指定医の診察及び措置入院

（診察及び保護の申請）

第22条　精神障害者又はその疑いのある者を知つた者は，誰でも，その者について指定医の診察及び必要な保護を都道府県知事に申請することができる．

2　前項の申請をするには，次の事項を記載した申請書を最寄りの保健所長を経て都道府県知事に提出しなければならない．

1. 申請者の住所，氏名及び生年月日
2. 本人の現在場所，居住地，氏名，性別及び生年月日
3. 症状の概要
4. 現に本人の保護の任に当たつている者があるときはその者の住所及び氏名

（警察官の通報）

第23条　警察官は，職務を執行するに当たり，異常な挙動その他周囲の事情から判断して，精神障害のために自身を傷つけ又は他人に害を及ぼすおそれがあると認められる者を発見したときは，直ちに，その旨を，最寄りの保健所長を経て都道府県知事に通報しなければならない．

（検察官の通報）

第24条　検察官は，精神障害者又はその疑いのある被疑者又は被告人について，不起訴処分をしたとき，又は裁判（懲役若しくは禁錮の刑を言い渡し，その刑の全部の執行猶予の言渡しをせず，又は拘留の刑を言い渡す裁判を除く．）が確定したときは，速やかに，その旨を都道府県知事に通報しなければならない．ただし，当該不起訴処分をされ，又は裁判を受けた者について，心神喪失等の状態で重大な他害行為を行った者の医療及び観察等に関する法律（平成15年法律第110号）第33条第１項の申立てをしたときは，この限りでない．

2　検察官は，前項本文に規定する場合のほか，精神障害者若しくはその疑いのある被疑者若しくは被告人又は心神喪失等の状態で重大な他害行為を行った者の医療及び観察等に関する法律の対象者（同法第２条第２項に規定する対象者をいう．第26条の３及び第44条第１項において同じ．）について，特に必要があると認めたときは，速やかに，都道府県知事に通報しなければならない．

（保護観察所の長の通報）

第25条　保護観察所の長は，保護観察に付されている者が精神障害者又はその疑いのある者であることを知つたときは，速やかに，その旨を都道府県知事に通報しなければならない．

（矯正施設の長の通報）

第26条　矯正施設（拘置所，刑務所，少年刑務所，少年院，少年鑑別所及び婦人補導院をいう．以下同じ．）の長は，精神障害者又はその疑のある収容者を釈放，退院又は退所させようとするときは，あらかじめ，左の事項を本人の帰住地（帰住地がない場合は当該矯正施設の所在地）の都道府県知事に通報しなければならない．

1. 本人の帰住地，氏名，性別及び生年月日
2. 症状の概要
3. 釈放，退院又は退所の年月日
4. 引取人の住所及び氏名

（精神科病院の管理者の届出）

第26条の２　精神科病院の管理者は，入院中の精神障害者であつて，第29条第１項の要件に該当すると認められるものから退院の申出があつたときは，直ちに，その旨を，最寄りの保健所長を経て都道府県知事に届け出なければならない．

（心神喪失等の状態で重大な他害行為を行つた者に係る通報）

第26条の３　心神喪失等の状態で重大な他害行為を行った者の医療及び観察等に関する法律第２条第５項に規定する指定通院医療機関の管理者及び保護観察所の長は，同法の対象者であつて同条第４項に規定する指定入院医療機関に入院していないものがその精神障害のために自身を傷つけ又は他人に害を及ぼすおそれがあると認めたときは，直ちに，その旨を，最寄りの保健所長を経て都道府県知事に通報しなければならない．

（申請等に基づき行われる指定医の診察等）

第27条　都道府県知事は，第22条から前条までの規定による申請，通報又は届出のあつた者について調査の上必要があると認めるときは，その指定する指定医をして診察をさせなければならない．

2　都道府県知事は，入院させなければ精神障害のために自身を傷つけ又は他人に害を及ぼすおそれがあることが明らかである者については，第22条から前条までの規定による申請，通報又は届出がない場合においても，その指定する指定医をして診察を

させることができる.
3　都道府県知事は，前２項の規定により診察をさせる場合には，当該職員を立ち会わせなければならない.
4　指定医及び前項の当該職員は，前３項の職務を行うに当たつて必要な限度においてその者の居住する場所へ立ち入ることができる.
5　第19条の６の16第２項及び第３項の規定は，前項の規定による立入りについて準用する．この場合において，同条第２項中「前項」とあるのは「第27条第４項」と，「当該職員」とあるのは「指定医及び当該職員」と，同条第３項中「第１項」とあるのは「第27条第４項」と読み替えるものとする.

（診察の通知）

第28条　都道府県知事は，前条第１項の規定により診察をさせるに当つて現に本人の保護の任に当つている者がある場合には，あらかじめ，診察の日時及び場所をその者に通知しなければならない.
2　後見人又は保佐人，親権を行う者，配偶者その他現に本人の保護の任に当たつている者は，前条第１項の診察に立ち会うことができる.

（判定の基準）

第28条の２　第27条第１項又は第２項の規定により診察をした指定医は，厚生労働大臣の定める基準に従い，当該診察をした者が精神障害者であり，かつ，医療及び保護のために入院させなければその精神障害のために自身を傷つけ又は他人に害を及ぼすおそれがあるかどうかの判定を行わなければならない.

（都道府県知事による入院措置）

第29条　都道府県知事は，第27条の規定による診察の結果，その診察を受けた者が精神障害者であり，かつ，医療及び保護のために入院させなければその精神障害のために自身を傷つけ又は他人に害を及ぼすおそれがあると認めたときは，その者を国等の設置した精神科病院又は指定病院に入院させることができる.
2　前項の場合において都道府県知事がその者を入院させるには，その指定する２人以上の指定医の診察を経て，その者が精神障害者であり，かつ，医療及び保護のために入院させなければその精神障害のために自身を傷つけ又は他人に害を及ぼすおそれがあると認めることについて，各指定医の診察の結果が一致した場合でなければならない.
3　都道府県知事は，第１項の規定による措置を採る場合においては，当該精神障害者に対し，当該入院措置を採る旨，第38条の４の規定による退院等の請求に関することその他厚生労働省令で定める事項を書面で知らせなければならない.
4　国等の設置した精神科病院及び指定病院の管理者は，病床（病院の一部について第19条の８の指定を受けている指定病院にあつてはその指定に係る病床）に既に第１項又は次条第１項の規定により入院をさせた者がいるため余裕がない場合のほかは，第１項の精神障害者を入院させなければならない.

第29条の２　都道府県知事は，前条第１項の要件に該当すると認められる精神障害者又はその疑いのある者について，急速を要し，第27条，第28条及び前条の規定による手続を採ることができない場合において，その指定する指定医をして診察をさせた結果，その者が精神障害者であり，かつ，直ちに入院させなければその精神障害のために自身を傷つけ又は他人を害するおそれが著しいと認めたときは，その者を前条第１項に規定する精神科病院又は指定病院に入院させることができる.
2　都道府県知事は，前項の措置をとつたときは，すみやかに，その者につき，前条第１項の規定による入院措置をとるかどうかを決定しなければならない.
3　第１項の規定による入院の期間は，72時間を超えることができない.
4　第27条第４項及び第５項並びに第28条の２の規定は第１項の規定による診察について，前条第３項の規定は第１項の規定による措置を採る場合について，同条第４項の規定は第１項の規定により入院する者の入院について準用する.

第29条の２の２　都道府県知事は，第29条第１項又は前条第１項の規定による入院措置を採ろうとする精神障害者を，当該入院措置に係る病院に移送しなければならない.
2　都道府県知事は，前項の規定により移送を行う場合においては，当該精神障害者に対し，当該移送を行う旨その他厚生労働省令で定める事項を書面で知らせなければならない.
3　都道府県知事は，第１項の規定による移送を行うに当たつては，当該精神障害者を診察した指定医が必要と認めたときは，その者の医療又は保護に欠くことのできない限度において，厚生労働大臣があらかじめ社会保障審議会の意見を聴いて定める行動の制限を行うことができる.

第29条の３　第29条第１項に規定する精神科病院又は指定病院の管理者は，第29条の２第１項の規定により入院した者について，都道府県知事から，

第29条第１項の規定による入院措置を採らない旨の通知を受けたとき，又は第29条の２第３項の期間内に第29条第１項の規定による入院措置を採る旨の通知がないときは，直ちに，その者を退院させなければならない．

（入院措置の解除）

第29条の４　都道府県知事は，第29条第１項の規定により入院した者（以下「措置入院者」という．）が，入院を継続しなくてもその精神障害のために自身を傷つけ又は他人に害を及ぼすおそれがないと認められるに至つたときは，直ちに，その者を退院させなければならない．この場合においては，都道府県知事は，あらかじめ，その者を入院させている精神科病院又は指定病院の管理者の意見を聞くものとする．

２　前項の場合において都道府県知事がその者を退院させるには，その者が入院を継続しなくてもその精神障害のために自身を傷つけ又は他人に害を及ぼすおそれがないと認められることについて，その指定する指定医による診察の結果又は次条の規定による診察の結果に基づく場合でなければならない．

第29条の５　措置入院者を入院させている精神科病院又は指定病院の管理者は，指定医による診察の結果，措置入院者が，入院を継続しなくてもその精神障害のために自身を傷つけ又は他人に害を及ぼすおそれがないと認められるに至つたときは，直ちに，その旨，その者の症状その他厚生労働省令で定める事項を最寄りの保健所長を経て都道府県知事に届け出なければならない．

（入院措置の場合の診療方針及び医療に要する費用の額）

第29条の６　第29条第１項及び第29条の２第１項の規定により入院する者について国等の設置した精神科病院又は指定病院が行う医療に関する診療方針及びその医療に要する費用の額の算定方法は，健康保険の診療方針及び療養に要する費用の額の算定方法の例による．

２　前項に規定する診療方針及び療養に要する費用の額の算定方法の例によることができないとき，及びこれによることを適当としないときの診療方針及び医療に要する費用の額の算定方法は，厚生労働大臣の定めるところによる．

（社会保険診療報酬支払基金への事務の委託）

第29条の７　都道府県は，第29条第１項及び第29条の２第１項の規定により入院する者について国等の設置した精神科病院又は指定病院が行つた医療が前条に規定する診療方針に適合するかどうかについての審査及びその医療に要する費用の額の算定並びに国等又は指定病院の設置者に対する診療報酬の支払に関する事務を社会保険診療報酬支払基金に委託することができる．

（費用の負担）

第30条　第29条第１項及び第29条の２第１項の規定により都道府県知事が入院させた精神障害者の入院に要する費用は，都道府県が負担する．

２　国は，都道府県が前項の規定により負担する費用を支弁したときは，政令の定めるところにより，その４分の３を負担する．

（他の法律による医療に関する給付との調整）

第30条の２　前条第１項の規定により費用の負担を受ける精神障害者が，健康保険法（大正11年法律第70号），国民健康保険法（昭和33年法律第192号），船員保険法（昭和14年法律第73号），労働者災害補償保険法（昭和22年法律第50号），国家公務員共済組合法（昭和33年法律第128号．他の法律において準用し，又は例による場合を含む．），地方公務員等共済組合法（昭和37年法律第152号），高齢者の医療の確保に関する法律（昭和57年法律第80号）又は介護保険法（平成９年法律第123号）の規定により医療に関する給付を受けることができる者であるときは，都道府県は，その限度において，同項の規定による負担をすることを要しない．

（費用の徴収）

第31条　都道府県知事は，第29条第１項及び第29条の２第１項の規定により入院させた精神障害者又はその扶養義務者が入院に要する費用を負担することができると認めたときは，その費用の全部又は一部を徴収することができる．

２　都道府県知事は，前項の規定による費用の徴収に関し必要があると認めるときは，当該精神障害者又はその扶養義務者の収入の状況につき，当該精神障害者若しくはその扶養義務者に対し報告を求め，又は官公署に対し必要な書類の閲覧若しくは資料の提供を求めることができる．

第32条　削除

第３節　医療保護入院等

（医療保護入院）

第33条　精神科病院の管理者は，次に掲げる者について，その家族等のうちいずれかの者の同意があるときは，本人の同意がなくてもその者を入院させることができる．

1. 指定医による診察の結果，精神障害者であり，かつ，医療及び保護のため入院の必要がある者

であつて当該精神障害のために第20条の規定による入院が行われる状態にないと判定されたもの
2. 第34条第１項の規定により移送された者
2　前項の「家族等」とは，当該精神障害者の配偶者，親権を行う者，扶養義務者及び後見人又は保佐人をいう．ただし，次の各号のいずれかに該当する者を除く．
1. 行方の知れない者
2. 当該精神障害者に対して訴訟をしている者，又はした者並びにその配偶者及び直系血族
3. 家庭裁判所で免ぜられた法定代理人，保佐人又は補助人
4. 成年被後見人又は被保佐人
5. 未成年者
3　精神科病院の管理者は，第１項第１号に掲げる者について，その家族等（前項に規定する家族等をいう．以下同じ.）がない場合又はその家族等の全員がその意思を表示することができない場合において，その者の居住地（居住地がないか，又は明らかでないときは，その者の現在地．第45条第１項を除き，以下同じ.）を管轄する市町村長（特別区の長を含む．以下同じ.）の同意があるときは，本人の同意がなくてもその者を入院させることができる．第34条第２項の規定により移送された者について，その者の居住地を管轄する市町村長の同意があるときも，同様とする．
4　第１項又は前項に規定する場合において，精神科病院（厚生労働省令で定める基準に適合すると都道府県知事が認めるものに限る.）の管理者は，緊急その他やむを得ない理由があるときは，指定医に代えて特定医師に診察を行わせることができる．この場合において，診察の結果，精神障害者であり，かつ，医療及び保護のため入院の必要がある者であつて当該精神障害のために第20条の規定による入院が行われる状態にないと判定されたときは，第１項又は前項の規定にかかわらず，本人の同意がなくても，12時間を限り，その者を入院させることができる．
5　第19条の４の２の規定は，前項の規定により診察を行つた場合について準用する．この場合において，同条中「指定医は，前条第１項」とあるのは「第21条第４項に規定する特定医師は，第33条第４項」と，「当該指定医」とあるのは「当該特定医師」と読み替えるものとする．
6　精神科病院の管理者は，第４項後段の規定による措置を採つたときは，遅滞なく，厚生労働省令で定めるところにより，当該措置に関する記録を作成し，これを保存しなければならない．
7　精神科病院の管理者は，第１項，第３項又は第４項後段の規定による措置を採つたときは，10日以内に，その者の症状その他厚生労働省令で定める事項を当該入院について同意をした者の同意書を添え，最寄りの保健所長を経て都道府県知事に届け出なければならない．
第33条の２　精神科病院の管理者は，前条第１項又は第３項の規定により入院した者（以下「医療保護入院者」という.）を退院させたときは，10日以内に，その旨及び厚生労働省令で定める事項を最寄りの保健所長を経て都道府県知事に届け出なければならない．
第33条の３　精神科病院の管理者は，第33条第１項，第３項又は第４項後段の規定による措置を採る場合においては，当該精神障害者に対し，当該入院措置を採る旨，第38条の４の規定による退院等の請求に関することその他厚生労働省令で定める事項を書面で知らせなければならない．ただし，当該入院措置を採つた日から４週間を経過する日までの間であつて，当該精神障害者の症状に照らし，その者の医療及び保護を図る上で支障があると認められる間においては，この限りでない．
2　精神科病院の管理者は，前項ただし書の規定により同項本文に規定する事項を書面で知らせなかつたときは，厚生労働省令で定めるところにより，厚生労働省令で定める事項を診療録に記載しなければならない．
（医療保護入院者の退院による地域における生活への移行を促進するための措置）
第33条の４　医療保護入院者を入院させている精神科病院の管理者は，精神保健福祉士その他厚生労働省令で定める資格を有する者のうちから，厚生労働省令で定めるところにより，退院後生活環境相談員を選任し，その者に医療保護入院者の退院後の生活環境に関し，医療保護入院者及びその家族等からの相談に応じさせ，及びこれらの者を指導させなければならない．
第33条の５　医療保護入院者を入院させている精神科病院の管理者は，医療保護入院者又はその家族等から求めがあつた場合その他医療保護入院者の退院による地域における生活への移行を促進するために必要があると認められる場合には，これらの者に対して，厚生労働省令で定めるところにより，一般相談支援事業若しくは障害者の日常生活及び社会生活を総合的に支援するための法律第５条第18項に規定する特定相談支援事業（第49条第１項におい

て「特定相談支援事業」という．）を行う者，介護保険法第８条第24項に規定する居宅介護支援事業を行う者その他の地域の精神障害者の保健又は福祉に関する各般の問題につき精神障害者又はその家族等からの相談に応じ必要な情報の提供，助言その他の援助を行う事業を行うことができると認められる者として厚生労働省令で定めるもの（次条において「地域援助事業者」という．）を紹介するよう努めなければならない．

第33条の６　精神科病院の管理者は，前２条に規定する措置のほか，厚生労働省令で定めるところにより，必要に応じて地域援助事業者と連携を図りながら，医療保護入院者の退院による地域における生活への移行を促進するために必要な体制の整備その他の当該精神科病院における医療保護入院者の退院による地域における生活への移行を促進するための措置を講じなければならない．

（応急入院）

第33条の７　厚生労働大臣の定める基準に適合するものとして都道府県知事が指定する精神科病院の管理者は，医療及び保護の依頼があつた者について，急速を要し，その家族等の同意を得ることができない場合において，その者が，次に該当する者であるときは，本人の同意がなくても，72時間を限り，その者を入院させることができる．

1. 指定医の診察の結果，精神障害者であり，かつ，直ちに入院させなければその者の医療及び保護を図る上で著しく支障がある者であつて当該精神障害のために第20条の規定による入院が行われる状態にないと判定されたもの
2. 第34条第３項の規定により移送された者

2　前項に規定する場合において，同項に規定する精神科病院の管理者は，緊急その他やむを得ない理由があるときは，指定医に代えて特定医師に同項の医療及び保護の依頼があつた者の診察を行わせることができる．この場合において，診察の結果，その者が，精神障害者であり，かつ，直ちに入院させなければその者の医療及び保護を図る上で著しく支障がある者であつて当該精神障害のために第20条の規定による入院が行われる状態にないと判定されたときは，同項の規定にかかわらず，本人の同意がなくても，12時間を限り，その者を入院させることができる．

3　第19条の４の２の規定は，前項の規定により診察を行つた場合について準用する．この場合において，同条中「指定医は，前条第１項」とあるのは「第21条第４項に規定する特定医師は，第33条の７第２項」と，「当該指定医」とあるのは「当該特定医師」と読み替えるものとする．

4　第１項に規定する精神科病院の管理者は，第２項後段の規定による措置を採つたときは，遅滞なく，厚生労働省令で定めるところにより，当該措置に関する記録を作成し，これを保存しなければならない．

5　第１項に規定する精神科病院の管理者は，同項又は第２項後段の規定による措置を採つたときは，直ちに，当該措置を採つた理由その他厚生労働省令で定める事項を最寄りの保健所長を経て都道府県知事に届け出なければならない．

6　都道府県知事は，第１項の指定を受けた精神科病院が同項の基準に適合しなくなつたと認めたときは，その指定を取り消すことができる．

7　厚生労働大臣は，前項に規定する都道府県知事の権限に属する事務について，第１項の指定を受けた精神科病院に入院中の者の処遇を確保する緊急の必要があると認めるときは，都道府県知事に対し前項の事務を行うことを指示することができる．

第33条の８　第19条の９第２項の規定は前条第６項の規定による処分をする場合について，第29条第３項の規定は精神科病院の管理者が前条第１項又は第２項後段の規定による措置を採る場合について準用する．

（医療保護入院等のための移送）

第34条　都道府県知事は，その指定する指定医による診察の結果，精神障害者であり，かつ，直ちに入院させなければその者の医療及び保護を図る上で著しく支障がある者であつて当該精神障害のために第20条の規定による入院が行われる状態にないと判定されたものにつき，その家族等のうちいずれかの者の同意があるときは，本人の同意がなくてもその者を第33条第１項の規定による入院をさせるため第33条の７第１項に規定する精神科病院に移送することができる．

2　都道府県知事は，前項に規定する精神障害者の家族等がない場合又はその家族等の全員がその意思を表示することができない場合において，その者の居住地を管轄する市町村長の同意があるときは，本人の同意がなくてもその者を第33条第３項の規定による入院をさせるため第33条の７第１項に規定する精神科病院に移送することができる．

3　都道府県知事は，急速を要し，その者の家族等の同意を得ることができない場合において，その指定する指定医の診察の結果，その者が精神障害者であり，かつ，直ちに入院させなければその者の医療

及び保護を図る上で著しく支障がある者であつて当該精神障害のために第20条の規定による入院が行われる状態にないと判定されたときは，本人の同意がなくてもその者を第33条の７第１項の規定による入院をさせるため同項に規定する精神科病院に移送することができる．

4　第29条の２の２第２項及び第３項の規定は，前３項の規定による移送を行う場合について準用する．

第35条　削除

第４節　精神科病院における処遇等

（処遇）

第36条　精神科病院の管理者は，入院中の者につき，その医療又は保護に欠くことのできない限度において，その行動について必要な制限を行うことができる．

2　精神科病院の管理者は，前項の規定にかかわらず，信書の発受の制限，都道府県その他の行政機関の職員との面会の制限その他の行動の制限であつて，厚生労働大臣があらかじめ社会保障審議会の意見を聴いて定める行動の制限については，これを行うことができない．

3　第１項の規定による行動の制限のうち，厚生労働大臣があらかじめ社会保障審議会の意見を聴いて定める患者の隔離その他の行動の制限は，指定医が必要と認める場合でなければ行うことができない．

第37条　厚生労働大臣は，前条に定めるもののほか，精神科病院に入院中の者の処遇について必要な基準を定めることができる．

2　前項の基準が定められたときは，精神科病院の管理者は，その基準を遵守しなければならない．

3　厚生労働大臣は，第１項の基準を定めようとするときは，あらかじめ，社会保障審議会の意見を聴かなければならない．

（指定医の精神科病院の管理者への報告等）

第37条の２　指定医は，その勤務する精神科病院に入院中の者の処遇が第36条の規定に違反していると思料するとき又は前条第１項の基準に適合していないと認めるときその他精神科病院に入院中の者の処遇が著しく適当でないと認めるときは，当該精神科病院の管理者にその旨を報告すること等により，当該管理者において当該精神科病院に入院中の者の処遇の改善のために必要な措置が採られるよう努めなければならない．

（相談，援助等）

第38条　精神科病院その他の精神障害の医療を提供する施設の管理者は，当該施設において医療を受ける精神障害者の社会復帰の促進を図るため，当該施設の医師，看護師その他の医療従事者による有機的な連携の確保に配慮しつつ，その者の相談に応じ，必要に応じて一般相談支援事業を行う者と連携を図りながら，その者に必要な援助を行い，及びその家族等その他の関係者との連絡調整を行うように努めなければならない．

（定期の報告等）

第38条の２　措置入院者を入院させている精神科病院又は指定病院の管理者は，措置入院者の症状その他厚生労働省令で定める事項（以下この項において「報告事項」という．）を，厚生労働省令で定めるところにより，定期に，最寄りの保健所長を経て都道府県知事に報告しなければならない．この場合においては，報告事項のうち厚生労働省令で定める事項については，指定医による診察の結果に基づくものでなければならない．

2　前項の規定は，医療保護入院者を入院させている精神科病院の管理者について準用する．この場合において，同項中「措置入院者」とあるのは，「医療保護入院者」と読み替えるものとする．

3　都道府県知事は，条例で定めるところにより，精神科病院の管理者（第38条の７第１項，第２項又は第４項の規定による命令を受けた者であつて，当該命令を受けた日から起算して厚生労働省令で定める期間を経過しないものその他これに準ずる者として厚生労働省令で定めるものに限る．）に対し，当該精神科病院に入院中の任意入院者（厚生労働省令で定める基準に該当する者に限る．）の症状その他厚生労働省令で定める事項について報告を求めることができる．

（定期の報告等による審査）

第38条の３　都道府県知事は，前条第１項若しくは第２項の規定による報告又は第33条第７項の規定による届出（同条第１項又は第３項の規定による措置に係るものに限る．）があつたときは，当該報告又は届出に係る入院中の者の症状その他厚生労働省令で定める事項を精神医療審査会に通知し，当該入院中の者についてその入院の必要があるかどうかに関し審査を求めなければならない．

2　精神医療審査会は，前項の規定により審査を求められたときは，当該審査に係る入院中の者についてその入院の必要があるかどうかに関し審査を行い，その結果を都道府県知事に通知しなければならない．

3　精神医療審査会は，前項の審査をするに当たつて必要があると認めるときは，当該審査に係る入院中の者に対して意見を求め，若しくはその者の同意を得て委員（指定医である者に限る．第38条の5第4項において同じ．）に診察させ，又はその者が入院している精神科病院の管理者その他関係者に対して報告若しくは意見を求め，診療録その他の帳簿書類の提出を命じ，若しくは出頭を命じて審問することができる．

4　都道府県知事は，第2項の規定により通知された精神医療審査会の審査の結果に基づき，その入院が必要でないと認められた者を退院させ，又は精神科病院の管理者に対しその者を退院させることを命じなければならない．

5　都道府県知事は，第1項に定めるもののほか，前条第3項の規定による報告を受けたときは，当該報告に係る入院中の者の症状その他厚生労働省令で定める事項を精神医療審査会に通知し，当該入院中の者についてその入院の必要があるかどうかに関し審査を求めることができる．

6　第2項及び第3項の規定は，前項の規定により都道府県知事が審査を求めた場合について準用する．

（退院等の請求）

第38条の4　精神科病院に入院中の者又はその家族等（その家族等がない場合又はその家族等の全員がその意思を表示することができない場合にあつては，その者の居住地を管轄する市町村長）は，厚生労働省令で定めるところにより，都道府県知事に対し，当該入院中の者を退院させ，又は精神科病院の管理者に対し，その者を退院させることを命じ，若しくはその者の処遇の改善のために必要な措置を採ることを命じることを求めることができる．

（退院等の請求による審査）

第38条の5　都道府県知事は，前条の規定による請求を受けたときは，当該請求の内容を精神医療審査会に通知し，当該請求に係る入院中の者について，その入院の必要があるかどうか，又はその処遇が適当であるかどうかに関し審査を求めなければならない．

2　精神医療審査会は，前項の規定により審査を求められたときは，当該審査に係る者について，その入院の必要があるかどうか，又はその処遇が適当であるかどうかに関し審査を行い，その結果を都道府県知事に通知しなければならない．

3　精神医療審査会は，前項の審査をするに当たつては，当該審査に係る前条の規定による請求をした者及び当該審査に係る入院中の者が入院している精神科病院の管理者の意見を聴かなければならない．ただし，精神医療審査会がこれらの者の意見を聴く必要がないと特に認めたときは，この限りでない．

4　精神医療審査会は，前項に定めるもののほか，第2項の審査をするに当たつて必要があると認めるときは，当該審査に係る入院中の者の同意を得て委員に診察させ，又はその者が入院している精神科病院の管理者その他関係者に対して報告を求め，診療録その他の帳簿書類の提出を命じ，若しくは出頭を命じて審問することができる．

5　都道府県知事は，第2項の規定により通知された精神医療審査会の審査の結果に基づき，その入院が必要でないと認められた者を退院させ，又は当該精神科病院の管理者に対しその者を退院させることを命じ若しくはその者の処遇の改善のために必要な措置を採ることを命じなければならない．

6　都道府県知事は，前条の規定による請求をした者に対し，当該請求に係る精神医療審査会の審査の結果及びこれに基づき採つた措置を通知しなければならない．

（報告徴収等）

第38条の6　厚生労働大臣又は都道府県知事は，必要があると認めるときは，精神科病院の管理者に対し，当該精神科病院に入院中の者の症状若しくは処遇に関し，報告を求め，若しくは診療録その他の帳簿書類の提出若しくは提示を命じ，当該職員若しくはその指定する指定医に，精神科病院に立ち入り，これらの事項に関し，診療録その他の帳簿書類（その作成又は保存に代えて電磁的記録の作成又は保存がされている場合における当該電磁的記録を含む．）を検査させ，若しくは当該精神科病院に入院中の者その他の関係者に質問させ，又はその指定する指定医に，精神科病院に立ち入り，当該精神科病院に入院中の者を診察させることができる．

2　厚生労働大臣又は都道府県知事は，必要があると認めるときは，精神科病院の管理者，精神科病院に入院中の者又は第33条第1項，第3項若しくは第4項の規定による入院について同意をした者に対し，この法律による入院に必要な手続に関し，報告を求め，又は帳簿書類の提出若しくは提示を命じることができる．

3　第19条の6の16第2項及び第3項の規定は，第1項の規定による立入検査，質問又は診察について準用する．この場合において，同条第2項中「前項」とあるのは「第38条の6第1項」と，「当該職員」とあるのは「当該職員及び指定医」と，同条第3項中「第1項」とあるのは「第38条の6第1項」と読み替えるものとする．

（改善命令等）

第38条の7　厚生労働大臣又は都道府県知事は，精神科病院に入院中の者の処遇が第36条の規定に違反していると認めるとき又は第37条第1項の基準に適合していないと認めるときその他精神科病院に入院中の者の処遇が著しく適当でないと認めるときは，当該精神科病院の管理者に対し，措置を講ずべき事項及び期限を示して，処遇を確保するための改善計画の提出を求め，若しくは提出された改善計画の変更を命じ，又はその処遇の改善のために必要な措置を採ることを命ずることができる.

2　厚生労働大臣又は都道府県知事は，必要があると認めるときは，第21条第3項の規定により入院している者又は第33条第1項，第3項若しくは第4項若しくは第33条の7第1項若しくは第2項の規定により入院した者について，その指定する2人以上の指定医に診察させ，各指定医の診察の結果がその入院を継続する必要があることに一致しない場合又はこれらの者の入院がこの法律若しくはこの法律に基づく命令に違反して行われた場合には，これらの者が入院している精神科病院の管理者に対し，その者を退院させることを命ずることができる.

3　都道府県知事は，前2項の規定による命令をした場合において，その命令を受けた精神科病院の管理者がこれに従わなかつたときは，その旨を公表することができる.

4　厚生労働大臣又は都道府県知事は，精神科病院の管理者が第1項又は第2項の規定による命令に従わないときは，当該精神科病院の管理者に対し，期間を定めて第21条第1項，第33条第1項，第3項及び第4項並びに第33条の7第1項及び第2項の規定による精神障害者の入院に係る医療の提供の全部又は一部を制限することを命ずることができる.

5　都道府県知事は，前項の規定による命令をした場合においては，その旨を公示しなければならない.

(無断退去者に対する措置)

第39条　精神科病院の管理者は，入院中の者で自身を傷つけ又は他人に害を及ぼすおそれのあるものが無断で退去しその行方が不明になつたときは，所轄の警察署長に次の事項を通知してその探索を求めなければならない.

1.退去者の住所，氏名，性別及び生年月日
2.退去の年月日及び時刻
3.症状の概要
4.退去者を発見するために参考となるべき人相，服装その他の事項
5.入院年月日
6.退去者の家族等又はこれに準ずる者の住所，氏名その他厚生労働省令で定める事項

2　警察官は，前項の探索を求められた者を発見したときは，直ちに，その旨を当該精神科病院の管理者に通知しなければならない．この場合において，警察官は，当該精神科病院の管理者がその者を引き取るまでの間，24時間を限り，その者を，警察署，病院，救護施設等の精神障害者を保護するのに適当な場所に，保護することができる.

(仮退院)

第40条　第29条第1項に規定する精神科病院又は指定病院の管理者は，指定医による診察の結果，措置入院者の症状に照らしその者を一時退院させて経過を見ることが適当であると認めるときは，都道府県知事の許可を得て，6月を超えない期間を限り仮に退院させることができる.

第5節　雑　則

(指針)

第41条　厚生労働大臣は，精神障害者の障害の特性その他の心身の状態に応じた良質かつ適切な精神障害者に対する医療の提供を確保するための指針（以下この条において「指針」という.）を定めなければならない.

2　指針に定める事項は，次のとおりとする.

1.精神病床（病院の病床のうち，精神疾患を有する者を入院させるためのものをいう.）の機能分化に関する事項
2.精神障害者の居宅等（居宅その他の厚生労働省令で定める場所をいう.）における保健医療サービス及び福祉サービスの提供に関する事項
3.精神障害者に対する医療の提供に当たつての医師，看護師その他の医療従事者と精神保健福祉士その他の精神障害者の保健及び福祉に関する専門的知識を有する者との連携に関する事項
4.その他良質かつ適切な精神障害者に対する医療の提供の確保に関する重要事項

3　厚生労働大臣は，指針を定め，又はこれを変更したときは，遅滞なく，これを公表しなければならない.

第42条　削除

(刑事事件に関する手続等との関係)

第43条　この章の規定は，精神障害者又はその疑いのある者について，刑事事件若しくは少年の保護事件の処理に関する法令の規定による手続を行ない，又は刑若しくは補導処分若しくは保護処分の執行のためこれらの者を矯正施設に収容することを妨げるものではない.

2　第24条，第26条及び第27条の規定を除くほか，この章の規定は矯正施設に収容中の者には適用しない.

（心神喪失等の状態で重大な他害行為を行つた者に係る手続等との関係）

第44条　この章の規定は，心神喪失等の状態で重大な他害行為を行った者の医療及び観察等に関する法律の対象者について，同法又は同法に基づく命令の規定による手続又は処分をすることを妨げるものではない.

2　前各節の規定は，心神喪失等の状態で重大な他害行為を行った者の医療及び観察等に関する法律第34条第1項前段若しくは第60条第1項前段の命令若しくは第37条第5項前段若しくは第62条第2項前段の決定により入院している者又は同法第42条第1項第1号若しくは第61条第1項第1号の決定により指定入院医療機関に入院している者については，適用しない.

第6章　保健及び福祉

第1節　精神障害者保健福祉手帳

（精神障害者保健福祉手帳）

第45条　精神障害者（知的障害者を除く．以下この章及び次章において同じ.）は，厚生労働省令で定める書類を添えて，その居住地（居住地を有しないときは，その現在地）の都道府県知事に精神障害者保健福祉手帳の交付を申請することができる.

2　都道府県知事は，前項の申請に基づいて審査し，申請者が政令で定める精神障害の状態にあると認めたときは，申請者に精神障害者保健福祉手帳を交付しなければならない.

3　前項の規定による審査の結果，申請者が同項の政令で定める精神障害の状態にないと認めたときは，都道府県知事は，理由を付して，その旨を申請者に通知しなければならない.

4　精神障害者保健福祉手帳の交付を受けた者は，厚生労働省令で定めるところにより，2年ごとに，第2項の政令で定める精神障害の状態にあることについて，都道府県知事の認定を受けなければならない.

5　第3項の規定は，前項の認定について準用する.

6　前各項に定めるもののほか，精神障害者保健福祉手帳に関し必要な事項は，政令で定める.

（精神障害者保健福祉手帳の返還等）

第45条の2　精神障害者保健福祉手帳の交付を受けた者は，前条第2項の政令で定める精神障害の状態がなくなつたときは，速やかに精神障害者保健福祉手帳を都道府県に返還しなければならない.

2　精神障害者保健福祉手帳の交付を受けた者は，精神障害者保健福祉手帳を譲渡し，又は貸与してはならない.

3　都道府県知事は，精神障害者保健福祉手帳の交付を受けた者について，前条第2項の政令で定める状態がなくなつたと認めるときは，その者に対し精神障害者保健福祉手帳の返還を命ずることができる.

4　都道府県知事は，前項の規定により，精神障害者保健福祉手帳の返還を命じようとするときは，あらかじめその指定する指定医をして診察させなければならない.

5　前条第3項の規定は，第3項の認定について準用する.

第2節　相談指導等

（正しい知識の普及）

第46条　都道府県及び市町村は，精神障害についての正しい知識の普及のための広報活動等を通じて，精神障害者の社会復帰及びその自立と社会経済活動への参加に対する地域住民の関心と理解を深めるように努めなければならない.

（相談指導等）

第47条　都道府県，保健所を設置する市又は特別区（以下「都道府県等」という.）は，必要に応じて，次条第1項に規定する精神保健福祉相談員その他の職員又は都道府県知事若しくは保健所を設置する市若しくは特別区の長（以下「都道府県知事等」という.）が指定した医師をして，精神保健及び精神障害者の福祉に関し，精神障害者及びその家族等その他の関係者からの相談に応じさせ，及びこれらの者を指導させなければならない.

2　都道府県等は，必要に応じて，医療を必要とする精神障害者に対し，その精神障害の状態に応じた適切な医療施設を紹介しなければならない.

3　市町村（保健所を設置する市を除く．次項において同じ.）は，前2項の規定により都道府県が行う精神障害者に関する事務に必要な協力をするとともに，必要に応じて，精神障害者の福祉に関し，精神障害者及びその家族等その他の関係者からの相談に応じ，及びこれらの者を指導しなければならない.

4　市町村は，前項に定めるもののほか，必要に応じて，精神保健に関し，精神障害者及びその家族等その他の関係者からの相談に応じ，及びこれらの者を指導するように努めなければならない.

5　市町村，精神保健福祉センター及び保健所は，精神保健及び精神障害者の福祉に関し，精神障害者及びその家族等その他の関係者からの相談に応じ，又はこれらの者へ指導を行うに当たつては，相互に，及び福祉事務所（社会福祉法（昭和26年法律第45号）に定める福祉に関する事務所をいう.）その他の関係行政機関と密接な連携を図るよう努めなければならない.

（精神保健福祉相談員）

第48条　都道府県及び市町村は，精神保健福祉センター及び保健所その他これらに準ずる施設に，精神保健及び精神障害者の福祉に関する相談に応じ，並びに精神障害者及びその家族等その他の関係者を訪問して必要な指導を行うための職員（次項において「精神保健福祉相談員」という.）を置くことができる.

2　精神保健福祉相談員は，精神保健福祉士その他政令で定める資格を有する者のうちから，都道府県知事又は市町村長が任命する.

（事業の利用の調整等）

第49条　市町村は，精神障害者から求めがあつたときは，当該精神障害者の希望，精神障害の状態，社会復帰の促進及び自立と社会経済活動への参加の促進のために必要な指導及び訓練その他の援助の内容等を勘案し，当該精神障害者が最も適切な障害福祉サービス事業の利用ができるよう，相談に応じ，必要な助言を行うものとする．この場合において，市町村は，当該事務を一般相談支援事業又は特定相談支援事業を行う者に委託することができる.

2　市町村は，前項の助言を受けた精神障害者から求めがあつた場合には，必要に応じて，障害福祉サービス事業の利用についてあつせん又は調整を行うとともに，必要に応じて，障害福祉サービス事業を行う者に対し，当該精神障害者の利用についての要請を行うものとする.

3　都道府県は，前項の規定により市町村が行うあつせん，調整及び要請に関し，その設置する保健所による技術的事項についての協力その他市町村に対する必要な援助及び市町村相互間の連絡調整を行う.

4　障害福祉サービス事業を行う者は，第２項のあつせん，調整及び要請に対し，できる限り協力しなければならない.

第50条及び第51条　削除

第７章　精神障害者社会復帰促進センター

（指定等）

第51条の２　厚生労働大臣は，精神障害者の社会復帰の促進を図るための訓練及び指導等に関する研究開発を行うこと等により精神障害者の社会復帰を促進することを目的とする一般社団法人又は一般財団法人であつて，次条に規定する業務を適正かつ確実に行うことができると認められるものを，その申請により，全国を通じて１個に限り，精神障害者社会復帰促進センター（以下「センター」という.）として指定することができる.

2　厚生労働大臣は，前項の規定による指定をしたときは，センターの名称，住所及び事務所の所在地を公示しなければならない.

3　センターは，その名称，住所又は事務所の所在地を変更しようとするときは，あらかじめ，その旨を厚生労働大臣に届け出なければならない.

4　厚生労働大臣は，前項の規定による届出があつたときは，当該届出に係る事項を公示しなければならない.

（業務）

第51条の３　センターは，次に掲げる業務を行うものとする.

1. 精神障害者の社会復帰の促進に資するための啓発活動及び広報活動を行うこと.
2. 精神障害者の社会復帰の実例に即して，精神障害者の社会復帰の促進を図るための訓練及び指導等に関する研究開発を行うこと.
3. 前号に掲げるもののほか，精神障害者の社会復帰の促進に関する研究を行うこと.
4. 精神障害者の社会復帰の促進を図るため，第２号の規定による研究開発の成果又は前号の規定による研究の成果を，定期的に又は時宜に応じて提供すること.
5. 精神障害者の社会復帰の促進を図るための事業の業務に関し，当該事業に従事する者及び当該事業に従事しようとする者に対して研修を行うこと.
6. 前各号に掲げるもののほか，精神障害者の社会復帰を促進するために必要な業務を行うこと.

（センターへの協力）

第51条の４　精神科病院その他の精神障害の医療を提供する施設の設置者及び障害福祉サービス事業を行う者は，センターの求めに応じ，センターが前条第２号及び第３号に掲げる業務を行うために必要な限度において，センターに対し，精神障害者の社会復帰の促進を図るための訓練及び指導に関する情報又は資料その他の必要な情報又は資料で厚生労働省令で定めるものを提供することができる.

（特定情報管理規程）

第51条の５　センターは，第51条の３第２号及び第３号に掲げる業務に係る情報及び資料（以下この条及び第51条の７において「特定情報」という.）の管理並びに使用に関する規程（以下この条及び第51条の7において「特定情報管理規程」という.）を作成し，厚生労働大臣の認可を受けなければならない．これを変更しようとするときも，同様とする.

2 厚生労働大臣は，前項の認可をした特定情報管理規程が特定情報の適正な管理又は使用を図る上で不適当となつたと認めるときは，センターに対し，当該特定情報管理規程を変更すべきことを命ずることができる.

3 特定情報管理規程に記載すべき事項は，厚生労働省令で定める.

（秘密保持義務）

第51条の6 センターの役員若しくは職員又はこれらの職にあつた者は，第51条の3第2号又は第3号に掲げる業務に関して知り得た秘密を漏らしてはならない.

（解任命令）

第51条の7 厚生労働大臣は，センターの役員又は職員が第51条の5第1項の認可を受けた特定情報管理規程によらないで特定情報の管理若しくは使用を行つたとき，又は前条の規定に違反したときは，センターに対し，当該役員又は職員を解任すべきことを命ずることができる.

（事業計画等）

第51条の8 センターは，毎事業年度の事業計画書及び収支予算書を作成し，当該事業年度の開始前に厚生労働大臣に提出しなければならない．これを変更しようとするときも，同様とする.

2 センターは，毎事業年度の事業報告書及び収支決算書を作成し，当該事業年度経過後3月以内に厚生労働大臣に提出しなければならない.

（報告及び検査）

第51条の9 厚生労働大臣は，第51条の3に規定する業務の適正な運営を確保するために必要な限度において，センターに対し，必要と認める事項の報告を求め，又は当該職員に，その事務所に立ち入り，業務の状況若しくは帳簿書類その他の物件を検査させることができる.

2 第19条の6の16第2項及び第3項の規定は，前項の規定による立入検査について準用する．この場合において，同条第2項中「前項」とあるのは「第51条の9第1項」と，同条第3項中「第1項」とあるのは「第51条の9第1項」と読み替えるものとする.

（監督命令）

第51条の10 厚生労働大臣は，この章の規定を施行するため必要な限度において，センターに対し，第51条の3に規定する業務に関し，監督上必要な命令をすることができる.

（指定の取消し等）

第51条の11 厚生労働大臣は，センターが次の各号のいずれかに該当するときは，第51条の2第1項の規定による指定を取り消すことができる.

1. 第51条の3に規定する業務を適正かつ確実に実施することができないと認められるとき.
2. 指定に関し不正な行為があつたとき.
3. この章の規定又は当該規定による命令若しくは処分に違反したとき.

2 厚生労働大臣は，前項の規定により指定を取り消したときは，その旨を公示しなければならない.

別表（第19条の６の４関係）

<table>
<tr><th>科　目</th><th>教授する者</th><th>第18条第１項第４号に規定する研修の課程の時間数</th><th>第19条第１項に規定する研修の課程の時間数</th></tr>
<tr><td>精神保健及び精神障害者福祉に関する法律及び障害者の日常生活及び社会生活を総合的に支援するための法律並びに精神保健福祉行政概論</td><td>この法律及び障害者の日常生活及び社会生活を総合的に支援するための法律並びに精神保健福祉行政に関し学識経験を有する者であること．</td><td rowspan="3">８時間</td><td rowspan="3">３時間</td></tr>
<tr><td>精神障害者の医療に関する法令及び実務</td><td>精神障害者の医療に関し学識経験を有する者として精神医療審査会の委員に任命されている者若しくはその職にあつた者又はこれらの者と同等以上の学識経験を有する者であること．</td></tr>
<tr><td>精神障害者の人権に関する法令</td><td>法律に関し学識経験を有する者として精神医療審査会の委員に任命されている者若しくはその職にあつた者又はこれらの者と同等以上の学識経験を有する者であること．</td></tr>
<tr><td>精神医学</td><td>学校教育法（昭和22年法律第26号）に基づく大学において精神医学の教授若しくは准教授の職にある者若しくはこれらの職にあつた者又はこれらの者と同等以上の学識経験を有する者であること．</td><td>４時間</td><td></td></tr>
<tr><td>精神障害者の社会復帰及び精神障害者福祉</td><td>精神障害者の社会復帰及び精神障害者福祉に関し学識経験を有する者であること．</td><td>２時間</td><td>１時間</td></tr>
<tr><td>精神障害者の医療に関する事例研究</td><td>次に掲げる者が共同して教授すること．
１．指定医として10年以上精神障害の診断又は治療に従事した経験を有する者
２．法律に関し学識経験を有する者として精神医療審査会の委員に任命されている者若しくはその職にあつた者又はこれらの者と同等以上の学識経験を有する者
３．この法律及び精神保健福祉行政に関し学識経験を有する者</td><td>４時間</td><td>３時間</td></tr>
</table>

備考　第１欄に掲げる精神障害者の医療に関する事例研究は，最新の事例を用いて教授すること．

資料2

国連決議
「精神疾患を有する者の保護及びメンタルヘルスケアの改善のための諸原則」（1991年）

◎適　用

これらの原則は障害，人種，皮膚の色，性，言語，宗教，政治的若しくはその他の意見，国，民族若しくは社会的出自，法的若しくは社会的身分，年齢，財産又は出生によるいかなる差別もなく適用される．

◎定　義

この原則において

「弁護人（counsel）」とは法的又はその他の資格をもつ代理人を意味し，

「独立機関（Independent authority）」とは国内法に規定された，権限を有する独立の機関を意味し，

「メンタルヘルスケア（mental health care）」とは人の精神状態の検査及び診断，精神疾患又は精神疾患の疑いのある者の治療，ケア，リハビリテーションを含み，

「精神保健施設（mental health facility）」とはメンタルヘルスケアの提供を主たる目的とする施設又は施設の１ユニットを意味し，

「精神保健従事者（mental health practitioner）」とは医師，臨床心理士，看護者，ソーシャルワーカーその他のメンタルヘルスケアに関連する特別な技能について適切な研修を受け，資格を付与された者を意味し，

「患者（patient）」とはメンタルヘルスケアを受けている者を意味し，精神保健施設に入所しているすべての人を含み，

「個人的代理人（personal representative）」とは特定の事項に関して患者の利益を代理し，又は患者に代わって特定の権利を行使する義務を法によって課せられた者を意味し，国内法によって別に規定されていない限りにおいて未成年に対する親又は法的後見人を含み，

「審査機関（the review body）」とは精神保健施設への非自発的入院及び退院制限について，原則17に基づいて審査を行うために設置された機関を意味する．

◎一般的制限条項

以下の原則に定められた権利の行使は，法律によって規定され，かつ，本人若しくは他の者の健康又は安全を保護し，又は公共の安全，秩序，健康，道徳若しくは他の者の基本的な権利及び自由を保護するために必要とされる制限のみを受ける．

原則１：基本的自由と権利

1 すべての人は，可能な最善のメンタルヘルスケアを受ける権利を有する．こうしたメンタルヘルスケアは保健及び社会ケアシステムの一部を成す．

2 精神疾患を有する者，又は精神疾患を有する者として処遇を受ける者はすべて，人道的に，かつ，生まれながらにして持つ人間としての尊厳を尊重されつつ処遇される．

3 精神疾患を有する者，又は精神疾患を有する者として処遇を受ける者はすべて，経済的，性的，及びその他の形態の搾取，身体的又はその他の虐待並びに，品位を傷つける処遇から保護される権利を有する．

4 精神疾患を理由とする差別はあってはならない．「差別」とは，権利の平等な享受を無効又は毀損（きそん）する効果を持つあらゆる区別，排除，又は選別を意味する．精神疾患を有する者の権利の保護，又は改善の確保を専らその目的とする特別な手段は，差別的と見なされてはならない．この諸原則の規定に従って採用され，精神疾患を有する者やその他の者の人権を守るために必要とされる区別，排除，又は選別は，差別に含まれない．

5 精神疾患を有する者はすべて，世界人権宣言，経済的・社会的及び文化的諸権利に関する国際規約，市民的及び政治的権利に関する国際規約，障害者の権利宣言，並びにあらゆる形態の抑留又は拘禁の下にある

すべての者を保護するための原則など，関連する文書に認められているあらゆる市民的，政治的，経済的，社会的及び文化的権利を行使する権利を有する．

6 精神疾患のために法的能力を欠くという決定，及び法的能力を欠くために個人的代理人が指名されるという決定はすべて，国内法が規定する独立かつ公平な裁定機関（tribunal）による公正な聴聞を経てなされる．能力の有無が問題とされている者は，弁護人によって代理される権利を有する．能力の有無が問題とされている者が，自らそのような代理を確保できない場合は，その者にそれを支弁する資力が無い範囲において，無償で代理を利用することができる．当該弁護人は，裁定機関が利益の衝突がないと認めない限り，同一の手続きにおいて精神保健施設又はその職員を代理し，同一の手続きにおいて能力の有無が問題とされている者の家族を代理することはできない．能力の有無及び個人的代理人の必要性に関する決定は，国内法が定める合理的な間隔で再検討される．能力の有無が問題とされている者，個人的代理人が指名されている場合にはその代理人，及び他のすべての利害関係者は，この問題に関するいかなる決定に対しても上級裁判所に上訴する権利を有する．

7 裁判所又は権限を有する他の裁定機関が，精神疾患を有する者が自己に関する諸事を管理する能力を欠くと判断する場合には，その者の状態に照らして必要かつ適切な範囲において，その者の利益の保護を保証する手段が講じられる．

原則２：未成年者の保護

この諸原則の目的及び未成年者の保護に関する国内法の主旨の範囲内で，未成年者の権利の保護のために必要な場合には，家族以外の個人的代理人の指名を含む，特別な配慮が成される．

原則３：地域社会における生活

精神疾患を有するすべての者は，可能な限り地域社会に住み，及びそこで働く権利を有する．

原則４：精神疾患を有することの判定

1 精神疾患を有するという判定は，国際的に認められた医学的基準による．

2 精神疾患を有するという判定は，政治的，経済的若しくは社会的地位，文化的，人種的若しくは宗教的集団に所属すること又は直接精神状態に関係しない他の何らかの事由に基づいてなされてはならない．

3 家族若しくは職業上の葛藤又は所属する地域社会において支配的な道徳的，社会的，文化的，政治的価値観若しくは宗教的信条との不一致は，精神疾患を診断する際の決定要因とされてはならない．

4 患者として過去に治療を受け，又は入院したことは，その事自体で，その者が現在又は将来，精神疾患を有するといういかなる判断をも正当化するものではない．

5 何人も，又はいかなる公的機関も，精神疾患又は精神疾患の結果生じた事柄に直接関連する目的以外で，人を精神疾患を有する者として類別し，あるいはその者が精神疾患を有することを指摘するものではない．

原則５：医学的診察

何人も，国内法で定められた手続きによる場合を除き，精神疾患を有するか否かを判断するために医学的診察を強制されない．

原則６：秘密の保持

この諸原則が適用されるすべての人に関して，情報を秘密にする権利は尊重される．

原則７：地域社会と文化の役割

1 すべての患者は，可能な限り自己の居住する地域社会において治療及びケアを受ける権利を有する．

2 精神保健施設内で治療が行われる場合，患者は，可能な場合は常に，自己の居住する場所又は家族，友人の居住する場所の近くで治療を受ける権利を有し，及び可能な限り速やかに地域社会に戻る権利を有する．

3 すべての患者は，自己の文化的背景に適した治療を受ける権利を有する．

原則８：ケアの基準

1 すべての患者は，自己の健康上の必要性に照らして適切な保健医療的及び社会的ケアを受ける権利を有し，他の疾患を持つ者と同じ基準に則したケア及び治療を受ける権利を有する．

2 すべての患者は，不適切な薬物療法による危害，他の患者，職員，若しくは他の者による虐待，又は精神的苦痛若しくは身体的不快感を惹き起こすその他の行為から保護される権利を有する．

原則９：治　療

1 すべての患者は，最も制限の少ない環境下で，かつ，患者の保健上の必要性と他の人の身体的安全の保護の必要性に照らして適切な，最も制限が少ない，あるいは最も侵襲的でない治療を受ける権利を有する．

2 すべての患者の治療及びケアは，個別的に立案された治療計画に基づいて行われなければならない．その治療計画は患者と検討され，定期的に見直され，必要に応じて変更され，資格のある専門職員によって作成される．

3 メンタルヘルスケアは，常に，国連総会で採択された医療倫理原則などの国際的に承認された基準を含む，精神保健従事者に適用される倫理規範に即して提供される．精神保健の知識及び技術は濫用されてはならない．

4 すべての患者の治療は，患者の自律性を保持及び増進させる方向でなされる．

原則10：薬物投与

1 薬物投与は患者の健康上の最善の必要性を満たすために行われ，治療又は診断上の目的でのみ行われるものであって，懲罰や他の人の便宜のためになされてはならない．原則11条第15項の規定に従い，精神保健従事者は，効能がすでに知られているか，又は実証されている薬物のみを処方する．

2 あらゆる薬物投与は，法によってその権限を付与された精神保健従事者によって処方され，患者の診療録に記録される．

原則11：治療への同意

1 以下の第６，７，８，13及び15項に規定されている場合を除き，患者のインフォームドコンセントなしには，いかなる治療も行われない．

2 インフォームドコンセントとは，患者の理解しうる方法と言語によって，以下の情報を，十分に，かつ，患者に理解できるように伝達した後，患者の自由意志により，脅迫又は不当な誘導なしに得られた同意をいう．

　a）診断上の評価
　b）提案されている治療の目的，方法，予測される期間及び期待される効果
　c）より侵襲性の少ない方法を含む他に考えられる治療法
　d）提案されている治療において考えられる苦痛，不快，危険及び副作用

3 患者は同意する手続きの間，患者の選んだ一人又は複数の人の同席を要求することができる．

4 第６，７，８，13及び15項に規定されている場合を除き，患者は治療を拒否し，又は中止させる権利を有する．治療の拒否あるいは中止によって生じる結果については，患者に説明される．

5 患者はインフォームドコンセントの権利を放棄するよう勧められたり誘導されたりしてはならない．患者がそれを放棄しようとする場合には，インフォームドコンセントなしには治療を行うことができないことが説明される．

6 第７，８，12，13，14及び15項に規定されている場合を除き，以下の条件がすべて満たされれば，患者のインフォームドコンセントがなくても，提案された治療計画を実施することができる．

　a）患者が，その時点で，非自発的患者であり，
　b）独立した機関が，上記第２項に規定した情報を含む，関連するすべての情報を得た上で，その時点で患者が提案された治療計画にインフォームドコンセントを与え，若しくは拒絶する能力を欠くと判断し，又は国内法が規定する場合は，患者自身の安全又は他の人の安全を考慮すると，患者が不当にインフォームドコンセントを拒絶していると判断し，
　かつ
　c）独立機関が，提案された治療計画が患者の健康上の必要に照らして最善の利益であると判断する場合．

7 第６項は，法より患者に代わって治療に同意する権限を与えられた個人的代理人がいる患者に適用されない．ただし，以下の第12，13，14及び15項に規定されている場合を除き，このような患者については，上記第２項に示した情報を与えられた個人的代理人が代わって同意する場合には，患者のインフォームドコンセントなしに行われうる．

8 第12，13，14及び15項に規定されている場合を除き，法によって権限を与えられた資格のある精神保健従事者が，患者自身又は他の人に対する即時の又は切迫した危害を防ぐために必要だと判断した場合，インフォームドコンセントのない，いかなる患者に対しても治療を行うことができる．この場合の治療は，この目的のために厳密に必要とされる期間を超えて行われるものではない．

9 患者のインフォームドコンセントなしに治療を行う権限が与えられているいかなる場合においても，患者に対して治療の性質，可能なあらゆる代替治療について情報を与え，及び可能な限り治療計画の進展に患者を関与させるよう，あらゆる努力が払われる．

10 すべての治療は，それが患者の自発的な意思によるものか，非自発的なものかを記した上で，患者の診療録に直ちに記録される．

11 患者の身体的拘束又は非自発的な隔離は，精神保健施設に関して公的に認められた手続きに従い，かつ，それが患者若しくは他の人に対する即時の又は切迫した危害を防ぐために唯一の可能な手段である場合を除いては，行ってはならない．これは，その目的のために厳密に必要とされる期間を超えて行われてはならない．身体的拘束又は非自発的隔離が行われた場合はすべて，その理由及びその性質と程度が患者の診療録に記載される．拘束され，又は隔離された患者は，人道的な環境下に置かれ，資格のある職員によるケア及び入念な定期的監督下に置かれる．患者の個人的代理人が存在し，かつ，ふさわしい者であれば，患者の身体的拘束又は非自発的隔離について，その代理人に対して迅速な通知がなされる．

12 不妊手術は精神疾患の治療としては行われてはならない．

13 精神疾患を有する者に対する重大な内科的治療又は外科的治療は，国内法がそれを認め，それが患者の健康上の必要性に最も適しており，かつ，患者がインフォームドコンセントを与えた場合に限り行うことができる．患者にインフォームドコンセントを与える能力がない場合において，独立した審査の結果，その治療が認められた場合はこの限りではない．

14 精神疾患に対する精神外科手術及び他の侵襲的かつ不可逆的治療は，精神保健施設に入院中の非自発的患者には行ってはならない．国内法がその実施を認めている範囲内で，患者がインフォームドコンセントを与え，外部の独立した機関がそのインフォームドコンセントが真に有効なものであり，かつ，その治療が患者の健康上の必要性に最善のものであると認めた場合に限り，それ以外の患者に実施することができる．

15 臨床治療及び実験的な治療は，インフォームドコンセントを与えない患者には行ってはならない．インフォームドコンセントを与える能力を欠く患者については，この目的のために特別に設置された，権限を有する独立した審査機関が承認を与えた場合に限り，臨床試験や実験的治療を行うことができる．

16 第6，7，8，13，14及び15項に規定された場合において，患者若しくはその個人的代理人又は他の利害関係者は誰でも，その治療に関して，裁判所又は他の独立機関に訴えを起こす権利を有する．

原則12：権利の告知

1 精神保健施設内の患者は，入院後可能な限り速やかに，本諸原則及び国内法に規定されたすべての権利について，患者が理解できる方式で，理解できる言語によって告知を受ける．告知される情報には，これらの権利に関する説明及び権利を行使する方法が含まれる．

2 患者がこのような情報を理解できない場合には，理解できるようになるまでの間，患者の権利は，その個人的代理人が存在し，かつ，それが適切であるならばその個人的代理人及び患者の利益を最もよく代理することができ，かつ代理する意志のある個人又は複数の個人に伝達される．

3 必要な能力を有する患者は，自分に代わって告知を受ける者及び自己の利益を施設管理者に対して代理する者を指名する権利を有する．

原則13：精神保健施設における権利と条件

1 精神保健施設内のすべての患者は，特に以下の事項について，最大限の尊重を受ける権利を有する．

a）どこにおいても，法の下の人格として承認されること

b）プライバシー

c）コミュニケーションの自由．これには施設内の他の人とのコミュニケーションの自由，検閲を受ける

ことなく個人的通信を発受する自由，弁護人又は個人的代理人からの訪問を個人的に受け入れ，その他の訪問者の場合には，適切な時間であればいつでも受け入れる自由，及び郵便，電話サービス，並びに新聞，ラジオ，テレビを使用する自由を含む．

d）宗教又は信仰の自由

2 精神保健施設内の環境及び生活状況は同年齢の人の通常の生活にできる限り近いものでなければならず，特に以下の条件を含まなければならない．

a）レクリエーション，レジャー用施設

b）教育施設

c）日常の生活，レクリエーション及びコミュニケーションに必要な物品を購入し，又は受領するための施設

d）患者の社会的及び文化的背景にふさわしい積極的な活動に参加するための，並びに地域社会への復帰を促進する適切な職業的リハビリテーションの手段とするための施設．並びにそれらの施設を利用するよう奨励されること．これらの手段には，患者が地域社会において，雇用を確保又は維持するための職業ガイダンス，職業訓練及び就職紹介などが含まれる．

3 いかなる状況においても，患者は強制労働に従事させられてはならない．患者の必要及び施設運用上の必要に適合する範囲で，患者は自己の希望する種類の仕事を選択することができる．

4 精神保健施設内における患者の労働は搾取されてはならない．すべての患者は，国内法や慣習に従って，従事したいかなる労働に対しても，患者でない者が同じ労働をした場合に得られるのと同じ報酬を受け取る権利を有する．すべての患者はいずれの場合も，患者の働きに対して精神保健施設が受け取る報酬の中から正当な取り分を受け取る権利を有する．

原則14：精神保健施設のための資源

1 精神保健施設では他の保健施設と同じ水準の資源，特に以下の資源を備えるものとする．

a）十分な数の，資格を有する医学その他の適当な専門技能を持つ職員並びにそれぞれの患者にプライバシー及び適切で積極的な治療プログラムを提供するのに十分な広さ

b）患者の診断及び治療機器

c）適切な専門的ケア

d）薬物投与を含む適切で，定期的かつ包括的な治療

2 すべての精神保健施設は，患者の状況及び治療，ケアが，この諸原則に適合するかどうかを確認するために，権限を持つ公的機関により，十分な頻度で監査を受ける．

原則15：入院の原則

1 精神保健施設で治療を受ける必要がある場合，非自発的入院を避けるよう，あらゆる努力が払われる．

2 精神保健施設へのアクセスは，他の疾患に関する他の施設へのアクセスと同様に行われる．

3 非自発的に入院したのではないすべての患者は，原則16に規定する非自発的入院患者として退院を制限する基準が満たされない限り，いつでも精神保健施設から退去する権利を有し，患者にはこの権利が告知される．

原則16：非自発的入院

1 患者として非自発的に精神保健施設に入院し，又は，既に患者として自発的に精神保健施設に入院した後，非自発的入院患者として退院制限されるのは，この目的のために法律によって権限を与えられた資格を有する精神保健従事者が，原則４に従って，その者が精神疾患を有しており，かつ，以下のように判断する場合に限られる．

a）その精神疾患のために，即時の又は切迫した自己若しくは他の人への危害が及ぶ可能性が大きいこと，又は

b）精神疾患が重篤であり，判断力が阻害されている場合，その者を入院させず，又は入院を継続させなければ，深刻な状態の悪化が起こる見込みがあり，最小規制の代替原則に従って，精神保健施設に入院させることによってのみ得られる適切な治療が妨げられること．

b）の場合，可能な場合には，第一の精神保健従事者とは独立した第二の精神保健従事者の診察を求めるべきである．こうした診察が行われた場合，第二の精神保健従事者が同意しなければ，非自発的入院，又は退院制限を行うことはできない．

2 非自発的入院又は退院制限は，当初は，審査機関による非自発的入院又は退院制限に関する審査を待つ間の，観察及び予備的な治療を行うための，国内法の定める短い期間に限られる．入院の理由は遅滞なく患者に伝えられる．入院の事実及びその理由は，審査機関，患者の個人的代理人が指名されていればその個人的代理人及び患者が拒否しなければその家族に対して，迅速かつ詳細に伝達される．

3 精神保健施設は，国内法で規定されている権限を有する公的機関によって，非自発的入院を受け入れるよう指定されている場合に限り，非自発的入院を受け入れることができる．

原則17：審査機関

1 審査機関は司法的又はその他の独立した公正な機関で，国内法によって設置され，国内法によって定められた手続きによって機能する．審査機関は，その決定を行うに際し，一人以上の，資格のある，独立した精神保健従事者の意見を求め，その助言を勘案する．

2 原則16第２項の要求するところに従い，非自発的患者としての入院又は退院制限の決定に関する審査機関の最初の審査は，入院又は退院制限の決定後可能な限り速やかに実施され，国内法によって規定されている簡単かつ迅速な手続きに従って行われる．

3 審査機関は，国内法で規定されている合理的な間隔をおいて，非自発的患者の事例を定期的に審査する．

4 非自発的患者は，国内法によって規定されている合理的な間隔をおいて，審査機関に対し，退院又は自発的患者となるための審査を請求できる．

5 いずれの審査においても，審査機関は，原則16第１項に規定されている非自発的入院の基準が依然として満たされているか否かの検討を行い，もしそれが満たされていなければ，当該患者は非自発的患者としての立場から解放されなければならない．

6 患者の治療に責任を持つ精神保健従事者が，当該患者の状態がもはや非自発的患者として退院制限すべき状態ではないと判断した場合には，その患者を非自発的患者として処遇することを止めるよう指示する．

7 患者若しくはその個人的代理人又はその他の利害関係者は，当該患者を精神保健施設に入院させ，又は退院制限をする決定に対して，上級裁判所に訴える権利を持つ．

原則18：手続き的保障

1 患者は不服申立て又は訴えにおける代理を含む事項について，患者を代理する弁護人を選任し，指名する権利を有する．もし，患者がこのようなサービスを得られない場合には，患者がそれを支弁する資力が無い範囲において，無償で弁護人を利用することができる．

2 患者は必要な場合は通訳のサービスの援助を受ける権利を有する．このサービスが必要であり，患者がそれを得られない場合，患者がそれを支弁する資力が無い範囲において，無償でこのサービスを利用することができる．

3 患者及び患者の弁護人はいかなる聴聞においても，独立した精神保健報告及びその他の報告書並びに，証言，書証その他の関連性を有し，許容され得る証拠を要求し，並びに提出することができる．

4 提出される患者の記録並びにすべての報告書及び文書の写しは，患者に開示することが患者の健康に重大な害を及ぼし，又は他の人の安全に危険を及ぼすと判断される特別な場合を除いて，患者及び患者の弁護人に与えられる．国内法の規定に従い，患者に与えられない文書は，それが秘密裡(り)に行いうる場合は，患者の個人的代理人及び弁護人に提供される．文書の一部が患者に開示されない場合は，患者又は患者の弁護人が存在する場合はその弁護人に，差し止めの事実及びその理由が通知され，かつ，司法的審査が行われる．

5 患者並びに患者の個人的代理人，及び弁護人は，いかなる聴聞においても，これに出席し，参加し，個人的に聴聞を受ける権利がある．

6 患者又は患者の個人的代理人若しくは弁護人が，特定の人物の聴聞への出席を求めた場合，その者の出席が患者の健康に重大な害を及ぼし，又は他の人の安全に危険を及ぼす可能性があると判断される場合を除いて，その者の出席は認められる．

7 聴聞又はその一部が公開されるか若しくは非公開にされるか，及びその結果を公に報じうるか否かの決定に際しては，患者自身の希望，患者及び他の人のプライバシー保護の必要性並びに患者の健康に重大な害を及ぼすことを防ぎ，他の人に危険を及ぼすことを避ける必要性について十分な考慮が払われる．

8 聴聞の結果得られた決定とその理由は文書によって示される．その写しは患者並びに患者の個人的代理人及び弁護人に与えられる．結論の全部又は一部を公表するか否かの決定に際しては，患者自身の希望，患者及び他の人のプライバシー保護の必要性，司法手続きの公開による公共の利益並びに患者の健康に重大な害を及ぼすことを避け，または他の人の危険を及ぼすことを避ける必要性について十分な考慮が払われる．

原則19：情報へのアクセス

1 患者（この原則においては以前患者であった者も含む）は，精神保健施設内に保存されている患者の健康及び個人記録のうち，当該患者に関する情報に接する権利を有する．この権利は，患者の健康に重大な害を及ぼすことを防ぎ，又は他の人の安全に危険を及ぼすことを防ぐために制限されうる．国内法は，患者に開示されない情報は，それが秘密裡に行い得る場合は，患者の個人的代理人及び弁護人に与えられるべきことを規定することができる．どのような情報も，患者に提供されない場合には，患者又は患者の弁護人がいる場合にはその弁護人に，差し止めの事実及びその理由が通知され，かつ，司法的審査が行われる．

2 患者又は患者の個人的代理人，若しくは弁護人の文書によるいかなる意見も，要求があれば，患者のファイルに加えられる．

原則20：刑事犯罪者

1 この原則は，刑事犯罪のために自由刑に服している者又は刑事訴訟若しくは捜査のために拘留されている者で，精神疾患があると判断され，又はその可能性があると信じられている者にも適用される．

2 このような者はすべて，原則１に示したように最も有効なメンタルヘルスケアを享受すべきである．この諸原則は，こうした事情の下で必要な最小限の修正と例外を除いて，可能な限り最大限に適用されなければならない．この修正と例外は原則１第５項に挙げた諸文書による個人の権利を侵害するものではない．

3 国内法は，裁判所又は権限を有する他の公的機関が，的確な独立した医学的な助言に従って，このような者が精神保健施設に入院できるよう命じることを規定できる．

4 精神疾患であると判断された者の治療は，いかなる場合も原則11に則する．

原則21：不　服

患者及び以前患者であった者はすべて，国内法によって定められた手続きによって不服申立てをする権利を有する．

原則22：監督と救済

各国は，この諸原則の実現のために，精神保健施設の監査，不服申立ての受理，調査，解決及び職業上の違反行為又は患者の権利の侵害に対する適切な懲戒若しくは司法手続きのために，適当な制度を確保する．

原則23：実　施

1 各国は，適切な立法，司法，行政，教育及びその他の適切な措置を通じてこの諸原則を実現すべきであり，これらの措置は定期的な見直しを受ける．

2 各国は，適切で積極的な手段によって，この諸原則を周知させるものとする．

原則24：精神保健施設に関する諸原則の範囲

この諸原則は，精神保健施設に入院しているすべての者に適用される．

原則25：既得権の留保

この諸原則が権利を認めていない，又は規定された範囲においてのみ認めているにすぎないという理由によって，適用可能な国際法又は国内法によって認められている権利を含む，患者の既得の権利が制限され，又は損なわれることはない．

厚生労働省．精神疾患を有する者の保護及びメンタルヘルスケアの改善のための諸原則（厚生科学研究班による仮訳），https://www.mhlw.go.jp/stf/shingi/2r9852000001y6gv-att/2r9852000001y6mo.pdf，（参照2021-07-26）．

精神看護学① 情緒発達と精神看護の基本
看護師国家試験出題基準（令和５年版）対照表

※以下に掲載のない出題基準項目は，他巻にて対応しています．
＊該当ページの①は『情緒発達と精神看護の基本』，②は『精神障害と看護の実践』のページを示しています．

精神看護学

目標Ⅰ．精神保健の基本と保持・増進に向けた看護について基本的な理解を問う．

大 項 目	中項目（出題範囲）	小項目（キーワード）	本書該当ページ
1．精神保健の基本	A．精神の健康の概念	精神の健康の定義	①p.14
		精神障害の一次予防・二次予防・三次予防	①p.25
	B．心の機能と発達	精神と情緒の発達	①p.36，54
		自我の機能	①p.32　②p.152
		防衛機制	①p.43　②p.153
		精神力動	①p.32
		転移感情	①p.158
	C．精神の健康に関する普及啓発	精神保健医療福祉の改革ビジョン	①p.27　②p.234，240
		偏見，差別，スティグマ	①p.26，27
		自殺対策	①p.83　②p.292
	D．危機〈クライシス〉	危機〈クライシス〉の概念	①p.46
		危機〈クライシス〉の予防	①p.25
		危機介入	①p.48
		ストレスと対処	①p.37，195
		適応理論	①p.40
	E．災害時の精神保健	災害時の精神保健医療活動	②p.285
		災害時の精神保健に関する初期対応	②p.285
		災害派遣精神医療チーム〈DPAT〉	②p.286
		災害時の精神障害者への治療継続	②p.285
	F．精神の健康とマネジメント	心身相関と健康	①p.98
		身体疾患がある者の精神の健康	②p.108
		精神疾患がある者の身体の健康	②p.192
		患者と家族の精神の健康	①p.116
		保健医療福祉に従事する者の精神の健康	①p.190，193
		トラウマインフォームド・ケア〈TIC〉，逆境体験	②p.331
		性の健康に関する状態	①p.35

目標Ⅱ．主な精神疾患・障害の特徴と看護について基本的な理解を問う．

大 項 目	中項目（出題範囲）	小項目（キーワード）	本書該当ページ
2．主な精神疾患・障害の特徴と看護	A．症状性を含む器質性精神障害	症状と看護	②p.96，101
		臨床検査および心理検査と看護	②p.100，103，116，129
		薬物療法と看護	②p.100，104
	B．精神作用物質使用による精神・行動の障害	症状と看護	①p.125　②p.90，94
		臨床検査および心理検査と看護	②p.296
		薬物療法と看護	②p.92，95
	C．統合失調症，統合失調症型障害および妄想性障害	症状と看護	②p.39，302，306
		臨床検査および心理検査と看護	②p.119
		薬物療法と看護	②p.41，138
	D．気分〈感情〉障害	症状と看護	②p.45，316
		臨床検査および心理検査と看護	②p.47，52，129
		薬物療法と看護	②p.48，52，138，141
	E．神経症性障害，ストレス関連障害，身体表現性障害	症状と看護	②p.54，59，63，67，72，320，331
		臨床検査および心理検査と看護	②p.57，61，64，74，129

		薬物療法と看護	②p.57，61，65，70，74，75，76，143，144，146
	F．生理的障害および身体的要因に関連した行動症候群	症状と看護	②p.77，82，325
		臨床検査および心理検査と看護	②p.79，82，118
		薬物療法と看護	②p.84，86，138，141，144
	G．パーソナリティ障害	症状と看護	②p.105，311
		臨床検査および心理検査と看護	②p.126
		薬物療法と看護	②p.106，138，141，146
	H．習慣および衝動の障害	症状と看護	①p.130　②p.94，325
		臨床検査および心理検査と看護	②p.325
		薬物療法と看護	②p.325
	I．知的障害〈精神遅滞〉	症状と看護	②p.29，96
		臨床検査および心理検査と看護	②p.124
		薬物療法と看護	②p.34，36，38
	J．心理的発達の障害	症状と看護	②p.29
		臨床検査および心理検査と看護	②p.124
		薬物療法と看護	②p.34，36，38
	K．小児期・青年期に発症する行動・情緒の障害	症状と看護	②p.29，39
		臨床検査および心理検査と看護	②p.124
		薬物療法と看護	②p.34，36，38

目標Ⅲ．精神看護の対象の理解と支援のための概念について基本的な理解を問う．

大　項　目	中項目（出題範囲）	小項目（キーワード）	本書該当ページ
3．精神看護の対象の理解と支援のための概念	A．援助関係の構築	信頼関係の基礎づくり	②p.181
		患者－看護師関係の発展と終結	②p.173
		プロセスレコードの活用	②p.173，352
		共同意思決定，共同創造〈コプロダクション〉	②p.173
	B．セルフケアへの援助	食物・水分の摂取	②p.165
		呼吸	②p.165
		排泄	②p.165
		清潔と身だしなみ	②p.165
		活動と休息	②p.165
		対人関係	②p.165
		安全	②p.165
	C．生きる力と強さに着目した援助	レジリエンス	①p.49
		リカバリ〈回復〉	①p.48，120　②p.269
		ストレングス〈強み，力〉	①p.50　②p.244
		エンパワメント	①p.50　②p.159

目標Ⅳ．精神疾患・障害がある者の生物・心理・社会的側面に注目した，多角的なアセスメントに基づく看護について基本的な理解を問う．

大　項　目	中項目（出題範囲）	小項目（キーワード）	本書該当ページ
4．精神疾患・障害がある者とその家族への看護	A．脳の仕組みと精神機能	脳の部位と精神機能	①p.30
		神経伝達物質と精神機能・薬理作用	②p.137
		ストレス脆弱性	①p.23　②p.39
		脳と免疫機能	①p.40
		睡眠と概日リズム〈サーカディアンリズム〉	②p.86
	B．心理・社会的療法	個人精神療法	②p.150，152
		集団精神療法，集団力動	①p.18　②p.154，349
		心理教育的アプローチ	①p.119
		認知行動療法	①p.196　②p.151
		生活技能訓練〈SST〉	②p.158
	C．B以外の治療法	電気けいれん療法	①p.158　②p.159

大　項　目	中項目（出題範囲）	小項目（キーワード）	本書該当ページ
	D．身体状態に関する看護	身体合併症のある患者の看護	②p.209
		フィジカルアセスメントとケア	②p.209
	E．家族への看護	家族のストレスと健康状態のアセスメント	①p.118
		家族の対処力とソーシャルサポートのアセスメント	①p.111
		家族システムのアセスメント	①p.111
		家族への教育的介入と支援	①p.118　②p.154
		患者－家族関係の調整	①p.116
	F．社会復帰・社会参加への支援	リハビリテーションの概念	②p.234
		国際生活機能分類〈ICF〉	②p.236
		入院患者の退院支援，地域移行・地域定着支援	②p.269
	G．精神保健医療福祉に関する社会資源の活用と調整	精神障害にも対応した地域包括ケアシステム	①p.177　②p.257
		精神科デイケア，精神科ナイトケア	②p.252
		精神科訪問看護，訪問看護	②p.251
		精神科外来看護	②p.249
		アウトリーチ	②p.249
		行政との連携（保健所，市町村，精神保健福祉センター）	②p.255
	H．社会資源の活用とケアマネジメント	精神疾患・障害者ケアマネジメントの基本的考え方	①p.177　②p.246
		社会資源の活用とソーシャルサポート	②p.246
		セルフヘルプグループ，家族会	②p.261
		自立支援医療	②p.249
		居宅介護〈ホームヘルプ〉，同行援護および行動援護	②p.250
		重度訪問介護	②p.250
		生活介護	②p.250
		短期入所〈ショートステイ〉	②p.250
		生活訓練	②p.250
		就労移行支援	②p.250，251，259
		就労継続支援A型・B型	②p.250，251，259
		共同生活援助〈グループホーム〉	②p.250
		地域生活支援事業	②p.250
		精神障害者保健福祉手帳	①p.175　②p.265

目標Ⅴ．精神疾患・障害がある者の人権と安全を守り，回復を支援する看護について基本的な理解を問う．

大　項　目	中項目（出題範囲）	小項目（キーワード）	本書該当ページ
5．安全な治療環境の提供	A．安全管理〈セーフティマネジメント〉	病棟環境の整備と行動制限	①p.135
		自傷行為，自殺企図，自殺予防	②p.136，292
		攻撃的行動，暴力，暴力予防プログラム	②p.136
		災害時の精神科病棟の安全の確保	②p.220
6．精神保健医療福祉の変遷と法や施策	A．患者の権利擁護〈アドボカシー〉	当事者の自己決定の尊重	①p.134，138
		入院患者の基本的な処遇	①p.185
		精神医療審査会	①p.174，183
		隔離，身体拘束	①p.137，185
	B．精神保健医療福祉の変遷と看護	諸外国における精神医療の変遷	①p.147
		日本における精神医療の変遷	①p.147
		精神保健医療福祉における看護師の役割	①p.177
	C．精神保健及び精神障害者福祉に関する法律〈精神保健福祉法〉の運用	精神保健及び精神障害者福祉に関する法律〈精神保健福祉法〉の基本的な考え方	①p.180
		入院形態	①p.183
		精神保健指定医	①p.180
7．精神保健医療福祉における多職種連携	A．多職種連携と看護の役割	連携する他職種（医師，歯科医師，保健師，助産師，精神保健福祉士，作業療法士，介護支援専門員，精神保健福祉相談員，ピアサポーター，薬剤師，公認心理師）の役割	②p.132，267，268
		多職種との調整・連携における看護の役割	②p.266
	B．コンサルテーションと連携	コンサルテーション事例の特徴	①p.201
		コンサルテーションを担う職種の役割	①p.199
		リエゾン精神看護	①p.198

INDEX

情緒発達と精神看護の基本

数字，A—Z

1.57ショック …… 92
1838年法 …… 151
2025年問題 …… 192
2040年問題 …… 192
５大疾病 …… 22
8050問題 …… 86
AA …… 126，127
ARP …… 126
ASD …… 47
AUDIT …… 124
CRAFT …… 127
DINKS …… 106
DMAT …… 203
DV …… 87，114
EE …… 117
FAD …… 111
IP …… 109
IR推進法 …… 130
NA …… 127
NIOSH職業性ストレスモデル …… 194
PSW …… 199
PTG …… 50
PTSD …… 47
SNS …… 69，83
SNS依存 …… 83，90
WHO憲章 …… 14
WRAP …… 50

あ

愛着 …… 60
アイデンティティークライシス …… 192
アイデンティティーの確立 …… 71
アイデンティティーの混乱 …… 192
青い鳥症候群 …… 71
アサイラム …… 149
アサーション …… 196
アタッチメント …… 60
アタッチメント行動 …… 60，67
アディクション …… 124
アドボカシー …… 134
アパシー …… 71
アパシーシンドローム …… 71
甘え …… 60
アラティーン …… 127
アラノン …… 127
アルコール依存症 …… 76，125
アルコール依存症回復プログラム …… 126
アルコール健康障害対策基本法 …… 187
アルコール使用障害 …… 125
アルコール専門外来 …… 126
アレキシサイミア …… 99
アレキソミア …… 99
アンビバレンス …… 57

い

言いようのない不安 …… 54
育児休業取得率 …… 92
育児ストレス …… 91
育児の社会化 …… 93
育児不安 …… 91
意志 …… 31
意識 …… 31，33
いじめ …… 68
移送 …… 176
依存 …… 124
依存症 …… 124
一次予防 …… 25
一級症状 …… 119
一般システム理論 …… 109
イネイブリング …… 117
意欲 …… 31
医療観察制度 …… 187
医療保護入院 …… 185
医療保護入院者退院支援委員会 …… 182
インスリンショック療法 …… 158
陰性転移 …… 158
インフォームドコンセント …… 134
インプリンティング …… 67

う

うつ状態 …… 77
宇都宮病院事件 …… 166，174
うつ病 …… 76

え

エゴ・アイデンティティー …… 37
エス …… 32
エンカウンターグループ …… 159
援助付き意思決定 …… 138
エンパワメントアプローチ …… 50

お

応急入院 …… 185
応急入院制度 …… 174
置き換え …… 44

か

介護うつ …… 116
改正労働施策総合推進法 …… 89
回避 …… 194
解離 …… 45
解離症状 …… 193
解離性同一性障害 …… 45
抱え込み …… 18
抱えられる環境 …… 60
過覚醒 …… 194
化学的拘束 …… 138
隠し飲ませ …… 139
学童期 …… 68
隔離 …… 185
加持祈祷 …… 148
家族 …… 104
家族会 …… 118
家族教室 …… 119
家族支援 …… 116
家族支援プログラム …… 127
家族造形法 …… 111
家族等 …… 182
家族の機能 …… 107
家族の役割 …… 120
家族のリカバリー …… 121
家族評価法 …… 111
家族療法 …… 109
過代償 …… 43

葛藤 …… 43
家庭看護 …… 150
家庭内暴力 …… 70
過敏性腸症候群 …… 99
空の巣症候群 …… 76
感情 …… 31
感情規則 …… 191
感情表出 …… 117
感情ルール …… 191
感情労働 …… 191
監置 …… 170

▶き

気管支喘息 …… 101
危機 …… 46
危機介入 …… 48
危機モデル …… 48
危機理論 …… 46
儀式的行為 …… 42
キッチンドリンカー …… 73
機能性胃腸症 …… 100
機能性ディスペプシア …… 100
気分［感情］障害 …… 22
基本的信頼 …… 60
逆転移 …… 159
ギャンブル依存症 …… 130
ギャンブル障害 …… 130
救急看護認定看護師 …… 203
急性ストレス障害 …… 47
急性ストレス反応 …… 194
急性悲嘆反応 …… 46
境界 …… 110
境界性パーソナリティ障害 …… 21
共感疲労 …… 191
京都岩倉村 …… 148
緊急措置入院 …… 185
緊急措置入院制度 …… 172
緊急反応 …… 98

▶く

空想 …… 45
空想虚言症 …… 45
クラーク勧告 …… 166
クライアント中心療法 …… 159
クライシス …… 46
クリティカルケア認定看護師 …… 203
クーリング・オフ …… 143
グループ …… 18
グループダイナミクス …… 18
クロスアディクション …… 131
クロルプロマジン …… 15

▶け

ケアマネジメント …… 177
血統妄想 …… 44
ケネディ教書 …… 172
ゲーム障害 …… 130
ゲール …… 149
元気回復行動プラン …… 50
健康の概念 …… 14
現実検討力 …… 193
原初的な一体化 …… 56
権利侵害 …… 143
権利擁護 …… 143
権利擁護のための制度 …… 143

▶こ

合計特殊出生率 …… 114
厚生労働大臣による告示 …… 181
厚生労働大臣の定める処遇の基準 …… 185
構造派家族療法 …… 110
拘束 …… 137
行動嗜癖 …… 124
行動制限 …… 136, 185
校内暴力 …… 70
更年期障害 …… 76
合理化 …… 44
高齢者虐待 …… 116
呼吸法 …… 197
告知義務 …… 174
国連原則 …… 175
国連障害者の10年 …… 167
こころの安全基地 …… 60
こころの働き …… 30
こころのバリアフリー宣言 …… 14
個人化 …… 81
個人的達成感の後退 …… 190
子どもの権利条約 …… 87
子どもの社会化 …… 91
コーピング …… 42
コミュニケーションの技術 …… 33
コミュニティー強化法と家族トレーニング …… 127
孤立 …… 77
孤立不安 …… 90
コロニー …… 149
コンテインーコンテイナー …… 61

▶さ

罪悪感 …… 59
災害派遣医療チーム …… 203
再体験 …… 194
再発予防教育 …… 25
作業療法 …… 163, 164
挫折体験 …… 57
三角関係化 …… 110
三次予防 …… 25

▶し

使役労働 …… 141
ジェノグラム …… 108
自我 …… 32
自我同一性 …… 37, 46
自我同一性の確立 …… 71
自己責任社会 …… 82
自己責任論 …… 89
自己分化度 …… 110
自殺 …… 77, 83
自殺者数の推移 …… 35, 83
自殺総合対策大綱 …… 84
自殺対策基本法 …… 83, 187
思春期 …… 69
思春期やせ症 …… 70
自傷行為 …… 85
自傷他害防止監督義務規定 …… 176
システム …… 109
私宅監置 …… 163, 170
失感情症 …… 99
失体感症 …… 99
児童虐待 …… 74, 87, 114
児童虐待の防止等に関する法律 …… 74, 87
児童虐待防止法 …… 88
児童の権利に関する条約 …… 87

嗜癖 124
嗜癖的行動 40
社会的再適応評定尺度 39
社会的・対人的欲求 34
社会福祉協議会 144
社会福祉法 143
就職氷河期 81
終身雇用制 80
修正型電気けいれん療法 158
修正感情体験 20
集団 17
集団精神療法 18
集団力動 18
集団療法の治療的因子 20
収納 18
自由連想法 33，158
出社拒否 72
守秘義務 139
循環的な因果関係 109
ジョイニング 110
昇華 46
障害支援区分 142，179
障害者基本法 167，175
障害者虐待防止法 187
障害者権利条約 179
障害者雇用促進法 187
障害者差別解消法 187
障害者自立支援法 177
障害者総合支援法 142，179
障害者の日常生活及び社会生活を総合的に支援するための法律 179
状況的危機 47
少子化 114
少女ルネ 24
情緒 31
情緒的消耗感 190
情動焦点型 40
「少年ハンス」 44
情報化 82
情報社会 82
処遇改善請求 183
嘱託医制度 172
職場におけるハラスメント 88
職場不適応 74
書面告知 184
自律訓練法 197
神経性過食症 70
神経性大食症 70
神経性無食欲症 70
神経性やせ症 70
親権 105
新障害者プラン 168
心身医学 98
心身症 68，98
心身相関 98
親族 104
身体依存 124
身体的虐待 114
身体的拘束 137，186
心的外傷後ストレス障害 47
心的外傷後成長 50
親等 104
心理学的精神医学 155
心理教育 119
心理的虐待 114
心理的な拘束 137

す

スクールカウンセラー 69
スチューデントアパシー 71
スティグマ 26，118
ストレス 15，38，66，195
ストレス解消型 40
ストレス学説 40
ストレスコーピング 39
ストレス脆弱性仮説 23
ストレス脆弱性モデル 23
ストレスチェック制度 74
ストレス反応 195
ストレスマネジメント 195
ストレッサー 38，195
ストレングス 50
ストレングスモデル 50
スピリチュアルな健康 14
スプリッティング 57
刷り込み 67

せ

生活困窮者自立支援制度 187
生活習慣病 76
生活療法 164
制限してはならないもの 186
成熟的危機 46
精神依存 124
精神医療人権センター 144
精神医療審査会 144，174，183
精神衛生運動 156
精神衛生法 165，171
精神科特例 165，171
精神科認定看護師 203
精神科リエゾンチーム加算 199
精神看護学 16
精神看護専門看護師 198
成人期 73
精神疾患を有する者の保護及びメンタルヘルスケアの改善のための諸原則 175
精神障害者保健福祉手帳 175
精神障害にも対応した地域包括ケアシステム 177
精神的な健康 14
精神病院法 170
精神病者監護法 156，170
精神病者私宅監置ノ実況及ビ其統計的観察 163，170
精神保健医療福祉の改革ビジョン 27，177
精神保健及び精神障害者福祉に関する法律 167，175
精神保健ケアに関する法：基本10原則 175
精神保健指定医 174，180
精神保健福祉士 176，199
精神保健福祉センター 176
精神保健福祉法 167，175
精神保健福祉士法 176
精神保健法 166，174
性的虐待 114
性的同一性 34
性同一性障害 35
青年期 71
成年後見制度 143
生物学的精神医学 155
性別違和 35
性別役割分業 91

世界精神保健連盟 156
赤面恐怖 21
世帯 104
摂食障害 21, 70
絶対依存 55
説明 31
前意識 32
全家連 172
前期親子関係 91
全国精神障害者家族会連合会 172
漸進的筋弛緩法 197
全生活史健忘 45
全体対象関係 55
専門看護師 197
専門看護師の活動 199

▶そ

相互補完的な関係 56
喪失体験 77
相馬事件 156, 157
ソーシャルインクルージョン 135
ソーシャルエクスクルージョン 135
措置入院 184
措置入院制度 171

▶た

第一の近代 80
第一反抗期 67
退院後生活環境相談員 182
退院請求 183
退院等請求 182
体験的家族療法 110
退行 46
代償 43
対象関係論 54
対象理解 25
対人関係論 160
耐性 124
第二の近代 80
第二反抗期 70
タイプA性格行動パターン 99
大宝律令 149
タイムマネジメント 196
代理行為 137
滝治療 148
多世代家族療法 109
脱施設化 172
脱人格化 190
ダブルインカムノーキッズ 106
ダブルバインド 39
多問題家族 107
団塊の世代 202
断酒会 126

▶ち

地域ケア 172
地域精神保健活動 25
地域保健法 175
知覚 31
知性化 44
知的活動 31
チャイルドマルトリートメント 88
中期親子関係 93
中年期 75
超自我 32
調節 36
治療共同体 159
治療構造 159

▶つ

通信 186

▶て

提携 110
適応 40
転移 158
転換 45
電気けいれん療法 158

▶と

同一視 44
同一性拡散 47
同一性拡散症候群 37, 47
同一性危機 37
同意入院制度 171
投影 44
同化 36
東京府巣鴨病院規則 163
東京府癲狂院 156
統合失調症 22
投射 44
特定医師 181
特定行為 202
特定病院 181, 183
ドメスティックバイオレンス 87, 114
トランスジェンダー 35
取り入れ 44
取り消し 45

▶な

内容と容器 61
ナラティブモデル 111

▶に

二重拘束 39
二次予防 25
日常生活自立支援事業 144
日本国憲法 171
入院患者の処遇 185
入院形態 183
乳幼児期 67
任意入院 183
任意入院制度 174
認知行動療法 196
認知症看護認定看護師 202
認知のゆがみ 196
認知療法 196
認定看護師 202

▶ね

ネグレクト 114
「ねずみ男」 43
ネットカフェ難民 89
ネット自殺 84
年功賃金制 80

▶の

脳の構造と働き 30
ノーマライゼーション 135, 166

▶は

配偶者からの暴力の防止及び被害者の保護等に関する法律 87, 114

配偶者間暴力 …… 114
配偶者選択 …… 113
配偶者暴力防止法 …… 87, 114
排斥 …… 18
パーソナリティ障害 …… 21
パタハラ …… 93
発達障害 …… 21
パートナーシップ …… 140
パニック障害 …… 21
母なるもの …… 159
ハームリダクション …… 126
パラサイト・シングル …… 94
ハラスメント …… 88
パワー …… 110
バーンアウト …… 73, 190
晩婚化 …… 93
犯罪被害者等基本法 …… 187
反精神医学運動 …… 160
汎適応症候群 …… 40, 98
反動形成 …… 43
万能感 …… 56

▶ひ

ひきこもり …… 21, 72, 85, 115
一人でいる能力 …… 61
否認 …… 45
病的不安 …… 42

▶ふ

不安 …… 41
不安の対処法 …… 42
不安発作 …… 42
復職支援 …… 25
物質嗜癖 …… 124
不適応 …… 41
不適切な養育 …… 88
不登校 …… 69, 86
部分対象関係 …… 55
扶養義務 …… 105
フラストレーション …… 36
フリースクール …… 86
フロイトの構造論 …… 32
フロイトの精神療法 …… 33
分離不安 …… 58, 67
分裂 …… 57

▶へ

平均在院日数 …… 193
閉鎖病棟 …… 136
弁護士会 …… 144

▶ほ

防衛機制 …… 43
保護義務 …… 105
保護室 …… 135
保護者 …… 175
保護者制度の廃止 …… 182
ほどよい母親 …… 59
ホメオスタシス …… 40
ホリスティックケア …… 101
本能的欲求 …… 34

▶ま

マインドフルネスストレス低減法 …… 197
巻き込まれ …… 194
魔女狩り …… 148, 149
マラリア療法 …… 158

▶み

未婚化 …… 93
民生委員 …… 140

▶む

無意識 …… 32
無拘束運動 …… 152
無理心中 …… 116

▶め

面会 …… 186

▶も

妄想分裂態勢 …… 58
妄想分裂ポジション …… 58
燃え尽き症候群 …… 73, 190
モラルトリートメント …… 152, 153
森田療法 …… 164
問題解決型モデル …… 48
問題焦点型 …… 40

▶や

薬物依存症 …… 127
役割葛藤 …… 190

▶ゆ

優生保護法 …… 163

▶よ

良いストレス …… 66
良い乳房 …… 57
陽性転移 …… 158
抑圧 …… 43
抑うつ態勢 …… 59
抑うつポジション …… 59
ヨーク・リトリート …… 151
欲求 …… 34
欲求不満 …… 36

▶ら

ライシャワー事件 …… 166, 172
来談者中心療法 …… 159
ライフイベント …… 38
ライフイベントストレス尺度 …… 39
ライフサイクルごとの課題 …… 37

▶り

リアリティーショック …… 192
リエゾン精神看護専門看護師 …… 198
リカバリー …… 48
リキッド・モダニティ …… 81
リスクの個人化 …… 82
リストカット …… 85
リトリート …… 151
リフレクティングプロセス …… 111
リフレーミング …… 111
流動化 …… 80
了解 …… 31

▶れ

レジリエンス …… 49

▶ろ

老年期 …… 76
ロボトミー …… 158
ローリスク社会 …… 82

▶わ

ワーキングプア …… 89
悪いストレス …… 66
悪い乳房 …… 57
ワンウェイミラー …… 110

▶人名

アギュララ …… 48
アドルフ・マイヤー …… 155
アレキサンダー …… 20，40
アンソニー …… 48
石橋ハヤ …… 162
ウィテカー …… 110
ウィニコット …… 59，60
エスキロール …… 152
エリクソン …… 37，66
加藤普佐次郎 …… 163
カプラン …… 25，46
吉川武彦 …… 31
ギデンズ …… 34
キャノン …… 98
キューブラー＝ロス …… 48
クライン …… 54
グリージンガー …… 155
クリフォード・ビアーズ …… 155
クレイマー …… 192
呉秀三 …… 15，162，170
クレペリン …… 157
ゴッテスマン …… 22
コノリー …… 152
ザーケル …… 158
サティア …… 110
サリヴァン …… 160
清水耕一 …… 162
ジャクソン …… 111
シャルコー …… 155
シュヴィング …… 159
セシュエー …… 23，24
セリエ …… 40，66，98
ツェルレッティ …… 158
テューク …… 151
土居健郎 …… 60
時実利彦 …… 30
トラベルビー …… 160
ドロシア・ディックス …… 155，156
野口英世 …… 157
バウマン …… 81
パラツォーリ …… 111
ビオン …… 54，55
ビニ …… 158
ピネル …… 151，153
ヒポクラテス …… 149
ピュサン …… 151，153
ヒル …… 152
フィンク …… 46
フロイト …… 32，43，158
ブロイラー …… 157
フロム＝ライヒマン …… 116
ベイトソン …… 39，111
ヘイリー …… 111
ベック …… 80
ペプロウ …… 160
ベルタランフィ …… 109
ボウルビィ …… 60
ボーエン …… 109
ホックシールド …… 191
マックスウェル・ジョーンズ …… 159
ミニューチン …… 110
モニス …… 158
森田正馬 …… 164
ヤーロム …… 20
ユング …… 159
ラザルス …… 40
リンデマン …… 46
レイン …… 56，160
ロジャーズ …… 159
ローレンツ …… 67
ワグナー・フォン・ヤウレッグ …… 158

表紙デザイン：株式会社金木犀舎

本文デザイン：クニメディア株式会社

図版・イラスト：有限会社デザインスタジオEX
清水みどり，八代映子

ナーシング・グラフィカの内容に関する「更新情報・正誤表」「看護師国家試験出題基準対照表」は下記のウェブページでご覧いただくことができます．

更新情報・正誤表
https://store.medica.co.jp/n-graphicus.html
教科書のタイトルをクリックするとご覧いただけます．

看護師国家試験出題基準対照表
https://ml.medica.co.jp/rapport/#tests

ナーシング・グラフィカ 精神看護学①
情緒発達と精神看護の基本

2004年3月15日発行　第1版第1刷
2009年1月20日発行　第2版第1刷
2013年1月20日発行　第3版第1刷
2017年1月15日発行　第4版第1刷
2022年1月20日発行　第5版第1刷©
2024年1月20日発行　第5版第3刷

編　者　出口 禎子　鷹野 朋実
発行者　長谷川 翔
発行所　株式会社メディカ出版
〒532-8588
大阪市淀川区宮原3－4－30
ニッセイ新大阪ビル16F
電話　06-6398-5045（編集）
0120-276-115（お客様センター）
https://store.medica.co.jp/n-graphicus.html
印刷・製本　株式会社広済堂ネクスト

落丁・乱丁はお取り替えいたします．
Printed and bound in Japan
ISBN978-4-8404-7541-9